四季养生之颈肩腰腿痛篇

主　编　魏吉堂　魏雅川
副主编　卢贺起　李志更　何聪芹　冯　岩

中医古籍出版社

图书在版编目（CIP）数据

四季养生之颈肩腰腿痛篇/魏吉堂，魏雅川主编．－北京：中医古籍出版社，2015.10

ISBN 978－7－5152－0740－7

Ⅰ.①四… Ⅱ.①魏… ②魏… Ⅲ.①养生（中医）②颈肩痛－防治③腰腿痛－防治 Ⅳ.①R212②R681.5

中国版本图书馆 CIP 数据核字（2015）第 279818 号

四季养生之颈肩腰腿痛篇

魏吉堂　魏雅川　主编

责任编辑　张　磊
封面设计　陈　娟
出版发行　中医古籍出版社
社　　址　北京东直门内南小街 16 号（100700）
印　　刷　三河市华东印刷有限公司
开　　本　710mm×1000mm　1/16
印　　张　18.75
字　　数　211 千字
版　　次　2015 年 10 月第 1 版　2015 年 10 月第 1 次印刷
印　　数　0001～2000 册
书　　号　ISBN 978－7－5152－0740－7
定　　价　25.00 元

《四季养生之颈肩腰腿痛篇》编写委员会

主　　编　魏吉堂　魏雅川

副 主 编　卢贺起　李志更　何聪芹
冯　岩

编写人员　（按姓氏笔画排序）
韦　祎　卢贺起　刘长贵
李志更　肖　强　张丫丫
高　健　魏吉堂　魏雅川

前　言

生命如四季，春夏秋冬的轮回正恰似生、长、壮、老、已的演变。每个人也都在经历着春的升发、夏的绚烂、秋的收获、冬的沉藏。岁月的流逝带给我们最易发现的往往是容颜的改变，也许您真的很关心，不知在什么时候，细小的皱纹就开始隐约浮现在了我们的眼角。但是您是否也会想到我们身体内部也同样发生着变化呢。时光的冲刷使支撑我们身体的骨骼也在悄悄发生着变化。

颈肩腰腿痛是一类非常常见的疾病，不管您是否正在经受颈肩腰腿痛的困扰，只要您有一定的健康意识，有一定的保健需求，那就请您关注一下这本书吧。

本书分为总论和个论两大部分。总论是从总体上介绍骨科的一些常识，包括人生四季中骨骼的变化、骨骼的重要性、骨与整体的关系、中医对骨的认识、环境及习惯对骨骼的影响等；个论包括春季篇、夏季篇、秋季篇、冬季篇四部分，主要介绍儿童、青壮年、中年、老年不同时期骨代谢特点，产生颈肩腰腿痛的常见疾病，注意事项，运动保健等。本书全面细致地分析了颈肩腰腿痛这一常见的临床症状，读者在阅读的过程中不仅能够对其病因病机、诊断治疗等有充分的认识，还能对骨骼的代谢、保健等知识有深入的了解，这对于保持自身的骨骼健康必定有所裨益的。

本书的编写是对笔者多年骨科工作经验及学术观念的一点总结，囿于笔者学识浅薄，错误和遗漏之处肯定在所难免，希望能抛砖引玉。

目　录

总 论

一、人体是受四季气候变化影响的

颈肩腰腿疼痛是临床上十分常见的疾病。人从呱呱降生到寿终正寝，毫不夸张地说，没有一个人不曾遭受过颈肩腰腿疼痛的折磨。颈肩腰腿疼痛产生的原因很多，有遗传性的、代谢性的、感染性的、劳累性的、外伤性的，以及由于身体衰老所致的，等等。除了上述原因之外，还有一个非常重要的因素是不可忽略的，那就是自然界对人体的影响。人是自然界中的生物之一，生活在自然界之中，人体的健康状况与自然环境的变化有着密不可分的关系。

（一）四季与生命历程中“生长化收藏”的关系

春、夏、秋、冬四季是由于地球环绕太阳旋转而形成的天文现象。地球围绕太阳转动的轨迹叫“黄道”，所谓的“黄道吉日”就是由此而来的。四季的天文现象作用于地球产生了不同气候，气候包括了气温高低、湿度大小、风沙强弱以及日照时间长短等。在正常情况下这些都是人类赖以生存的必要条件，但当四季气候变化出现异常情况时，又常常是导致疾病发生的重要因素。所谓四季气候变化异常是指气候的“不及”与“太过”。例如春季已经到了，气候应该温暖了，可迟迟不见转暖，仍然如冬季那样寒凉；秋季已经来了，气候应该凉爽了，可仍然像夏天那样热，不见凉爽，这就是气候“不及”，即时令（季节）已到，但应该到的气候未到。反之，才到春季可已经热得像夏天，刚入秋季却经冷得像冬天，这就叫气候“太过”，即时令（季节）未到而气候已经提前到了。

虽然说气候变化的“不及”与“太过”属于偏离正常状态的现象，但在实际生活中，这样偏离正常状态的现象倒是绝对的经常出现，那种不偏不倚遵守正常状态的现象倒是不多见。一年当中总会有某个季节偏离正常状态，不过常常会出现互补现象，即在一年当中某个季节“太过”，就会在另外一个季节出现“不及”。这样，就一年而论仍然是近于平衡的。四季就像钟表的钟摆，摆来摆去，循环无端，绝对的正点都是瞬间之事，其他时间都是相对的“不足”或“太过”。人就是生活在这动荡不安的环境中，所以必须随时随地地调节自身生理状态以适应这些变化。自古中医就说“人以天地之气生，四时之法成”，用现代语言讲，即“人禀天地之气而生，遵四时变化的规律而成长”。

四季气候交替的变化对生物有直接影响，如植物在一年的生成过程中基本上都是遵循这样一个规律：春天开始发芽，夏天枝叶茂盛，秋天渐渐叶黄、花谢、结籽，冬天枝凋根藏。即：生、长、化、收藏四个阶段。如果反过来以生、长、化、收藏来标定春、夏、秋、冬四季的话，我们可以看到任何有生命的物体都存在自己的春、夏、秋、冬四季，都存在自己的生、长、化、收藏历程，只不过有的长有的短而已。一年生的草本植物因为生命周期与一年当中的气候一致，所以可以非常醒目地、淋漓尽致地将四季与生命的关系表现给我们人类看到，而一些生命周期短的生物如真菌、细菌等，和一些生命周期长的生物如乌龟等，我们就很难看到它们的生命历程，前者太小了我们的肉眼根本看不到，后者的生命周期比我们人的生命周期长很多，一个人是无法从头看到尾的。但是，我们知道它们都有自己的生、长、化、收、藏或生、长、壮、老、已过程，而且每个过程都有相对固定的期限。

具有生命力的生物，不仅有一定的生命周期，在生命周期中还有相对固定期限的生、长、化、收、藏或生、长、壮、老、已过程，而且每个过程又要随着一年当中春、夏、秋、冬四季的变化而变化，随着一月当中的上弦、下弦、月圆、月缺四时以及一天当中的清晨、正午、傍晚、午夜四时的变化而变化，否则就不可能活下来，人也是如此。具有生命力的生物体是具有高度组织能力的个体，其内存在着我们人类至今尚不清楚的高效、低耗系统性的管理机制，每个细胞都受控于该机制之下，同时每个细胞的生存状态又可及时地反馈和影响着这个机制，使之永远以整体面对环境，人体也不例外。春、夏之时，阳气旺盛，气血运行舒畅，筋骨得滋养，关节的病症逐渐趋于缓解；秋、冬之时，阳气收藏，气血趋向于里，肾精内固，筋骨不耐寒冷，关节的病症逐渐趋于加重。所以人在生活起居、饮食、锻炼诸方面都要顺应四季气候的变化而有所改变，这样才可以保证身体健康。

现在一些人只知道一年分为春、夏、秋、冬四季，不知在我国的农历中还有“长夏”。长夏是夏季的第三个月，是农历六月，这是我们的祖先从我国国土的中央角度上对四季正常气候变化规律的认识，也是我们每个人的切身感受。在夏季，在没有进入长夏之前，虽然炎热，但不会很闷，即使气温高达35度以上，只要不站在骄阳之下，不会很难熬。可一进入长夏就不同了，即使气温才30度，待在屋里不动，也会闷热难忍。这是因为空气中有大量的水蒸气，空气中的氧气含量减少，同时出的汗因被周围的水蒸气包裹着也无法散掉，所以长夏是个湿气非常重的季节，古人称此为湿土季节，这源于远古的五行学说。五行是古人对自然界万物属性的一种归纳方法，用以提纲挈领地论述大千世界中的变化规律。五行并不是孤立的，而是整体相互联系的，这种关系可以用相生、相克来概括，所谓相生，含有相互资生、相互促进、相互助长的意思；相克，含有相互克制、相互制约、相互抑制的意思。具体地说就是：水生木，木生火，火生土，土生金，金生水；金克木，木克土，土克水，水克火，火克金。一年四季与五行相配：春属木、夏属火、长夏属土、秋属金、冬属水；四季气候与五行相配：风属木、热属火、暑湿属土、燥属金、寒属水；人体五脏与五行相配：肝属木、心属火、脾属土、肺属金、肾属水；五脏与四季气候的关系是：肝属木、春当令（主要负责者）、主风；心属火、夏当令、主热；脾属土、长夏当令、主暑湿；肺属金、秋当令、主燥；肾属水、冬当令、主寒。因骨为肾所主，所以在冬季、在暮年骨都要发挥主动作用，这个当令的作用发挥得好，人自然健康长寿；这个当令的作用发挥得不好，人自然会不健康或生病。祖国医学与古代天文学一脉相承，不仅将人体功能分为五种类型，冠以脏腑五行名称，用五行标定了脏腑的主令季节，还用脏腑的主令季节来论述四季对人体影响的动态变化。

以五行来说明与天地相应的四季变化特性、与脏腑相应的五种功能，其错综复杂之中又有纲领所携：春天肝当令、肝属木、主风，说明病则易形成风证，即在春天容易患与风邪有关的病，而且病后容易伤“肝”，但这个“肝”不是我们现代人理解的“肝”，所谓的“肝病”也不是“肝炎”，而多是一些与神经有关的病变，例如我们会对一些脾气暴躁的人称之为“肝气过盛”或“肝火太旺”；对因情绪导致的血压高称之为“肝阳上亢”；对因情绪导致的胃痛称之为“肝克脾土”，等等。因为“肝主动”，这是与春天肝当令，属木的性质直接相关的问题。夏天心当令，心属火、主火热，说明病则易形成火热证，即夏季容易患与火热之邪有关的病。长夏脾当令，脾属土、主湿，说明病则易形成湿证，即在长夏容易患与湿邪有关的病，病后容易伤及脾胃，引发胃肠道病变。秋天肺当令，肺属金、主燥，说明病则易形成燥证，即在秋天容易患与燥邪有关的病，病后易伤肺，出现呼吸道病变。冬天肾当令，肾属水、主寒，说明病则易形成寒证，即在冬天容易患与寒邪有关的病，病后易伤肾，因为“肾主骨”，所以冬天病变容易伤及骨。由于四季气候的变化是连贯的，春季的反常可以一直影响到秋季，这在农作物及植物上可以明显地看到，实际其他生物也会有类似反应，只是因为它们没有农作物及植物那么容易被我们看到而已。我们仔细体验一下就会发现，如果春天感冒后没有得到较好的治疗，时常会出现咳嗽，到了夏季咳嗽会自然减轻甚至消失，可是一进入秋季，咳嗽就会再次出现。现代医学可能会用“春秋两季病毒繁多”来解释，气候学家可能会用“气候干燥”来解释，但中医不会这样单纯地责怪外界因素，中医会从人体自身与外界环境的关系来分析并找出规律。中医素有“上工治未病”之说，意思就是说，好的医生要在病还没有出现的时候就将有所偏离正常状态的身体调整到正常状态，即治病于发病之前。中医遵循的是五行的普遍规律：木生火、火生土、土生金、金生水；木克土、土克水、水克火、火克金、金克木。上述现象按此规律分析即：春天肝木已伤，秋天肺金当令，金盛木弱，金克木太过则生病。也有因春天伤了肝木之阴，阴虚易生燥火，木火刑金而咳嗽不止。中医的理论基本都是这样与四季紧密相关的，当然也不乏有关“骨质”的理论。

以“肾水”为例，《素问·上古天真论》有“肾者主水，受五脏六腑之精而藏之”之说，所以肾精有先天、后天之分，只有后天的五脏六腑之精不断地输入给肾，才能保证“肾主骨生髓”的作用。而五脏六腑之精的输入，则有赖于肝木的疏泄、脾土的化生、肺金的肃降作用等。时令的“太过”与“不及”，常常干扰着当令和不当令的脏腑，当令的脏腑如果不强，不当令的脏腑会来调和，调和得好，各脏腑则平安无事，调和得不好，也可推到下一个季节中来平衡，如果总调解不好就容易出现紊乱，尤其是当机体生命的季节与气候的季节产生同步共振时，这些作用就会产生明显的变化。如秋季肺当令，“太过”寒冷，或凉爽“不及”反而热，肺不能耐受则咳嗽气喘，如果肾气强，过一段时间就可以恢复正常；而当肾气弱时，进入冬季就容易出现“肾不纳气”的哮喘，或出现反应性的关节疼痛等。不仅如此，肺金还有生化肾水的作用，如果肺金跟不上外界气候变化的节奏，短时间内还可维持常态，时间过长就容易影响肺金生化肾水的作用，造成肾水不足。中医认为“肾主骨生髓”，“脑为髓之海”，肾之阴精不足，生化骨髓自然受限，骨骼是需要骨髓来滋养的，脑又为髓之海。因此，一旦出现肾水不足时，骨和脑很容易出现不健康状况，发生在年轻人尚有扭转的余地，发生在老年人就很容易出现骨质脆弱和智力减退等现象。老年人一到冬季容易出现关节不耐寒、怕冷、酸痛等症状，这是由于他们的生命季节与冬季叠加而使症状更明显而已，年轻人实际也存在这些问题，只是他们的生命季节还没有进入冬季，所以尚不会出现症状，但不等于冬季的寒冷对他们没有影响。这些都是我们临床和生活中可以看到的现象，虽然现代医学尚不能明确说明四季气候变化对人体影响的关系，但生活经验和中医从古至今的文献记载，以大量的事实说明人体的变化、骨的变化有如四季一样有规律可循。所以认识四季、认识生命的四季，是我们了解骨保健的前提。

（二）人体生命历程中骨的变化

一提到四季，大家可能只想到自然界的四季变化，有没有想到我们人体自身的四季变化呢？我们人体也如天地，以一生比作一年，人的一生也像太阳一样有初升、朝阳、盛午、黄昏、落山的生命历程，即：生、长、壮、老、已。在人的生命历程中，最能体现这一变化的当属骨。

我国作为具有悠久历史的农耕国家，对一年四季中万物生、长、壮、老、已的客观变化规律很熟悉。不过人作为一个主观的个体，站在客观的角度来认识自己确实有一定难度，而且很少有人能将另一个人的正常生命历程从头看到尾，因此我们必须借助客观世界中存在的生命规律来解释我们自己的生命历程，必须吸取前人的经验来认识自己的生命历程，必须借助他人的研究来了解自己生命历程中骨的变化。

中医认为，人的生、长、壮、老、已与肾密切相关。精藏于肾，肾精充足则生髓充骨，骨骼、牙齿坚固有力，精力充沛；反之，肾衰精亏则骨髓空虚不能充骨，出现腰脊酸软、牙齿松动、骨密度下降，因而罹患骨质疏松症等。中医所讲的“肾”不能理解为解剖学上的肾，解剖学上的肾是泌尿系统的一个器官，而中医的“肾”却是人的生命之根本，内藏秉承父母而来的先天之精和由其他脏腑化生水谷与大气而来的后天之精。精是一元，是化生元阴、元阳的物质基础，无论人体自身的生命还是再生的生命，都是由于有“肾精”的存在。《黄帝内经·六节藏象论》说：“肾者主蜇，封藏之本，精之处也。”所以中医有“肾藏精”“肾主生殖”“肾主骨生髓”“肾为元阴、元阳之府”等理论。“补肾壮骨”是中医千百年来治疗“骨骼”不健最为有效的手段。所以，在中医看来，人体生命历程中骨变化的实质就是“肾”功能的变化，是“肾精”的生、长、壮、老、已的变化，是先天之精与后天之精共同作用的结果。《黄帝内经·上古天真论》：“女子七岁肾气盛，齿更发长；二七而天癸至，任脉通，太冲脉盛，月事以时下，故有子；三七肾气平均，故真牙生而长极；四七筋骨坚，发长极，身体盛壮；五七阳明脉衰，面始焦，发始堕；六七三阳脉衰于上，面皆焦，发始白；七七任脉虚，太冲脉衰少，天癸竭，地道不通，故形坏而无子也。丈夫八岁肾气实，发长齿更；二八肾气盛，天癸至，精气溢泻，阴阳和，故能有子；三八肾气平均，筋骨劲强，故真牙生而长极；四八筋骨隆盛，肌肉满壮；五八肾气衰，发堕齿槁；六八阳气衰竭于上，面焦，发鬓颁白；七八肝气衰，筋不能动，天癸竭，精少，肾脏衰，形体皆极；八八则齿发去。”

现代研究对此已有了更充分的依据。人体骨量增长经过婴儿期、儿童期和青春期，到成人期达到最高，这个最高值在医学上叫作“峰值骨量”。儿童和青春期有两个快速的骨增长期，男性一般在 7 ~ 8 岁和 15 ~ 16 岁；女性一般在 7 ~ 8 岁和 13 ~ 14 岁，这正是青春发育期。青春期前男女间骨量的差异很小，几乎没有，人从出生到青春期前，一般可以积累的骨骼重量是成年后骨骼最高重量的30%左右。青春期开始后，随着性别差异的出现，骨骼重量也开始出现了差异，一般女孩先于男孩2年开始出现骨量快速增长，但是由于男孩骨量获得的时间相对较长，而且男孩的骨骼形态和骨皮质厚度都比女孩大，因此骨骼重量也随之出现了显著的性别差异。青春期开始时，各部位的骨骼重量都出现快速增长，一般持续3~4年，然后变缓慢，直到成年。20岁以后，骨骼的长度基本停止了增长，但骨质的密度等仍在发展，直到30~40岁骨的致密与坚硬程度才达到最高值，之后骨骼重量开始下降。尤其是女性停经后，骨质会在一段时间内快速丢失，当骨量降至一定程度时，骨骼结构的完整性受到破坏，甚至压缩变形，很小外力即可引起骨折，这就是所谓的骨质疏松。

总之，在人的一生中，骨质含量的变化可以分为3个阶段：第一阶段是上升期，此期从出生开始，骨质含量不断增长，约在30岁达到最高的“峰值骨量”；第二阶段是骨代谢平衡期，在30~40岁左右，骨质含量维持在一个相对稳定的水平；第三阶段是骨量减少期。需要注意的是，在骨质重量上升期达到的“峰值骨量”越小，越容易发生骨质疏松症。成年早期“峰值骨量”位于正常范围下界的人，老年以后容易发生骨折。这是因为骨开始成熟时的总量是老年后骨总量的重要决定因素。依据大量的观察和测量结果可以推测，人大约在35岁左右达到“峰值骨量”，不管男性还是女性，达到“峰值骨量”以后就是漫长的骨丢失阶段，尤其是绝经以后的5~10年，是骨丢失的加速阶段。根据骨组织的不同类型，骨消耗过程开始出现的时间也不同。密质骨丢失大约在40岁到50岁之间，而脊椎骨却要更早一些。所以如何增加“峰值骨量”是保证人体健康、延缓衰老的关键问题。

（三）骨变化中的四季

人一生中骨变化的分段，现代医学一般分为骨质含量上升期、骨质含量平衡期、骨质含量减少期三个阶段。但是如果按照骨从生到老的发展过程看，应该是四期，骨的生命历程与四季一样，遵循着生、长、壮、老的规律。

骨在少年儿童期尚处在“生”的阶段，有些骨骼在出生时并没有长出来，需要在出生多年后方可逐渐长出，如我们容易看到的牙齿，就是在出生后才慢慢“生”出来的。实际类似的“生”骨不只是牙齿。骨发育过程中，首先出现骨化的部位称为骨化中心，所有骨骼都是从骨化中心开始慢慢变化而来的，可以说骨化中心就骨的生发地，骨化从此处开始，然后逐渐扩大，最后完成全部骨化，骨化中心的出现应该是“生”的标志。人体许多骨骼都是在出生几年甚至十几年后才“生发”出来的。如手腕部位的骨骼：头状骨在1岁时出现骨化中心，钩骨在2岁时出现骨化中心，三角骨在3岁时出现骨化中心。而肘部的肱骨内上髁到5岁时才出现骨化中心，肱骨滑车的骨化中心到12岁才出现，肱骨外上髁到13岁才出现，肩部的关节盂等更晚，到15岁左右才出现。而这些骨骼发育成正常的形状时，多数都在17~20岁左右。如手腕部位头状骨虽然在1岁时就出现了，但待其完全骨化也要等到十六七岁。因此在20岁之前，临床上所见的一些骨科病，有一大部分是与骨骼生发不良有关，与成人具有明显的差异。

20岁以后至40岁以前是人生最繁忙的阶段，首先是面临着各种各样的选择：学业的选择、职业的选择、朋友的选择、配偶的选择、家居的选择、生儿育女的选择，等等，这些选择不仅需要你付出思考，还需要你付出行动，而你的任何行动都离不开骨的运动。不同的学业、职业都会带来不同的行动。学电脑软件的要坐着，学营业推销的要走着，舞蹈学院的学生要练跳，体育学院的学生要练跑，如此数年下来，即使对骨骼发育、生活环境、先天遗传都相同的人来讲，都会出现明显的偏差。何况此年龄段中的大部分时间是骨质增长阶段，不同的运动必定影响正在增长的骨质的应力选择。在此阶段的女性还要面临怀孕及生育子女的事情，怀孕、生育对女性的骨质都有很大的影响。可见这是个不定型的生长阶段。

40 岁以后至 60 岁以前是人生比较稳定的阶段，我们的骨质虽然不再增长，甚至有些消退，但尚不足以影响我们的正常生活和工作，尚不足以出现明显的骨质病变。当然有些人也会出现腰膝酸痛、骨质疏松、腰椎间盘突出等病症，但多是与这些患者以往的行动、活动不正常，生活、起居、劳作不适当，以及外伤、疾病等有关。只要注意保健，人体的骨骼还是相当强壮的。此时的人生季节，应相当于秋季，是人生收获的季节。

60 岁以后，人生逐渐进入冬季，进入老年阶段。冬季是个收藏的季节，是生物休养生息，积蓄生命能量的季节，任何年龄段的人，在冬季都需要一定的休养生息。老年人则需要四季注意休养生息，因为老人已经进入生命的冬季，不明白冬季养藏的道理，80 岁了还要与 20 岁的小伙去争高低，一时一事得胜那是侥幸，伤筋动骨那是必定。

一天有四时，一年有四季，一生有四段，白天、春夏、40 岁以前是“阳气以张”为主的阶段，夜晚、秋冬、40 岁以后是

“阳气以养”为主的阶段。人们常常只注意阳气之张，不注意阳气以养之；只想着白天如何能干更多的工作，不注意晚上如何能睡好觉；习惯于晚上学习效率高，不知道晚上睡觉效率也高；过惯了操心吃苦的日子，受不了悠闲自得的生活。这些生活方式在某个时代或人生的某一阶段是被称赞的举动，但并不是有利于健康的方式。生活中我们可以看到，一些操劳惯了的人，一旦儿女大了，不用他操劳了，他就会有失落感，甚至会因此患病。这就是不知道“养息”的后果。一切生命都要有“养息”的过程，所谓“养息”就是“修养”“生息”，通过静静地吸收储备，产生更大的生存能量。《黄帝内经·素问》中说“春夏养阳”“秋冬养阴”，“秋冬养阴”的关键是“无扰乎阳”。

“肾主骨”属阴中之阴脏，本身以静为主，其动是以静养得来的“精髓”为基础的，而“精髓”的化生是与四季气候、物产、日照密切相关的。骨的发育、生长步履与人年龄的春、夏、秋、冬有步调一致的进程，老人们在训斥儿孙时常常会说“到什么时候说什么话”，这是他们自己对同一件事因年龄不同而感受不同的解释，这是常常被人们忽略的事实，其中也包括骨健康问题。

因此，本书将人生的四季与自然界的四季合在一起写，使大家对不同年龄组容易罹患的病症有更清楚、更连贯的理解，使大家今后能更理性地对待自己和他人。

二、骨是人体的“精”之库、“血”之源

中医讲“藏府”，西医讲“脏器”；中医强调各个“藏府”的收敛基础，西医强调各个“脏器”的功能作用；中医认为各个

“藏府”只有将该收敛的东西储存足了才能很好地发挥自己应有的作用；西医认为各个“脏器”只要结构正常就能很好地接收上级指示而工作；中医认为各个“藏府”都有自己的主动权；西医认为各个“脏器”必须统一听从中枢神经及内分泌系统的指挥。中、西医两者都有一定的道理，只是强调的偏差不同而已。不过由于解剖学上的东西更直观，所以西医更容易普及，从而使中医理念性的东西逐渐被人们忽视。但是，事实告诉我们，医学中存在许多尚不能用解剖学来说明的问题，我们还需要借助中医的理论来更深刻地认识一些问题。骨也存在众多需要用中医的理论来认识的问题。

（一）骨是人体的“精”之库

中医对“精”的解释是：“常先身生，是谓精”“凡阴阳合而万物成，无不先从精始”。“精”是万物化生的源泉，所谓“物”就是泛指一切有形的东西，而“精”是一种无形的但可以化生出有形“物”的东西。人也是由“精”化生的，“精”藏在肾中，肾通过发挥“气化”功能将“精”化为有形的人。《黄帝内经》说：“肾者，主蛰，封藏之本，精之处也。”“人始生，先成精，精成而脑髓生，骨为干，脉为营，筋为刚，肉为墙，皮肤坚而毛发长。”精是生命的根源物质，它不仅是构成人体的基本物质，也是人体生长发育及各种功能活动的物质基础。《黄帝内经》还说：“肾藏精，主骨生髓”“骨者，髓之府”“髓者，骨之充也”“脑为髓之海”。这些乍听起来有些绕，实际是因为中医的“精”所涵盖的内容用现代话讲或者说用现代的物质理念去考虑太复杂了，这个“精”包括物质概念中的“生育之精”“促使人体发育成长的激素之精”“维持人体生命代谢的物质之精”“具有营养大脑思维能力的神经之精”，等等。不过从中医系统思维来看，“精”是阴阳分化之前的具有“生命源”的物质，它可根据人体的需要，既可表现为“静守之阴”“营血之阴”，也可表现为“气化之阳”“卫外之阳”，所以“精”如树之根一样，是人之本。如此重要的物质储藏在“肾”中，可见中医的“肾”绝非我们现代医学概念的“肾”。

不过，我们这里可以清楚地说明一点，就是“精”的阳化总是与骨离不开的。所谓“阳”是相对“阴”而立名。“阴”代表“静”，阳代表“动”，人体的运动离不开“骨”的活动，大脑的思维活动及神经系统的活动离不开“髓”的变化，“骨”与“髓”的关系，无论是从现代医学概念来讲还是从传统中医学概念来讲，两者都是互存、互利的关系。更深一步讲，我们大家都知道，细胞的活动是需要有“钙离子”伴随的，人体最大的“钙离子”库就是骨，所以“骨”库的存储能力大小、机动能力的强弱都将直接影响人体的“动”态。换而言之，“骨”的状态不仅直接体现“精”的状态，同时也影响“精”的库存量，影响人体健康。

“精”的库存量取决于先天、后天两方面。《黄帝内经·灵枢》说：“两神相搏，合而成形，常先身生，是谓精”，即“人始生，先成精”。可见此“精”是先天之“精”，是形成胚胎、构成人形的原始物质。这种先天之精来源于父母的生殖之精，用现在的话讲，应该是精子和卵子结合后的受精卵，是构成胚胎发育的原始物质，没有此原始的先天之精，就不可能形成人。中医古籍《幼科发挥》中说：“人之有生，受气于父，阳之变也，成形于母，阴之合也，阴阳变成其身。……子于父母，一体而分。

……受气于父，成形于母，故父母强者，生子亦强，父母弱者，生子亦弱，所以肥瘦长短，大小妍媸，皆肖父母也。……或问：五脏不足，而专补肾何也？曰：太极初分，天一生水，精血妙合，先生两肾，肾者五脏之根本。经曰，植木者必培其根。此之谓也”。可见先天之“精”源于父母，如果先天之“精”不足就容易患病，小儿最常见的“立迟、行迟、齿迟、发迟、语迟”的“五迟”症就是由于先天之“精”不足所致。《医宗金鉴·幼科心法》说：“小儿五迟之证，多因父母气血虚弱，先天有亏，致儿生下筋骨软弱，行步艰难，齿不速长，坐不能稳，皆肾气不足之故。”《证治准绳·幼科》说：“齿者，骨之所终而髓之所养也。小儿禀受肾气不足，不能上营，而髓虚不能充于骨，又安能及齿，故齿久不生也。”《张氏医通》说：“肾主骨，齿为骨之余，发者肾之荣。若齿久不生，生而不固；发久不生，生则不黑，皆胎弱也，由父母精血不足，肾气虚弱不能荣养而然。若长不可立，立而骨软，大不能行，行则筋软，皆肝肾气血不充，筋骨瘦弱之故。”中医认为大脑发育也与“精”有密切关系，如《黄帝内经》说：“头者，精明之府”“脑为髓之海”，等等，这些认识也被历代文人士大夫所认同，《春秋纬元命苞》云：“脑之为言在也，人精在脑。”《说文解字注笺》说：“人之精髓在脑。脑主记识，故思从囟。”“精”如此重要，藏“精”之库——“骨”，自然也不可以怠慢。

“精”源于先天，生于后天。《景岳全书·脾胃》说：“是以水谷之精本赖先天为之主，而精血又必赖后天为之资。”即先天之精与后天之精两者相互依存，相互促进，借以保持人体之精气充盈。正如中医古籍《程杏轩医案》所解释说：“肾者主水，受五脏六腑之精而藏之，是精藏于肾，非精生于肾也。譬诸钱粮，虽储库中，然非库中出，须补脾胃化源”。肾中贮藏的“精”，犹如一个国家财政中的黄金储备，是生命最重要的能量，这个黄金储备量，不仅有赖于上一代人的生产能力及管理体制，更有赖于当代人的生产能力及管理体制。人体也是如此，《黄帝内经》说：“饮入于胃，游溢精气，上输于脾，脾气散精，上归于肺，通调水道，下输膀胱，水精四布，五经并行。”意思就是：饮食水谷进入我们消化道后，消化道发挥其消化、吸收的作用，将其中具对人体有作用的物质吸收到“脾”，“脾”将其中的精华之品上归于肺，“脾”之将精华与肺之大气一起经水道下入于膀胱，膀胱与“肾”为表里，外来之物需经膀胱的过滤后方可入“肾”，“肾”根据机体的需要，将部分精华散布于周身。《素问·灵兰秘典论》：“肾者作强之官，伎巧出焉。”张介宾对此注解道：“肾属水而藏精，精为有形之本，精盛形成则作用强，故为作强之官。水能化生万物，精妙莫测，故曰伎巧出焉。”通俗地讲，就是人在“气化”过程中，通过肺呼吸自然大气和脾胃消化吸收饮食中的物质，不断补充人在生存过程中消耗掉的“精”，即人体中的“精”是天地、四季的产物。“精”即是“先身生”的天地之物，又是“后身生”的养身之物。现代医学证实，骨的生长、发育除与骨髓有关外，还与人体中的性激素、生长激素、甲状旁腺激素、肾上腺激素及神经介质、免疫因子等多种自身物质有关，并且与胃肠道对钙及蛋白质的吸收、皮肤接受紫外线的照射、重力作用及肌肉运动对骨的刺激等多种外界因素有关，这些不同因素最后都要经过身体的整合后，整体作用于骨，其中那些有利于骨和身体健康的物质应该就是中医所说的“精”了。可见，为了获得“精”，人是要顺应四季变化的。

(二) 骨是人体的“血”之源

肾中所藏的先天之精不仅可以化生为肾气，也能够化生为血液。《张氏医通》云：“血之源头在乎肾。”张景岳在《景岳全书·血证》亦曰：“血即精之类也。”《侣山堂类辨》：“肾为水脏，主藏精而化血。”故通过补肾固精的中药治疗，有可能起到生髓化血的作用。中医数千年得出的理论有很多与我们现代所认识的“骨质”问题有关系，这些理论性问题散落地记述在历代有关骨的生长规律、骨的患病规律、骨的治疗原则等中，如《素问·宣明五气论》说：“肾主骨。”《医经精义》说：“骨内有髓、骨者髓所生……肾藏精，精生髓，故骨者，肾之所合也。”意思是说骨的发育、生长靠的是骨髓的滋养，骨髓的产生是源于“肾精”。《医法心传》也说：“在骨内髓足则骨强，所以能作强耐力过人也。”当人体肾精充足时，则髓足骨坚，筋骨坚固有力，否则“肾衰则形体疲极也”，血液化生自然无力。

《灵枢·决气》：“汗出溱溱，是谓津……谷人气满，淖泽注于骨，骨属屈伸泄泽，补益脑髓，皮肤润泽，是谓液。”简单讲，这句话要表达的主要意义是：“津”是可以化为汗那样的东西，“液”是注泽于骨、补益脑髓、润养皮肤的东西。杨上善对此注解说：“通而言之，小便、汗等，皆称津液，今别骨节中汁为液，故余名津也。五谷之精膏，注于诸骨节中，其汁淖泽，因屈伸之动，流汁上补于脑，下补诸髓，旁益皮肤，令其润泽，称之为液”。张介宾对此注解说：“津液本为同类，然亦有阴阳之分。盖津者，液之清者也；液者，津之浊者也。津为汗而走腠理，故属阳；液注骨而补脑髓，故属阴”。中医认为，血与气、血与精、精与气都有着密切的关系。气属阳，血属阴，血液的生成有赖于气，气可促进造血。精与血同属阴，可以相互转化，相互影响。骨髓藏于骨，又为肾所主，肾之功能强弱与否，可以直接影响骨髓生精造血功能。

从现代医学讲也是如此，骨干、骨骺、骨膜都分别有丰富的动脉和宽大的静脉，它们各负其责又相互联系，形成完整的骨滋养系统通道，这通道中流动的是在骨髓中化生出来的血液。如果这些管道出了问题，不能使血液正常地滋养骨头，骨头就会出问题。例如某些人因为患有红斑狼疮、类风湿性关节炎等自身免疫性病，需要长期服用糖皮质激素，这时医生会特别关注他（她）的股骨头，因为股骨头坏死是长期服用糖皮质激素容易出现的并发症之一。原因是，糖皮质激素可以造成血管痉挛，使血液不能正常地、及时地到达它应该滋养的部位，所以容易出现局部因缺血而造成的病变，身体中大部分组织都是由多条血管提供血液通行，而股骨头只有一条动脉血管，所以一旦这条血管出问题，基本上是没有另外供血渠道可以使用，而且此处又是受力点，所以容易出现问题，病人会感到腿根部疼痛、走路障碍、跛行等。此外，大量吸烟的人，容易造成下肢动脉堵塞，下肢动脉堵塞后血供不足，随着下肢骨缺血的程度、部位不同会出现不同的症状，最常见的是下肢发冷，即使在夏季，患者仍然感觉冷，同时下肢无力，走一会儿就累得不行，必须蹲下来休息，随着病情的发展，一般是从足大趾开始，下肢逐渐变黑、坏死，甚至自行脱落。这里我们只举了两个临床常见的、大家比较熟悉的、病因简单的例子，实际骨失血养的情况要复杂得多。

想必大家都进行过体检吧，“血常规检查”是体检中必做的检查项目之一，我们翻开体检表就可以看到，这项报告单上会有：红细胞、中性粒细胞、淋巴细胞、单核细胞、血小板等各种血细胞的名目，你知道吗？所有这些组成血液成分的血细胞，都是从骨头里面的红骨髓生出来的。吃鸡大腿时可以看到，鸡大腿骨的两头与鸡大腿骨中间的骨干不一样，两头的骨不光滑，骨质呈疏松网状，容易咬碎，咬碎后能流出可以吃的红色物；而咬碎骨干后流出来的是黄色油状物，不过在小鸡的长骨干也可以看到有许多红色物。医学上，这个红色物叫作“红骨髓”，黄色油状物叫作“黄骨髓”。人的骨头也是如此，在上、下肢那样的长骨（肱骨、股骨）两头和肋骨、髂骨那样的扁平骨中存在一些骨质稀松的像海绵一样的网眼组织，里面住着“红骨髓”，这就是血细胞的出生地，从心脏流出来的热血，都是从骨头里面生出来的。我们刚出生时，红骨髓充满全身骨髓腔，随着年龄增大，脂肪细胞逐渐进住原来红骨髓住的地区，被脂肪细胞居住的“黄骨髓”区域就失去了网状结构，也没有生成血细胞的能力了。但是，当机体严重缺血时，部分黄骨髓可以自动撤出，让位给红骨髓以提高造血能力。你看，自然是多么微妙。

人体内的血液成分处于一种不断的新陈代谢中。以红细胞为例，红细胞的生命周期是 120 天左右，当一个红细胞在体内服务了 4 个月时就老了，老了的红细胞功能下降，必须有新的红细胞来接替它们的工作，为了不影响工作，体内的红细胞是少量地、不同时地下岗，骨髓的重要功能就是根据红细胞下岗的情况及机体的需要，随时生成新的红细胞。骨髓中储存着一种能够分化成各种血细胞的细胞，由于它们像树的“主干”一样可以生出多种枝杈，人们形象地将它们称作“干细胞”。干细胞除了可以分化成红细胞外，还可以分化成白细胞、血小板、淋巴细胞等各种血细胞。所以一旦骨髓出问题，“贫血”则是自然的现象。“再生障碍性贫血”就是针对骨髓再生血细胞功能发生障碍而引起的贫血所定的病名。所以，骨髓移植是治疗干细胞缺陷引起的“再生障碍性贫血”最佳方法。而中医药则是用鹿角胶、仙茅、仙灵脾、苁蓉、巴戟天、补骨脂等补肾药为主以治其本。

（三）骨是人体的免疫摇篮

我们知道打疫苗是为了让身体产生所需要的抗体，抗体可以抵抗外来的侵略者。可是你想过没有，注射进入我们体内的“疫苗”怎么就变成了“抗体”呢？

还是从“血常规检查”的检查单讲起吧。这个报告单中有一项叫“淋巴细胞”，一项叫“中性粒细胞”，当你感冒发烧时，医生对这两项的检查结果特别关注，这两种细胞都属于“白细胞”，而且占的比例很大，它们俩合起来几乎占了“白细胞”总数的95%，“中性粒细胞”主要负责防御细菌感染等，“淋巴细胞”主要负责防御病毒感染等。所以如果你检查的结果中“淋巴细胞”高，或“中性粒细胞”不高，就是发高烧，医生也不会给你“抗生素”，因为检查的结果表明你是被病毒感染了，“抗生素”是针对细菌的药，不是治疗病毒的药。治疗病毒最有效的就是“抗体”，“淋巴细胞”之所以能负责防御病毒感染，就是因为它们能产生“抗体”。“淋巴细胞”分B、T两种，因为它们都具有“免疫”作用，所以又被称作“免疫细胞”。能产生“抗体”的是“B淋巴细胞”。

骨髓是生成、养育B淋巴细胞的老家，骨髓中的多能干细胞是它们的前身。“免疫细胞”整天在我们机体的外周巡逻、站岗，如我们的皮肤中、黏膜上都有巡逻、站岗的“免疫细胞”，而且时刻散布着一定量的、常规的“抗体”，如我们的唾液、鼻涕中就存在这些“抗体”。当那些巡逻或站岗的“免疫细胞”发现不约而至的入侵者时，就会仔细辨认其是敌、是友，如果认为是“敌人”，就会将所搜到的证据传递到体内的“免疫细胞”，体内的“免疫细胞”对此进行分析后，即可以各种措施将“敌人”消灭。对于病毒免疫多是由成熟的“B 淋巴细胞”合成和分泌出相应的“抗体”，“抗体”在随血液循环过程中将“敌人”消灭。

为了更替“免疫细胞”的自然衰老，保证“免疫细胞”的战斗力量，骨髓需要不断地孵化出“免疫细胞”。“T 淋巴细胞”虽然主要是依靠胸腺长大的，但它的防御功能是要与“B 淋巴细胞”相互配合才好完成。此外，红细胞自身也有很重要的免疫功能，只是因为红细胞在机体中的主要任务是输送氧气而不是防御，所以大家在谈到免疫时一般不提它，实际正因为一般的非特异性免疫问题都在红细胞中解决了，才减轻了“免疫细胞”特异性免疫的负担，从而使我们机体能长时间保持健康状态。

免疫细胞在进行免疫活动时，不仅免疫细胞与免疫细胞之间要相互配合，还要与周围的组织细胞、神经细胞等相互配合。因此，这些细胞就需要相互打招呼，细胞虽然不会说话，但是它们的肢体语言非常丰富，它们使用最多的肢体语言就是变换细胞膜上的“受体”，不同的“受体”可以接收来自不同细胞或同一种细胞的不同信息。此外，细胞还可以通过分泌“细胞因子”来表达它的状态、需要和目的。工作越忙的细胞，“受体”变换越多越快，同时分泌的“细胞因子”越复杂。机体中的血细胞和骨细胞都属于工作最忙的细胞，它们之间不仅有相同的“受体”和

“细胞因子”，还有非常丰富的、随时调节机体免疫整体状态的信息交换系统，使“T淋巴细胞”的活跃程度、“B淋巴细胞”的生成速度等与我们机体整体状态及需要处于和谐，以最小的消耗赢得最大的效益。这样的和谐及效益，至今是我们人类自己尚难以效仿出来的。

不仅如此，组成骨的细胞有多种，其中成骨细胞和破骨细胞是最主要的两种细胞，负责重构和修复工作的破骨细胞并不是由骨细胞化生的，而是与血细胞一样出身于骨髓干细胞。所以，中医讲“肝藏血”“肝肾同源”，认为肾阴不足时，不仅容易出现“阴血亏虚”，还会出现“阴虚火热”的病症，临床上所见的自身免疫性疾病大多数是与“肝肾阴虚”有关，所以这类疾病引起的发热单纯使用抗生素、退烧药或中药解表清热之品是无济于事的，需要从免疫角度、肾的角度治疗。小儿、老人容易患病的根本原因也是与他们的免疫机制尚没有建立完善或已经衰退有关，此时的小儿、老人其骨质也与免疫系统的状态一样，不是缺乏就是衰退。生活中我们可以看到，一个健康的老人，首先表现在他（她）的腿脚利落、行动敏捷，这其实就是骨质健康、脑髓不衰退。

中医虽然没有“免疫”的概念，但免疫的作用并没有被中医所忽略。中医认为“正气内存，邪不可干”，正气是由“精”所化。明代名医张介宾在他所著的《类经》中说：“天地者，阴阳之形体也。云雨者，天地之精气也。阴在下者为精，精者水也，精升则化为气，云因雨而出也；阳在上者为气，气者云也，气降则化为精，雨由云而升也。自下而上者，地交于天地，故地气上为云，又曰云出天气；自上而下者，天交于地也，故天气下为雨，又曰雨出地气。六微旨大论曰：升已而降，降者为天；降已而生，升者谓地。天气下降，气流于地；地气上升，气腾于天。可见天地之升降者，谓之云雨；人身之升降者，谓之精气。天人一理，此其为最也”。强调人与天一样，要有上下气相交而形成的万象变化，而“精”是气交的主宰者。所以“精”是生命健康的根本。《图书编·肾脏说》云：“人之有肾，如树木有根”，即明确指出肾精对健康长寿的重要性。扶正固本，多从肾入手，历代养生家都把保精护肾作为抗衰老的基本措施。《医宗必读·脾为后天之本论》说：“故善为医者，必责其本，而本有先天后天之辨。先天之本在肾，肾应北方之水，水为天一之源。后天之本在脾，脾应中宫之土，土为万物之母。”在生理上，脾肾二脏关系极为密切，先天生后天，后天充先天。脾气健运，必借肾阳之温煦；肾精充盈，有赖脾所化生的水谷精微的补养。要想维护人体生理功能的协调统一，有一个强健的免疫机制，注意骨质的发育、成长过程，尽可能提高骨质的强健程度是至关重要的。

四季变化对骨的直接影响实际只是个小问题，重要的是由于四季变化造成人体免疫功能的波动与对抗外界微生物干扰的关系，因为研究表明，众多炎症因子可以使骨质的强度下降。如皮肤科的“银屑病”（牛皮癣），就是一种典型的与四季相关的病变，该病一般多始发于春季，继发于秋季，严重于冬季，消退于夏季。该病对骨的影响极大，虽然一些患者没有骨关节的自觉症状，但骨损害仍然存在，严重者可见骨变形或形成无菌性骨髓炎。此外，红斑狼疮、硬皮病、慢性阻塞性呼吸系统疾病（包括慢性肺炎、肺气肿等）都伴有骨损害，这些病变的趋向和程度都与四季变化有关，都与地区环境有关。还有神经及精神因素对骨的影响也是不可忽略的问题，因为神经及精神因素与人的脑垂体及交感神经有密切关系，而人的脑垂体分泌状态和交感神经递质的释放不仅与四季变化相关，还与昼夜变化相关，所以骨与四季的关系较为复杂，我们只好在谈到具体问题时，再向大家具体介绍了。免疫功能问题已经不仅是内科、皮科关心的重点，也是骨科关心的重点。

三、骨与整体的关系

有人认为骨质是由年龄决定的，人老了骨质疏松了，就像树枝一样，春天青绿柔软、秋天干黄疏脆，这是自然现象。实际不然，农村中七八十岁的老年人下田地干农活并不是件新鲜事，城市中七八十岁的老年人身轻步健地作晨练也不少见，这些人未必是养尊处优者，倒多是一些少时受苦劳、老来仍自力者。可是有些人，年纪轻轻已经患病多年，颈椎病、腰椎间盘突出、关节炎、类风湿等这些病名对他们来讲早已熟悉。难道他们的饮食不如老者？难道他们的起居条件不如老者？难道他们的养生理念不如老者？客观地讲都不是。那些为了生活忙碌一生的老人，哪有时间和条件来保健，倒是因为不停地劳动迫使他们不得不与大自然接触，不得不顺应四季气候的自然变化来调整自己的身体状态，久而久之，他们将自己与天地自然融为一体，机体对四季的变化已应和得无懈可击，从而达到中医所讲的“人以天地之气生，禀四时之法成”。可以说，健康源于自然的力量比源于人为的能力要大得多。

（一）骨的形成及基础物质

我们很习惯将机体的骨架想象成机械性“杠杆”，认为它们就如同一根木棒或铁棒一样，自身是不动的。实际上，骨头与皮肤一样，虽然我们看不到它们在变化，但是它们随时随地都在变化，而且是根据机体的需要不断调整形态。如同手上的茧是磨出来的一样，骨头也会根据我们的使用磨损而改变形态。所以，在进行骨保健之前，我们首先需要了解骨是怎样形成的。

鸡骨是我们餐桌上的常见物，敲碎一根光滑坚硬的鸡骨后可以看到，骨头里面的结构像蜜蜂的蜂窝，但又没有蜂窝那么规矩，有大有小，窝与窝之间被网状的骨片隔开，但又不是绝对不相通，一般越靠近中心的窝越大、网状的骨片越薄，越靠近骨皮部分的窝越小、网状的骨片越厚。人也是这样，网状的骨片在医学上叫“骨小梁”，“骨小梁”既要有弹性又要有硬度，弹性过大骨头就发软，硬度过大骨头就发脆。蜂窝的大小、密度必须适度，蜂窝过大、密度过稀都会使骨头的承受力下降，所以搭建好骨头里面的蜂窝是保证骨头健康的根本。骨头长在皮肉之内，是怎样进行这个搭建工作的？这个搭建工作与四季有关系吗？

搭建工作是由生存在骨头里的成骨细胞和破骨细胞进行的。所用的原料一部分是由成骨细胞和破骨细胞分泌的，一部分是从流动的血液中获取的，从流动的血液中获取的主要原料是我们大家所熟悉的“钙”，所以补“钙”也成了大家公认的“健骨”措施。不过骨头的搭建工作并不像盖房子那样简单、机械，房子盖好了可以一劳永逸，骨头不行，骨头是永劳无逸。虽然除了生长期我们可以看到、感觉到骨头在长，平时我们看不到也感觉不到骨头在长，但是骨头从不偷懒，每天都在工作。就像头发一样，虽然我们的头发长到一定程度不再长了，但是头发根部的细胞并没有停止工作，只是不太活跃而已，如果将这个不太活跃的细胞所生的头发拔掉，这个细胞马上就会活跃起来，我们很快就会看到有新的头发长出来。就是我们不人为地拔掉头发，每天也会有旧发脱落、新发生出，这是头发自身的代谢现象，只是我们很难说清楚什么部位在脱落、什么部位在新生而已。骨头也是这样，每天都有旧骨被吸收、新骨在形成，这叫“骨骼的重建”。成年人的骨骼虽然没有明显变化，但是每天都有3% ~5%的骨质处于“骨骼的重建”中，而且骨头的重建不像头发，头发对身体没有什么实用价值，所以身体也不太管它，乐意长什么样就长什么样。骨头不行，骨头的实用价值是不可多，也不可缺少的，差一点儿也不行。人的劳作是变化的，骨头不仅要完成自身要求的“骨骼的重建”，还要适时完成机体劳作要求的“骨骼的重建”，所以劳作、运动会刺激骨头新陈代谢，使骨头保持新生的力量。骨头保持新生的力量的好处需要从骨头的搭建过程谈起。

在胚胎的早期我们只有软骨，随后在软骨的骨干中心部位出现了“蜂窝”，“蜂窝”的周围出现了成骨细胞，就这样，软骨组织慢慢退化消失，“成骨细胞”逐渐增多，我们的骨头就进入了发育期。在医学上，将那个能生出骨细胞的软骨组织叫作“骨化点”，将骨细胞不断增多的过程叫作“骨化”。在我们出生以后，“骨化点”转移到一些长骨的骨干两端，继续承担着“骨化”的工作，因为这些“骨化点”位于骨干的端头，所以又叫作“骨骺”，尤其是位于我们腿骨上的“骨骺”非常重要，因为它直接决定着我们的身高和身材。生活中可以看到，一些在年龄过小的时候就进行过多负重劳动或运动者，身材会偏矮小些。而一些不好运动的孩子，尤其是不能进行正常户外运动的孩子身材也会偏矮小。这说明，“骨骺”的“骨化”工作是与人体的正常运动相关的，尤其是户外运动。当我们到一定年龄后，“骨骺”中的“骨化”工作就不活跃了，这时我们的身高就逐渐停止了变化，但是骨头本身并没有停止生长变化，只是工作的重点发生了转移，随着工作重点的转移，“成骨细胞”进入稳步的持续工作状态。

成骨细胞的工作是合成胶原和其他有机基质。成骨细胞将合成的胶原分泌到细胞外，胶原逐渐成熟后变成束状纤维，一束束有规则地排列，像蜘蛛网一样，编出一个有弹性的柔软“骨小梁”架，然后骨中的钙等便被粘在由这个纤维束编织的“骨小梁”架上，随着骨钙的不断沉积，“骨小梁”逐渐形成，这时的“骨小梁”就是一个刚柔兼备的“钢筋水泥柱”。成骨细胞在完成分泌骨基质后，自身被禁闭在基质中，这时成骨细胞的工作速度开始减慢，工作目的也发生了变化，人们对它的称呼也变为“骨细胞”。

骨细胞并不是告老退休的细胞，而是从搭建第一线退下来，转变为负责装修“骨小梁”工作的细胞。为了装修“骨小梁”，骨细胞表面出现许多膜性突起，这些膜性突起将“骨小梁”间隙中的基质包裹起来形成小泡，包裹了基质的小泡能与钙离子紧密结合，基质小泡上蓄积了大量钙和磷并逐渐形成结晶，随后便作为晶核使钙和磷的沉积加速，当那些由骨胶原纤维编织的“骨小梁”架上和间隙中布满了钙、磷等物质后，才算完成整个骨质的搭建工作。骨质搭建完了并不能就此不变，工作、运动时受力部位的改变，去高原旅游、乘飞机出游时地心引力对人体重力的影响，四季变化对人体神经、内分泌的影响，胃肠吸收及饮食变化对血钙浓度的影响，等等，都会直接作用于刚刚搭建好的骨质，逼迫它或它为了机体整体的利益，适时、适度地重新改造或拆卸一些“骨小梁”，以适应机体的要求。

负责拆卸改造工作的是破骨细胞，破骨细胞在需要修改的部位分泌一些酸和蛋白水解酶，将原来搭建的骨质溶解掉，以便于成骨细胞来重新搭建。当血钙浓度降低时，破骨细胞也会及时地将骨质溶解，以便将骨质中的钙释放出来，让钙进入流动的血液中，使血钙增高。人体内4.5%的钙、磷等无机物随着体液的流动进入骨内，参与骨质的搭建工作，可见骨骼是一个代谢非常活跃的组织，处于不断重建中。

虽然说骨质的搭建工作是由成骨细胞和破骨细胞完成的，但是真正处于前线工作的成骨细胞很少，绝大多数（94%）是待在骨表面，负责与机体进行联系的“骨衬细胞”。“骨衬细胞”和“骨细胞”都是由“成骨细胞”活性下降转化而成的。“骨衬细胞”和“骨细胞”有许多突起，骨细胞的突起长约15μm，这些突起穿过骨小管与相邻细胞的突起相接触。一个骨细胞可以与多个骨细胞相连，甚至可多达10多个细胞。随流动的血液过来的一些营养物质，由神经释放的一些神经介质，以及内分泌器官组织的分泌物，等等，都需要在细胞突起与细胞突起间进行传递。

居住在骨内基质中的骨细胞与骨膜上的骨衬细胞、成骨细胞通过突起和缝隙相互连接，构成极其复杂的网状结构，这个网状结构承受力与所用材料达到最合理的搭配，即以最少的材料达到最大的承受力。直到今天，我们人类也难以仿造这样的建筑结构。更有意义的是，如此致密、坚固的骨骼，从里到外每一个缝隙都可以让与我们整体相关的生物物质流畅地通过，每一个角落每一时刻都与我们整体保持联系。无论我们是在运动场上跑步、打球，还是在计算机前思考、打字，这些机械性运动、神经性运动都将通过这些渠道传达到骨的每个缝隙和角落，机体任何部位的局部反应都能迅速地传递到整个骨组织。骨细胞不仅在结构、功能上与整个机体密切联合，而且细胞的出生地、出生身份、培育基地也与整个机体密切相关。

骨组织不仅与血细胞有着亲属关系，还与神经有着生命相连的关系。150 年前就有人通过解剖发现骨组织中存在神经纤维，进一步研究发现许多无髓和有髓的神经纤维支配着骨膜，在骨组织中有感觉神经、自主神经等多种神经，它们共同存在，主要分布于骨代谢活跃的区域。骨骼的生长不能没有神经的正常刺激，临床上可以见到一些患者，由于感觉神经损害，骨折的愈合延缓甚至久久不愈合。神经如何指挥骨骼生长还不太清楚，但事实和研究告诉我们，神经对骨是有一定营养作用的，骨细胞也可以分泌一些神经类物质，骨折后如果损伤了神经，骨痂难以形成，难以达到愈合。可见神经对骨质的影响具有非常重要和复杂的作用。

钙是组成骨骼矿物质的主要元素，摄入足量的钙，是保证骨骼正常发育、生长及形成“峰值骨量”的物质基础。不同种族、性别、年龄的人群对钙的代谢情况不同，对钙的需求量也有差异。青少年正处于快速生长发育期，生理状况与成人不完全相同，钙代谢也与成人不完全相同，这就决定了青少年与成人有着不同的钙需要量。很多研究表明，在青春期前后，补充足够的钙可使骨密度显著升高，但也有研究证明，骨密度与青春期摄入钙的情况无相关，迄今为止，仍缺乏强有力的证据证明在青春期补充钙剂可以增加骨质重量。不过大多数研究者仍认为青少年期摄入钙不足，对“峰值骨量”的影响是不可逆的、有害的。摄入钙不足不仅妨碍和延迟骨的纵向生长，而且此后再增加钙摄入量也不能改变胫骨远端和干骺端区域的骨量。骨质由具韧性的骨基质和坚硬的矿物质组成，如骨基质含量不足，骨头只要稍加受外力就易破裂；矿物质不足，骨头硬度就会减低，容易弯曲。钙是骨矿物质的主要成分，人体总钙量的99%存在于骨质和牙齿中。老年人骨质疏松症的发生、发展与一生中钙摄入量有密切关系，因此，骨质疏松症的预防应从青少年开始，在青少年开始就有足够的钙摄入，可增加骨矿化程度，使成年后“峰值骨量”增加，保证有足够的骨质储备，预防老年后出现骨质疏松。牛奶和乳制品含钙量多且吸收率高，是优先选用的补钙食物。对于伴有高脂血症的老年人，可选用脱脂奶或低脂奶。可以连骨吃的小鱼、小虾、花生、核桃、大豆含钙量也多。蛋白质是构成骨基质的主要成分，蛋白质可促进钙的吸收和储存，蛋白质摄入过低，会影响骨质合成，摄入过高则促进尿钙排出，从而减少钙储留，影响钙的生物利用率，所以要适量摄入。

我们已经知道，进行骨质搭建工作的是住在骨质中的成骨细胞和破骨细胞，搭建的原料是钙、磷等刚性材料和胶原、多糖等柔性材料。也知道了骨与血液、神经有着亲缘关系。不过无论原料如何充足、亲缘如何深厚，没有垂体、甲状腺、肾上腺、性腺的指令，没有皮肤及黏膜的配合，骨质仍然难以形成。不用说血液、神经与四季的关系有多么密切，上述任何一个器官都与四季时刻相应，为了大家能更好地理解骨与四季的关系，我们还是先了解一下骨与阳光及皮肤的关系。

(二) 骨与阳光及皮肤的关系

我们已经知道了钙对骨质形成的重要性，可是人体对钙的吸收并不是简单到吃进去就能吸收的，除了受众多激素的调节外，还与维生素 D 相关。

人体中的维生素 D 有两个来源途径，一个来源于天然食品，如动物的肝脏、鸡蛋、牛奶、鱼、黄油等；另一个是由人体自己合成的。在人的皮肤中含有一种叫作“7 - 脱氢胆固醇”的物质，它是维生素 D 原，经日光中的紫外线照射后，可以转化成维生素 D_3，维生素 D_3 常被人们简称为维生素 D。皮肤中的维生素 D 原，必须通过阳光中的紫外线照射后才能转化成有生物活性的维生素 D，只有具有生物活性的维生素 D，才能发挥生理作用，才能被人体利用，没有生物活性的维生素 D 原是不能被人体利用的。人体每天可以合成维生素 D_3 约 200 ~ 400IU，基本上可以满足人体的生理需要，日光照射是人体维生素 D 的主要来源。所以，阳光与骨质的健康密切相关。

维生素 D 属于脂溶性维生素，即在油中可以溶解，在水中不溶解，所以维生素 D 主要存在于黄油、牛奶等油性物中。维生素 D 相当稳定，不易被氧化或热、碱所破坏，主要功能是调节钙、磷在小肠的吸收，促进骨骼、牙齿正常发育。我们的饮食中无论含有多少钙，如果没有维生素 D 的帮助也很难被机体吸收利用。这是因为，活性的维生素 D 能刺激肠壁细胞合成一种与钙结合的蛋白，这种蛋白就像钙的专用小汽车一样，载着钙迅速地穿过肠黏膜进入血液；同时活性的维生素 D 还能改变肠黏膜的通透性，就像为小汽车开通了高速公路，使肠对钙的吸收有了质的变化。此外，活性的维生素 D 还可促进肾脏对钙、磷的再吸收，使尿钙、尿磷减少。如此一来，钙的吸收增加、排泄减少，血钙自然会升高。

活性维生素D的另一功能是促进血液中的钙、磷进入骨骼组织，使钙、磷在骨骼中沉着，加固骨小梁，增强骨质。由于骨骼对钙的利用率增加，升高的血钙自然会回落到正常水平。可见维生素D工作的目标很明确，就是强化骨质，且不像其他激素那样在强化骨质的同时会有诸多附加条件。正因为这样，人们在防治骨质疏松时，最喜欢提到的就是钙和维生素D。当维生素D缺乏时，即使食物中钙含量很高，因为没有可搭载的蛋白汽车，也不容易进入到血液中，钙自然很难被机体吸收利用，不能被机体吸收利用的钙就随粪便被排出体外。这样一来，骨骼的钙化受到损害，儿童容易形成佝偻病，成年人容易发生骨质软化病或骨质疏松症。

在讲到维生素D时，总是强调“活性的维生素D”，这是因为，就维生素D本身而言，实际上是没有功效的。但是维生素D稳定性好，是可以长期贮存的物质，所以机体就将自身合成的没有活性的维生素D贮存在血浆、肝、脂肪、肌肉等里，用的时候释放出来，在肝脏中初步活化一下，然后输送至肾脏，再经肾脏中一种酶的活化，经过两次活化后，维生素D就变成了有工作能力的维生素D了，我们习惯性称其为“活性的维生素D”。由于肾脏除了对维生素D具有活化作用外，还有对钙的重吸收作用，所以患有肾脏病变者，容易出现骨质形成障碍。

钙主要通过小肠吸收，在饭后5~6小时内，肠道对钙吸收就完成了，吸收进入血液的钙被输送到骨和肾，肾脏可以根据需要从尿液中再次回收部分钙，这也需要6小时左右。所以，一顿营养合理的饮食可以使血钙在 12 小时内维持平衡，而不必动用骨骼里的钙。成人每日仅需要将近 1 克的钙，所以一般正常人按时进餐不会缺乏钙。肠道对钙的吸收也有调节作用，饮食中含钙过多过少都没有关系，肠对钙的吸收率会随饮食中钙的增多而下降，随饮食中的钙不足而升高。当然，患有严重胃肠疾病的人例外。一般情况下，骨钙不足多是因体内各种激素和维生素 D 代谢异常造成的。需要注意的是，食入过量的维生素 D 是会引起中毒的，可以出现乏力、恶心、头痛、腹泻等症状，严重时会引起软组织钙化等。

有些人一听胆固醇就害怕，认为胆固醇就等于血中油脂增高，就等于动脉硬化。其实不然，人体不能没有胆固醇，胆固醇是构成细胞膜、激素、胆汁酸等的基本成分。在皮肤，胆固醇被氧化为 7 - 脱氢胆固醇，维生素 D 就是由 7 - 脱氢胆固醇变来的。皮肤是合成维生素 D 的大工厂，皮肤中含有大量胆固醇和 7 - 脱氢胆固醇，只要有日光照射，就能将它们转化成维生素 D。居住在农村及户外工作者，因为有足够的时间接触日光，一般不会产生维生素 D 缺乏症，所以这些人的骨骼质量比城市中坐在办公大楼里的工作者要普遍强些，尤其是 30 岁以下的年轻人更明显。随着年龄的增长，过了“峰值骨量”后，因两者在体力、骨质消耗上有较大差距而容易出现偏差。所以，户外活动、接触阳光是促进机体合成维生素 D 的最好途径。

四季日照不同，当然对骨的影响不同。中国医科大学预防医学系的研究人员对居住在沈阳市内的 85 名健康老年人用放射免疫分析法，测定了春秋两季血浆中维生素 D 和甲状旁腺素含量。这些被检测的老年人都没有患糖尿病、甲状腺疾病、肾脏疾病等影响骨代谢的疾病，且未服用维生素 D 和钙补充剂。测定的结果显示：血浆中维生素 D 水平，无论男女都一样，秋季明显高于春季。63.4% 的女性在春季缺乏维生素 D，而秋季只有 7.3%；65.9% 男性在春季缺乏维生素 D，秋季没有缺乏者。血浆中甲状旁腺素浓度，无论男女都一样，秋季明显低于春季。甲状旁腺素的作用是使血钙生高，也就是说，机体本身会随着季节的变化来调节血钙，从而使骨质的形成顺应季节的变化。国外一项对 55 岁以上的 27203 位妇女的研究发现，经紫外线照射后，血清中维生素 D 的出现要延迟 1 个月，冬季最低，同时发生骨折的现象增多。而人的成骨细胞增殖活性也有明确的昼夜变化，最高值在晚上 7：44 左右，最低值在早晨 7：44 左右。

（三）骨与运动及内分泌的关系

人体骨质的好坏可以用骨的含量来衡量，骨含量的增长经过婴儿期、儿童期和青春期，到成人期达到最高，这个最高值在医学上叫作“峰值骨量”，此后骨质含量维持在一个相对稳定的水平，直至老年后骨质含量逐步衰减。一个人的“峰值骨量”非常重要，第一阶段的“峰值骨量”决定了第二、第三阶段的健康基础。成年早期“峰值骨量”位于正常范围下限的人，老年以后容易发生骨折。“峰值骨量”越小，越容易发生骨质疏松症。依据大量的观察和测量结果推测，人的“峰值骨量”大约维持至 35 岁左右，不管男性还是女性，到达“峰值骨量”以后就开始逐步进入漫长的骨丢失阶段。尤其是女性绝经以后的 5～10 年，是骨丢失的加速阶段。根据骨组织的不同类型，骨消耗过程开始出现的时间也不同。密质骨丢失大约在 40 岁到 50 岁之间，而脊椎骨却要更早一些。由此可见，“峰值骨量”在某种程度上代表了一个人的“健康积蓄值”，而“健康积蓄值”并不是任何时期都是等效率的，早年的第一期是关键。所以增加“峰值骨量”要从小做起，要从日常锻炼做起，不要等老了出现了骨质疏松症时才想起，不要将防止骨质疏松症锁定在喝牛奶、吃钙片上。

有研究显示，青春期性激素水平的改变对骨量增长起着非常重要的作用，女性月经初潮年龄与成年后的骨质峰值所达到的水平有关系，月经初潮年龄推后者，往往导致成年后骨质峰值水平下降。所以中医讲“肾藏精”“肾主骨”是有一定道理的。人体在儿童期、青春期，机体对钙的吸收呈现出大于排泄的状态，被机体摄取和吸收的钙，不仅供应生长发育中的大脑、肌肉及其他组织器官的需要，还为骨骼的建造提供了充足的物质保证。成年后，机体对钙的吸和排泄呈现平衡状态，被机体摄取和吸收的钙，主要是用以保证有健壮的体魄来应付学习、工作及其他活动，由于骨骼的建造已经基本完善，所以骨对钙的利用明显减少。到了老年，机体对钙的吸收反而小于排泄，而且每天都要动用骨库中的钙来应付日常生活，虽然用量很小，但是出多进少，终有一天我们会明显地看到、体会到骨骼里的钙减少了，骨质疏松了。

所以，要想有个好骨质，就要从少年儿童做起。研究表明，人类在 9 ~ 18 岁时是骨质吸收钙最旺盛的阶段，这一时期骨矿含量以每年约 8.5% 的速度增长，这一时期的骨骼锻炼比任何时期都重要，此时不管你摄入的食品含钙量高低，只要有粮吃、有日光晒，机体就可以将其转化成骨头能吸收的物质，而且越劳动、越锻炼、越在日光下活动，骨质会越强健。青壮年人进行锻炼是增加骨质的好办法，不过老年人的锻炼就未必是改善骨质的好办法了。老年人的骨钙吸收进入负增长，如果老年人一直坚持锻炼尚可保持骨的正确重构，延缓骨的衰老，但如果原本很少锻炼，则不可突然进行高强度的锻炼，否则会造成骨质的过度磨损。此外，锻炼时最好是在室外，即进行有氧锻炼。有研究表明，室内运动与室外运动比较，有氧运动组的老年人骨质密度下降的速度减慢，说明有氧运动具有延缓老年性骨质疏松症的作用。需要注意的是，延缓骨密度的下降还与运动强度有关，运动强度越大，骨所承受的压力增加，骨的生长也随着增加，但当达到一定峰值后，如果再继续增加强度，骨生长反而减少，所以老年人参加体育锻炼时一定要注意运动的强度要适宜。老年人的体育运动应该以太极拳、散步、慢跑、游泳、八段锦、气功等非剧烈性运动为好。

性激素与骨质的关系还体现在孕妇身上，妊娠和哺乳期都伴随有母体内分泌环境的变化，尤其是雌激素和催乳素水平。妊娠过程中，母体中的钙可以通过增加肠道吸收钙或减少尿钙排泄等方式来满足胎儿对钙的需求，足月妊娠的胎儿要从母体中获得的钙约 30 克，不过孕妇基本上不会因此而造成骨质疏松，因为在妊娠最后三个月的时候，体内雌激素水平会升高，加之妊娠期间由于孕妇的体重增加，所致的骨负荷量增高，骨质在雌激素和骨负荷量双重刺激作用下，还可能增加。

性激素包括雌激素和雄激素，现在人们对雌激素已经不陌生了，尤其是 50 岁左右的妇女，往往选择服用一些雌激素类药物来预防骨质疏松。这是因为雌激素能刺激原始的成骨细胞生长并促进成骨细胞代谢，使骨的韧性增加。女性一般在 50 岁左右基本就绝经了，绝经表明雌激素减退，此时服用适量的雌激素来缓解骨质疏松是正确的，但是如果服用不当，雌激素会造成原发性溶骨和继发性骨髓骨形成，导致骨髓中的网状细胞被损害，长出一些不规则、不符合机械应力方向的新生骨，适得其反。因此，服用药物来缓解骨质疏松，最好在医生指导下进行。雄激素对于骨的作用主要是促进蛋白质合成作用，使钙、磷等以一定比例贮留在体内，从而促进骨形成。

人体是个整体，机体的衰老不只是性激素的衰减，而且与机体中各内分泌器官都有关系，只是人们对显而易见的性激素研究比较多而已，因为在正常情况下，从我们的头部向下数起，垂体、甲状腺、甲状旁腺、肾上腺等内分泌器官都是骨代谢的重要参与者，当性激素进入衰退阶段，其他器官也必须作相应调整，否则容易出现不协调现象，而机体的不协调就是疾病的生存条件，在此，我们将与骨质代谢相关的几个重要因素简单、扼要地叙述如下，以便大家有一个整体观念。

1. 垂体是位于我们前额骨后面、两个大脑半球之间的夹缝中，悬垂于脑的底面，重量不到 1 克的小东西，但这个小东西是具神经、内分泌为一体的，上连丘脑、下联众内分泌的至关重要的小东西。与我们身高密切相关的“生长激素”就是由垂体分泌的。垂体分泌的激素水平一旦降低，骨的生长速度就减慢了，骨骺部位的软骨细胞变成扁平状，人就很难长高了，侏儒症多是因为垂体分泌的激素降低造成的。相反，垂体分泌的激素过量，就会使骨骺板增宽，骨干过长，出现巨人症或肢体肥大症。

2. 甲状腺

甲状腺像蝴蝶一样趴在我们“喉结”下方的两侧。甲状腺能分泌甲状腺素，我们除了要关注熟悉的甲状腺素外，还要关注不熟悉的降钙素，他们都是由甲状腺分泌的。甲状腺素具有促进生长发育的作用，尤其是在出生后头四个月的婴儿时期，如果甲状腺激素分泌不足，婴儿的骨骼就会停滞生长，体型明显不匀称，上半身较长而下半身较短，运动发育也迟缓。顾名思义，降钙素的作用是使血钙浓度降低。降钙素使血钙浓度降低的主要途径是：

①抑制骨的自溶作用，使骨骼释放钙减少；同时促进成骨细胞吸收活动，不断摄取血浆中的钙，使骨盐沉着于类骨质。

②抑制胃肠道和肾小管吸收钙离子，增加尿钙、尿磷的排泄。如此对钙、磷来讲，是用得多，排泄得也多，而保留在血中的自然就少了，所以，血钙浓度立即下降。但是在体内，这样的降低血钙作用一般很短暂，调节降钙素分泌的主要生理因素是血钙浓度，正常血清中的降钙素浓度为10～20mg/L。当血钙浓度升高，降钙素分泌增多；当血钙浓度降低，降钙素分泌减少。

由于降钙素的作用快速而短暂，它对我们的日常饮食活动非常重要，当我们进食一些高钙饮食，不必担心会引起血钙升高，胃肠道激素会促进降钙素的分泌，使我们的血钙回复到正常水平。

3. 甲状旁腺

甲状旁腺位于甲状腺两个侧叶的后面，有时藏在甲状腺实质内，是个扁卵圆形小体。一般每侧甲状旁腺分为上下两对，所以也可以说我们有4个甲状旁腺。甲状旁腺分泌的激素叫“甲状旁腺激素”，甲状旁腺激素作用于骨骼、肾脏和胃肠道，使血钙浓度升高，与降钙素形成对抗作用。甲状旁腺激素主要作用途径是：

①增加骨吸收。当甲状旁腺激素增高时，刺激未分化的间叶细胞分化为破骨细胞的能力加强，同时释放骨细胞中的钙，并将位于骨和骨细胞之间的骨液中的钙转运至血液中，使血钙、磷浓度上升，从而增加骨吸收。

②增加钙和磷在胃肠道的吸收。甲状旁腺激素在此作用的原理，既有通过促进维生素 D_3 合成的结果，也有直接促进对肠钙吸收的作用。

③增加肾脏对钙的重吸收和磷的排泄。甲状旁腺激素作用于肾小管，促进钙的回吸收，并通过浆膜面的钙泵使钙离子进入血液。同时甲状旁腺激素抑制肾小管对磷的回吸收，促进尿磷增加。

④促进维生素 D_3 的合成。这样一来，骨骼释放钙、胃肠摄钙、肾脏留钙，血钙自然很快就升高了。此外，甲状旁腺激素对维生素 D_3 的作用还可使血钙缓慢、稳步地升高。

4. 肾上腺

肾上腺像小帽子一样扣在我们的左右肾上，它分泌的“糖皮质激素”对骨的影响很大。我们都知道“泼尼松”这个药，这个药又被大家简称为“激素”，实际它就是人工合成的“糖皮质激素”。在正常情况下，我们机体分泌的“糖皮质激素”多是为了把蛋白质分解转化成糖原，以便于作为能源供机体使用。但过多的“糖皮质激素”可以抑制成骨细胞的活动，不仅造成骨质生成不足，而且还会造成骨的血供不足，进而导致骨质疏松。医生对长时间服用“泼尼松”的患者常常要关注其骨质的变化和股骨头的状态，就是怕“糖皮质激素”引起严重的副作用。

四、中医对骨的认识

（一）肾主骨

中医认为“心”“肝”“脾”“肺”“肾”分管着人体各个不同的组织、器官，“骨”归属于“肾”。《黄帝内经》中的《素问·宣明五气篇》中就有：“五脏所主，心主脉，肺主皮，肝主筋，脾主肉，肾主骨”。主，有主持、主管、支配等意思。《素问·六节脏象论》中说：“肾者……其充在骨”。充，其本意是“长也、高也”，是足、实、富厚之意。“肾者……其充在骨”的意思可以理解为：肾的足、实、富厚之象表现在骨。就像土地肥沃之象表现在庄稼一样，庄稼生长的旺盛与否虽不完全取决于土地，但土地的肥沃与否是庄稼生长旺盛的决定性因素，因为庄稼要从土地中获取营养，就像骨头要从肾中获取营养一样，所不同的是，土地给予庄稼的营养我们都知道，而肾给予骨的营养我们知道得很少。而且中医的“肾”与解剖概念的“肾”不同，解剖概念“肾”的重要功能是“泌尿系统”的重要器官，与骨的关系主要是通过对“钙”的代谢而联系在一起。可中医的“肾”则不是如此简单，中医认为肾除了主水外，其重要功能是：藏精、主生殖、主生髓、主纳气，在体为骨，在窍为耳及二阴，其华在发，齿为骨之余。你看，中医的肾有多复杂。其实不然，因为中医的理论均来源于临床实际，所以将临床的具体现象与机体实际变化的根源相联系，即使这种联系没有达到分子水平，但已提示我们变化的整体性和脉络。如“齿为骨之余”一说，我们在临床上可以看到，无论是缺钙的小儿还是骨质疏松的老人，牙齿基本都不好。这就给我们留下了一个观察窗口。中医就是这样，你初学时，似乎云雾缭绕，明白时可静观一切。

肾有“先天之本”之称。肾精充足，则骨髓的生化有源，骨骼得到髓的充足滋养而坚固有力。如果肾精虚少，骨髓的化源不足，不能营养骨骼，便会出现骨骼脆弱无力，甚至发育不良。中医所说因为肾精不足而造成的“五迟”，一般就是指因先天发育不良导致的小儿软骨病。但是中医并不认为“先天”的强弱是固定不变的，反而明确指出，“先天”必须靠“后天”的不断滋养才能维持下去。明代张景岳说：“人始生，本乎精血之源，人之既生，由乎水谷之养。非精血无以立形体之基，非水谷无以成形体之壮，精血之司在命门，水谷之司在脾胃，本赖先天为之主，而精血之海又必赖后天为之资。”因为后天的水谷精微是靠“胃”的收纳、“脾”的运化所得，所以对于先天不足者，可以通过后天来调养。

中医认为“骨伤内动于肾”。临床上可以见到，老年人骨折后容易出现二便失调现象；男性青年骨折后会发生遗精现象；女性青年骨折后会发生月经紊乱，如经期超前或错后、月经量增多或减少等。这些症状都应该认为是骨伤及肾，肾之功能失调所致。中医将其归纳为外伤骨折，气血瘀阻，瘀滞内攻，肾气受损的病理机制。正是根据这一理论，中医临床上对于那些纯属暴力所致的局部病变，如骨折、脱位、骨裂等，治疗仍然依据“骨伤内动于肾”的理论，选用骨碎补、桑寄生、川断、怀牛膝、狗脊、肉苁蓉等补肾益肝的药物来治疗，意在加速骨的愈合，促进筋骨的修复。实际效果也证实这种方法确实有效，尤其是对于骨折和骨折延迟愈合的一些老年患者，在治疗的过程中给予补益肝肾、填髓生精之品后，可以明显地获得补益气血，强筋健骨的功效。

（二）骨主人的盛衰

人们通常将面部出现皱纹和头发变白视为衰老的早期征兆，现代科学也认同此观点，且研究证明与皮肤的老化、毛囊的营养不良和再生能力的下降有直接的关系。而皮肤的老化等又直接通过“钙”的转化和吸收与“骨”的退化相关联。

《黄帝内经》中有一篇《素问·上古天真论》对此进行了专题论述，说：“女子七岁，肾气盛，齿更发长；二七而天癸至，任脉通，太冲脉盛，月事以时下，故有子；三七，肾气平均，故真牙生而长极；四七，筋骨坚，发长极，身体盛壮；五七，阳明脉衰，面始焦，发始堕；六七，三阳脉衰于上，面皆焦，发始白；七七，任脉虚，太冲脉衰少，天癸竭，地道不通，故形坏而无子也。”

“丈夫八岁，肾气实，发长齿更；二八，肾气盛，天癸至，精气溢泻，阴阳和，故能有子；三八，肾气平均，筋骨劲强，故真牙生而长极；四八，筋骨隆盛，肌肉满壮；五八，肾气衰，发堕齿槁；六八，阳气衰竭于上，面焦，发鬓颁白；七八，肝气衰，筋不能动，天癸竭，精少，肾藏衰，形体皆极；八八，则齿发去。肾者主水，受五藏六府之精而藏之，故五藏盛，乃能写。今五藏皆衰，筋骨解堕，天癸尽矣。故发鬓白，身体重，行步不正，而无子耳。”

上述内容与我们当今临床所见基本是一致的，如女子七七 49 岁左右时，一般均出现了自然闭经，而且闭经后会明显呈现衰老迹象；男子二八 16 岁左右时，一般均出现了性成熟的迹象，而且此后骨骼进入茁壮成长期。这些变化在中医来看，皆与“肾”有关系，性激素的盛衰是“肾气”盛衰的外在表现，肾气盛则天癸至，精溢、血足；肾气衰则天癸竭，精少、血闭。“癸”是引用“天干地支”中“十二地支”的“癸支”而言，“癸支”代表“阴”“水”，所以有“癸水”之词。“天”是言其来源于先天，“天癸”即“天之水”，是“天之元阴”。所以“天癸”即是先天之精，是人体中具有化生精血功能的物质。如此重要的物质“藏于肾”，并随肾气的生理消长而变化。因为中医认为，先天之精需要后天之精的不断补充，才能维持机体的生命活动。所以“天癸”必须得到后天水谷精微的不断充养才能维持下去，而后天水谷精微的化生又与五脏六腑的功能密不可分。由此可见，中医的“整体观念”是从理论到临床、从辨证论治到用药，一脉相承，丝丝入扣的。

上述内容也在不断地被现代医学所证实。女性绝经后的骨质疏松已是众所周知的问题，服用小量雌激素来改善骨质已被临床广泛应用，现代实验研究也已证实，中医所认为的“补肾药”多有改善骨质疏松的作用，但作用机理却比雌激素的作用机理复杂得多。有研究者指出，骨质的变化涉及钙的新陈代谢，而钙的新陈代谢涉及骨质疏松症、骨质增生、心血管疾病、结石症、痴呆症等一系列衰老性疾病，所以骨与衰老的问题，已成为人们注重的对象之一。

（三）慢性病多与骨相关

长期以来，人们总是把容颜的衰老归咎于脸部皮肤的不争气。其实，如果想把这“责任”问题说清楚，那么还需要探究一下深埋在皮肤下面的骨头。

当人到达一定的年龄段后，脸部的骨骼会开始萎缩，而脸部骨骼的萎缩在人的容颜衰老中起着重要的作用。如老年人牙齿脱落或牙床骨萎缩后，造成口周皱纹的增多，这一现象是人人都可以明显看到的，实际随着年龄的增长，脸部的骨骼也在不断发生着变化，同时表皮下真皮的组织成分及密度也随着年龄、骨质的变化发生着变化，这种变化达到一定程度后，必然影响到皮肤的外观，从而出现衰老现象。脸部的肌肉、筋膜及皮肤不仅非常依附于骨，而且整天暴露在外面，既要接受风吹雨打，又要接受灰覆尘扰，它自然比裹在衣服里面的皮肤容易出现衰老之象。当人变老时，不仅脸部骨骼发生的变化使皱纹增多，还会因骨骼的蜕变导致脸的轮廓发生变化。任何人都可以从他人的容颜上判断出其年龄的大小，即使某人的容颜与实际年龄相差悬殊，也很难将一位60岁者视为40岁，将一位40岁者视为20岁。我们身体的情况也是如此，一切生物都有一定的生理周期，这是自然规律。不过需要注意的是，伴随这自然生理规律的进程，还会有些超出生理规律范围的现象出现，这些现象如果影响了我们正常的生理功能，就成了“病”。这些“病”的特点是：发生发展慢、恢复正常慢。

如果我们以“骨质疏松”“腰椎间盘突出”“骨性关节炎”等来论述这一问题就太简单了。我们要说的是那些看似与骨无关的“慢性病”，如老年痴呆症、老年人心脑血管疾病、老年人的免疫功能降低、再生障碍性贫血，等等。研究表明，这些都与骨的退化或功能障碍有关，老年人心脑血管疾病的发生与骨钙丢失有关，老年人的免疫功能降低与骨骼中的红骨髓减少有关，再生障碍性贫血与骨的生血功能有关，老年痴呆症与脑髓退化有关，等等，这些病变的具体发病机理相当复杂。可是中医自古以来就有“脑为髓之海”“肾主骨、生髓”之说，这些貌似与“骨”

“肾”无关的疾病，在中医看来均与“骨”“肾”有不可分割的关系。明代著名医学家张景岳在他所著的《类经》中说：“凡骨之有髓，惟脑为最巨，故诸髓皆属于脑，而脑为髓之海”。所以他认为：“善养生者，必保其精。精盈则气盛，气盛则神全，神全则身健，身健则病少，神气坚强，老当益壮，皆本乎精也”。随着生活水平的提高，老年人的健康也逐渐成为我们必须关注的问题了，老年人的骨质疏松和老年性痴呆，无论是对家庭还是对社会来讲，都是件很难办的事。中医的理论和中药的“补肾”之品，对此确有一定治疗意义。如果中老年人能得到有经验中医师的帮助，在不同的季节给予相应的药物调理或保健指导，将是很有意义的。中医的补药很多，有“补阴”“补阳”“补气”“补血”“补脾”“补肺”，等等，而且非处方用药也很多，但需要注意的是，中医的“补药”看似都差不多，但常常是“差之毫厘，谬以千里”，所以，如果想得到确切的疗效，最好还是请教医生后再用药。

五、环境、习惯对骨的影响

（一）居住环境对骨的影响

居住环境对人体骨骼有着重要的影响，常可导致疾病的发生、加重，也常常被忽视。患者的居位环境最好是向阳、通风、干燥，并保持室内空气新鲜，这样比较适合人体的生理活动，而寒冷潮湿的居住环境往往对骨病患者的健康是极为不利的。故选择居所的时候不要将居室建在低洼潮湿，紧邻水库、池塘的地方，以避免久居潮湿之地，损伤筋骨。具体来说，宜居环境的基本要求为家庭环境要保持清洁、安静、宽敞，根据自己的爱好可在室内外养花种草种树，以使环境优美，陶冶性情。居住的房屋最好能使阳光照射到室内，为室内提供良好的自然光。室内温度保持在25℃~28℃，日温差不宜过大，最好在12℃以下。室内湿度最好保持在35%，不要过于干燥。居室宜经常开窗通风，以减少空气中的病菌，提高空气中的含氧比例。

中医认为，居住环境中需要注意的危险因素主要有风邪、寒邪与湿邪。风邪为百病之长，一年四季均可袭人而发病。凡寒、湿、燥、热等邪多可依附于风而侵犯人体，如风寒、风热、风湿等，故风邪常多为疾病的先导。风邪为病可有内风、外风之别，外风由自然界风邪侵入而致，我们这里所谈的风就是指外风而言。风为阳邪，其性开泄，具有升发，向上向外的特性，故风邪常伤人上部和肌表，而见汗出、恶风、头痛、面部浮肿等。风性善行数变，具有发病急，变化快，病位行走不定，症状变幻无常的特性，故风邪致病常表现为游走性关节疼痛。为避免“风邪”侵袭，应注意避免睡时开窗，或在过堂风口处睡眠，并要注意腹部、肩、背、关节和足底的保暖，可适当盖上被单。不可用电扇、空调直对着身体吹。

湿为阴邪，其性黏滞，易与寒、风等多种邪气合而为病，常于气候潮湿之时，或涉水淋雨，久居潮湿之地，冒受雾露，过食油腻等而感受。湿邪是很常见的致病因素，由于湿性重浊、秽浊，多可妨碍人体气机的流通，所以湿邪导致的疾病往往也会表现出沉重疼痛，痞满憋闷的特性，如湿邪侵犯头部，会出现头部沉重疼痛，就像有毛巾裹在头部，或像有重物压在头部。如湿邪侵犯四肢，则会出现周身酸重乏力等症状。如湿邪侵犯关节，则会出现关节肿胀疼痛、屈伸不利等症状。湿邪致病多伴有胸部痞闷、胃脘胀满、大便稀溏、舌苔厚腻等症状。此外，湿邪导致的疾病常常病程长，易反复，缠绵难愈。

寒邪是六淫的主要邪气之一，其致病有内寒、外寒之别。外寒指外感寒邪而言，伤于肌表者，名伤寒；直中脏腑者，名中寒。内寒常是由人体机能衰退，阳气虚弱所致。从寒邪的致病特点来看，寒属阴邪，常常损伤人体阳气，故可凝结津液，凝滞经脉。寒邪侵犯肌表则伤卫阳，寒邪直犯中焦则伤中阳，寒凝下焦则伤元阳。中医认为，肾主骨，若阴寒之邪深侵入肾常可致筋挛骨痹、关节变形。加之寒性收引凝敛，寒邪伤人之后常使气血痹阻、经脉不畅，故又多伴有肿痛诸症。

此外，热邪也是常与骨病相关的致病因素，其来源有二：其一是随风邪、湿邪一起侵犯人体骨骼，即风湿热邪入侵；其二是由寒邪化热而来，由于风寒湿三邪郁闭在一起，日久不散，故郁而成热。热邪的致病特点是出现热性、阳性的实证，故多与火邪并称或混称。热邪侵骨，常表现为关节的红肿灼热并伴有口渴喜冷饮、大便干、小便黄、烦躁、舌红苔黄、脉数等。

从现代观点来看，环境因素常涉及温度、湿度、气压、气流等诸多方面，这些因素对人体的神经系统、内分泌系统等会产生一定的影响。一些骨科疾病，如风湿性关节炎、类风湿性关节炎、股骨头坏死等都与居住环境密切相关。潮湿的环境及空气多有利于链球菌的生长繁殖和播散，会使链球菌感染的机率大大增加。居所通风采光条件不良对于体质较差的人来说，会增加风湿性关节炎的发病率。许多关节炎患者都会感到当天气突变，温差大，温度低，或有大风时，自己的症状会更加明显。因为病人的关节及其周围的血管神经功能障碍，常表现为血管舒缩缓慢，皮肤温度升降迟缓。潮湿时湿度增高，致使关节神经的敏感性增加，故会有加重感。寒冷可使血管收缩，血流更加缓慢，从而导致瘀血、缺血、水肿现象加重，同时，血液和滑液中的纤维蛋白原增多，血内肾上腺素含量升高，故寒冷时甚至可产生暂时性血栓。外界温度降低还可使血内球蛋白凝聚及滑液内透明质酸含量增多，致使滑液的黏度增高，关节活动时的阻力加大，而使关节的疼痛加重。此外，由于气压的降低使发炎的关节组织间隙积聚液体，细胞内压升高，多可引起关节肿胀和疼痛的加重。

（二）坐行习惯对骨的影响

坐行习惯常指坐姿习惯和日常行为习惯。良好的坐行习惯不仅对于骨骼的发育、健康是很有益处的，而且还可对机体进行整体的调节，从而达到祛除疾病、强健身体、延年益寿的目的。而不良的坐行习惯则会对机体健康造成伤害，从而产生疾病。人体在儿童时期，骨骼较软，弹性大、可塑性强，受压迫后容易弯曲变形。此时若坐姿不正，往往容易引起脊柱变形，如身体长时间偏向一侧坐则可能导致脊柱侧弯。另外，这个阶段儿童的肌肉力量和耐力仍很弱，如果坐姿不正也容易引起肌肉疲劳和损伤。少年时期骨骼正处于发育阶段，虽然柔韧性非常好，但同时也非常容易受到“冲击”。如果在读书写字时坐姿不正确，在床上斜躺着看电视、上网等，久而久之，将养成不良的坐姿习惯，很有可能造成骨骼的变形，不利于身体保持平衡，出现驼背或肌肉疲劳等症状。成年人在工作中若长期处于不正确的坐姿体位或斜靠着座椅开车等，则常可引起肩颈和腰背部的慢性肌肉骨骼损伤。那么正确的坐姿方式应该是怎样的呢？

我们知道，人的脊柱具有略呈“S”形的生理弧度：腰椎弯向前，胸椎弯向后。正确的坐姿应该符合这个生理弧度，使身体处于松弛而不紧张的状态。在坐的时候应当选择一把靠背略向后仰的椅子（最好选择高度、靠背高度和倾斜度均可调节的椅子），高矮合适，下肢自然下垂，双足平实着地，膝关节略高于髋关节，臀部后移，身体稍稍后仰，轻轻靠于椅背，使上身与腿部夹角维持在135度左右，必要时可在腰后部垫个小靠垫。这样就可以最大限度放松腰背部肌肉，减少腰背部疾病的发生。这种坐姿既适用于正常人，也适用于有疾患的人。当然对于有疾患的人其坐姿还另有讲究，比如腰椎间盘突出症患者不宜坐高度低于20cm的矮凳，要尽量坐有靠背的椅子，并保持腰部伸展挺直状态，使腰直立不向后靠。需要注意的是，坐的时间长了最好改变一下坐姿或进行适当的运动，这样就可以消除或减轻肌肉疲劳，促进骨骼和肌肉的发育。

行为习惯常表现在日常生活中的方方面面，养成良好的行为习惯，科学安排生活，就能远离疾病困扰。中医历来非常强调人与自然界的协调统一，主张生活起居要有规律，要适应四时季节的不断变化。春季阳气初生，要顾护阳气，不可骤然减衣。天气转暖后，宜在太阳出来之时到户外打拳、体操、晨跑、散步等。夏季气候炎热，要避免在电风扇或在空调下直接吹风。出汗后要及时用干毛巾把皮肤擦干，衣服汗湿后应及时更换干燥衣服，避免受风。睡眠时不要贪凉，不要露宿达旦，以防入睡后毛孔开放，风寒湿邪从中而入。在热天劳动或跑步后全身大汗，亦不可入凉水中，以防寒湿之气侵入。冬天如果室内有火炉或暖气，那么衣服可以少穿些，但外出必须加衣防寒。居室要常开门窗以通风透气，床上被褥应常晒以去湿。晚间睡觉时最好用热水洗脚，浸入踝以上达15分钟，促进下肢血液畅通。从事特别工作的人，如在冰库或寒冷水中作业者，入冰库前要增加衣服，在冷水中作业后切忌马上热水浸泡，以防一冷一热，调节失常，形成痹症。经常在水中作业的人，作业完成后应马上用毛巾擦干身体，换上干燥的衣服。

还有一些常见于儿童的不良行为习惯，如有的儿童喜欢常托腮，这样往往会使腮部受压，时间久了会妨碍牙齿的正常发育。此外，吮吸手指也很容易造成上门牙骨骼前凸或骨骼量的生长不足；食用甜食过多，易形成龋齿。儿童经常睡柔软的沙发床也不是很好的习惯，因为儿童正处于生长发育阶段，骨骼含骨胶原和骨黏蛋白比较多，而含无机盐却比较少，骨骼柔软娇嫩，可塑性大，而长期睡沙发床，易引起骨骼变形，甚至出现驼背、脊柱侧弯等，同时还会使儿童的神经系统和周身的血液循环受到损害。

（三）饮食习惯对骨的影响

饮食与骨骼的发育和健康有着十分密切的关系。骨骼的代谢需要有充足的营养才能正常进行，而这些营养则是由食物提供的。众所周知，骨骼是由磷酸钙和胶原质所组成，还含有少量的其他蛋白质或无机盐。机体必须提供充足的营养物质，才能适应骨骼新陈代谢或结构的改造。幼时营养不良会阻碍骨骼正常发育，成年及老年时营养不良则常导致骨质流失加快，引起骨质疏松。

小儿的骨骼发育必须有完善的营养供给，充足和合理的营养可以使生长潜力得到更好发挥，特别是在6岁之前。骨骼强健不仅单靠钙的补充，还必须有充足的维生素B_6、维生素C、维生素D、叶酸、镁、锰、硼、锌、钢、矽等。有的小儿很挑食或偏食，这是很不好的。只有在多元的膳食结构中摄取足够的营养物质，才能保证骨骼的生长。婴幼儿缺钙，会出现烦躁不安、多汗、啼哭等现象，严重者还会导致身高不足、鸡胸、罗圈腿、方颅等。每天喝适量的牛奶对这一时期钙的储备很重要，因为牛奶是最好的钙质来源，也是最好的天然补钙食物。一般来说，孩子 2 岁以前应吃母乳或配方奶粉，2 岁后再喝鲜牛奶。每天 500 毫升奶加上日常其他饮食中所摄取的钙，就可满足儿童的钙需求量。在补充钙质的同时也要注意维生素 D 的补充，最好让孩子多进行户外活动，经紫外线照射后，皮肤可以自己合成维生素 D。

人体 30 岁以后，成骨细胞与破骨细胞数量相当，骨骼中所能储存的钙已经到达顶峰，而到了老年，成骨细胞少于破骨细胞时，骨骼中储存的钙则会不断流失。如何减缓现有钙质的流失，也就成了这个时间最重要的“功课”。从含钙多的食物中摄取钙质，当然还是要以奶制品主，老人每天应摄入 1000 毫克的钙，也就是说，每天喝 1～2 杯奶，可帮助满足钙的需求量，增强骨密度，减少骨质丢失，防止骨质疏松的发生。其他食品，如豆制品、虾皮、海带等食物中也含有丰富的钙。每天食用 100 克豆制品，或常选虾皮、海带入菜、熬汤，也可以补充一定的钙质。其次还要注意饮食的均衡。由于骨骼中钙质需与磷酸结合，才可被储藏起来，故磷的摄入很重要；镁可以和钙相互协同，维持骨骼的健康，亦不可少；锰参与构成骨骼基质的硫酸软骨素的形成，缺少则会影响骨骼的发育。可见注重微量元素的摄入是多么重要。含磷高的食物主要有瘦肉、蛋、奶、坚果、粗粮等。植物性食物含镁较多，包括谷物、深绿色蔬菜、坚果等。此外，含蛋白质、维生素、碳水化合物等常量营养素较多的食物的摄入，也有利于骨骼健康。

需要注意的是，有些人虽然很重视饮食补钙，甚至服用许多钙片或药膳，但却不注重运动，结果钙剂的吸收并不理想，也未能达到改善骨骼的预期效果。其实运动可以使骨骼细胞受到适量刺激，增加骨骼细胞的活力，所以运动这个环节不可缺少。

营养的偏嗜、不足以及过度混杂，都是不利于骨骼健康的。由于工作压力、社交需求、个人习惯等原因，许多人的饮食情况都不太正常，有些人偏食火锅和咸辣味重的食物，或喜欢烟酒、咖啡等刺激性食物。还有些人食欲过盛，平时喜欢大量进食面包、香肠类肉食，以及可乐等。殊不知，多吃盐则会加速骨质的损耗，造成骨钙丢失。盐中的钠，是导致人体骨质流失的根本原因。一般情况下，肾脏每天会将盐中的钠随尿液排出体外，大约每排出 1000 毫克的钠，同时要消耗 26 毫克钙。因此，人体需要排掉的钠越多，钙的消耗也就越大，必会影响到骨骼健全所必需的钙质。咖啡等刺激性食物会使人体需要的钙质减少，从而导致骨质疏松。面包、香肠类肉食含磷量高于含钙量，而过多的磷酸盐会导致骨质流失。可乐、汽水之类的苏打水、糖果，及其他浓缩糖类等，也均会减少或阻止钙质的吸收。因此，世界卫生组织骨质疏松小组、上海医学会骨质疏松学会等都认为，骨骼的健康，要从饮食上注意，应当学会忌口，戒烟酒。有专家指出，人体每天摄取盐不要超过 1500 毫克。偏爱咸重味者，可在减少盐摄取量的同时，每天至少应摄取 1000 毫克的钙，年过五十的人应摄取 1200 毫克的钙；女性不要因减肥而把一切跟脂肪沾边的食物拒之口外，使钙摄入量不足，把骨头也减“软”了。专家建议，为了骨骼健康，每周至少运动三次，不吸烟，少量饮酒，每天喝咖啡不超过两杯。多做负重有氧锻炼，如快速行走、慢走、爬楼梯和跳舞等，给骨骼系统添加活力，驱使钙质回到骨骼中，同时刺激新骨的形成，这样可使发生骨质疏松症的概率下降50% ~80%。

各　论

人生的春季——少年儿童

一、少年儿童骨代谢的特点

春天是一个阳气升发、春暖花开的季节，人们纷纷走出家门，来到原野，来到草地，来到美丽的山河之间，在欣赏着大自然之美的同时，享受着阳光的沐浴。阳光温和地驱散了冬季的寒冷，春风温柔地抚摸着我们的面颊，花草之香钻进了我们的鼻孔，我们贪恋地追随着温柔的春风奔向广阔的天地，兴奋地寻找着花草之香，跑遍四周原野。为了贪恋和兴奋，我们在天地之间自由地伸展着四肢，我们的骨骼就在这被动的伸展、颠扑中，在阳光的关照下迅速发展壮大起来。

这就是自然的奥秘，不是在你刻意所求中产生，而是在天时地利共同作用下出现，人和之则生，逆之则不生。青少年时期正是与春季相和之期，是人生的春季，是骨的春季。春季是万物萌生的季节。《说文》曰："萌，草芽也。"《韩非子》说："圣人见微而知萌。""萌"可以理解为：事情刚刚显露的发展趋势、开端。春季的田野中到处都是萌芽的小草、复苏的虫蛹等，称之为"萌"名副其实。将青少年时期的骨骼发育称之为"萌"有证据吗？有，骨骼发育之“萌”，称为骨化中心。

骨化中心是骨在发育过程中首先骨化的部位。在胚胎的早期，就出现了以软骨构成的原发骨化点，然后骨化点内的软骨逐渐被骨细胞所替代，最后形成一个具有一定形状的骨组织，这一变化称骨化。骨化中心就是骨化从此处开始的“萌”点。具体讲骨化有两种形式，一种为膜化骨，一种为软骨内化骨。它们都源于胚胎的间充质细胞，前者先变为成纤维细胞，再形成结缔组织膜，在膜的一定部位萌出骨化中心；后者变为软骨，在软骨内的一定部位萌出骨化中心。前者多形成头盖骨、面骨等片状骨，后者多形成躯干、四肢骨等非片状骨。

虽然人在胚胎的早期就有了骨化中心，且出生后肉眼所见该长的骨骼基本都有了，但是骨骼的“萌”并没有到此为止。如长骨两端膨大部分的骨骺，它的骨化中心是在胎儿即将出生时或出生后才“萌”发的。如此重要的骨骼尚在临出生时萌发，其他出生后才萌发的骨骼还有好多，如：乳牙多于出生后 6 ~ 8 个月开始萌出，最早也在 3 个月以上；6 ~ 8 岁才开始换生恒牙，大约 14 岁左右时才能全部换完；而第三磨牙得等到 18 岁以后方才出现。我们的腕部有 8 块小骨头，它们 1 年“萌”出 1 个，直到 8 岁方才“萌”完，到 14 ~ 17 岁左右才陆续完成骨化。按骨化中心出现的顺序分别是：头状骨 1 岁出现，钩骨 2 岁出现，三角骨 3 岁出现，月骨 4 岁出现，手舟骨 5 岁出现，大多角骨 6 岁出现，小多角骨 7 岁出现，豌豆骨 8 岁出现。我们知道寰椎是头颅下、脊柱上的第一块脊椎骨，也叫第一颈椎，如此重要的骨骼，它的骨化中心是在人出生后 6 岁才出现。而位于脊椎最下面的骶椎，它的骨化中心是在 7 ~ 10 岁才出现。你看青少年时期不正是骨的春季吗!

人在出生后，每一个软骨内骨化中心出现到完全骨化融合，都有比较明确的模式和排列时间。如四肢的长骨是由软骨雏形经骨化形成的，在这过程中，一般有3个以上的骨化中心，一个在骨干，另外两个在骨干两端的骺软骨中。位于骨干的骨化中心在胚胎第5周后就出现了，而其他位于骺软骨中的骨化中心则在临出生前或出生后才出现，所以，人们将前者称为“原始骨化中心”或“一次骨化中心”，后者称为“继发骨化中心”或“二次骨化中心”。研究人员将每一个骨骼的骺软骨内“二次骨化中心”出现时的年龄和骨骺与骨干完全融合的年龄，即骺线完全消失时的年龄，定为“骨龄”。“骨龄”可以表明人体从出生到发育成熟，骨在发育过程中不同的骨化中心应该出现的时间和标准，如骨龄与被检查者实际年龄不符，甚至相差超出一定范围，就说明骨发育过早或过晚，对诊断青少年发育性疾病有一定的价值。

如少年儿童的骨骼发育存在性别差异，即3岁以后各腕骨萌出的时间男女不同，女孩比男孩早1~2年。在青春发育期，掌、指骨和尺、桡骨远端干骺融合时间，女孩比男孩约早2年。而且性发育程度与骨骼发育的关系比年龄更密切，年龄往往不能确切地说明性是否成熟。骨骼发育水平则与月经初潮及第二性征发育时间有较密切的吻合。国内外大量研究一致认为，月经初潮与骨龄之间的关联程度，比月经初潮与年龄、身高、体重之间关联程度高。事实证明，如果女孩月经初潮较早，其骨龄必然是提前的，如果初潮发生晚，骨龄也必然落后。有研究表明，初潮骨龄均值±3个月范围内者占67.4%，均值±9个月范围内者占96.4%。相反，初潮时间年龄的均值±3个月范围内者仅占

17.4%，均数±12个月内者仅有一半多一点（52.2%）。此外，可以看到10岁初潮女孩的骨龄和14岁初潮女孩骨龄非常接近。初潮前6个月和初潮后6个月之间，骨发育进展迅速。而远离初潮期的同龄者，骨发育仍处在较平稳状态。可以说，用骨龄推测月经初潮及性成熟水平，比用年龄、身高、体重等更可靠。目前，骨龄作为观察骨骼发育的常用指标，被广泛应用于基础医学、人类学、法医学、体育科学。人体骨骼系统的发育与其他器官的发育进程有着千丝万缕的内在联系，因此，关注我们身体健康，应从关注骨骼的发育成长开始。

人在出生时，脊柱是直的，3个月后，当小儿抬头时，开始出现脊椎的第一个生理弯曲——颈椎前凸；6个月后，小儿能坐时，出现脊椎的第二个生理弯曲——胸椎后凸；1岁，小儿站立行走时，出现脊椎的第三个生理弯曲——腰椎前凸及骶椎后凸。至此，脊柱的自然弯曲基本形成，但直到6~7岁时，脊柱周围的韧带才初步发育定型，脊椎骨才刚刚能硬挺起来。由于脊椎骨的挺起，7岁左右的小儿获得了稳步增长发育的体格，肌肉发育加强，运动量不断增大，加上大脑皮质发育基本完善，求知欲及好奇心的增长，他们一刻都不闲着地到处乱跑，即使将其控制在某一极小的空间内也不会闲着，他们会在原地不停地活动。俗话说"7岁、8岁讨人嫌"，就是说此期的小儿。随着智力的发育和学校的教育，这些莽撞、淘气的小儿们逐渐进入了青春期，骨骼发育日渐成熟，身长增长的幅度大大加快，第二性征日益明显，各项体育运动、游戏、学习都是与他们的成长一样日新月异的生活内容。

不同的年龄段有不同的运动形式，而不同的运动会带来不同的运动后果。以脊柱来说，四个生理曲度对健康非常重要，我们的行走、跳跃、蹦高等，将由从地面来的作用力，沿下肢骨传导到脊椎骨直至头颅。脊柱有了这四个生理曲度就可以像弹簧一样，将这些反作用力消减在 S 型的缓冲曲度中，如果脊柱没有这四个生理曲度，或某一生理曲度发生了异常变化，使其缓冲作用下降，不要说蹦跳，甚至连走路多了，我们都会觉得头痛。脊柱的四个生理曲度都是随着小儿的抬头、坐起、行走这 3 个动作的出现而形成的，而且是在小儿出生后 1 年内逐渐形成的。这提醒我们：骨骼的发育是有遗传因素，但与后天的行为关系极为密切。小儿骨骼发育的趋势尤其重要。

我们都知道，小儿在会行走之前，一般都是爬行，可以说爬行是人发育历程中不可缺少的一环。小儿在爬行中必须作的动作之一就是抬头，正是在这样的不经意间，记住完成了第一个弯曲。不过我们可以回想或仔细观察一下现在的小儿，是否还有爬行的历程？有的人是因为居住环境太小，有的人是为了加速小儿早日行走，但大多数人是因为不知道小儿爬行的作用，而人为地阻碍或减少了小儿的爬行行为，常常可以听到有人兴奋地说“我们宝宝没爬就会走了”。医生的职责鞭策我在此说一下我们的看法：因为颈椎曲度的建立与小儿抬头有关，爬行是锻炼小儿抬头的最好动作，减少小儿此动作，对建立颈椎曲度是不利的。虽然现在没有研究证明现代人颈椎病的增多与小时颈椎曲度建立有关，但我们也不能排除与此无关。从生物自然发育规律来说，小儿爬行是不可减少的动作。类似的问题还有很多，如为了促进孩子的智力发育，加强孩子的学习，家长往往使孩子失去了“淘气”的天性。但是家长们却不知道，在孩子不“淘气”的同时，也少了许多骨骼应有的刺激。

骨骼就像一座建筑物的钢筋支架，支撑着我们的身体。骨的主要成分是水、无机盐和有机物。与成人相比，青少年时期的骨骼有机物含量较多、无机物质含量较少，因此骨的韧性高而脆性低，特点是柔软、富于弹性，容易受外力影响而发生变形。因此，在青少年时期需要特别注意坐、立、行、走及运动时的正确姿势，保证足够时间的室外活动。

二、适宜少年儿童的保健运动

少年儿童生机勃勃，这一段时光也正是人生的春天。这个春天是骨骼生长的重要时期，是进行骨骼保健的黄金时期。青少年时期，骨骼的软骨成分较多，骨组织中有机物与无机物之比为5∶5,而成人为3∶7，所以，青少年骨骼弹性大而硬度小，不易完全骨折，但易弯曲变形。骨骼的成分随着年龄的增长逐渐发生变化，无机盐增多，坚固性增强，韧性减小。

钙质的摄取对骨骼健康十分重要。骨骼最初是以软骨的形式出现的，软骨必须经过钙化，才能成为坚硬的骨骼。缺乏钙质，可能导致巅峰骨量比正常值低5%～10%，并增大骨折发生的机率。儿童每天应摄取800毫克的钙。在9～12岁骨骼快速发育的同时，钙的需求量激增至1300毫克。这大约是三杯无脂或低脂牛奶的含量，另外还需辅以一些富含钙质的食物，以帮助孩童在日常的饮食当中获得充足的钙质补充，并满足身体对钙的需求。但在骨骼钙化的过程中，不仅仅需要钙、磷为原料，还需要维生素D，以调节体内钙、磷代谢，促进钙、磷的吸收和利用。维生素D的食物来源主要是一些海鱼，如沙丁鱼、鲱鱼、鲑鱼、鲔鱼，以及牛奶、奶制品等。但人体有90%的维生素D必须通过日照获得，由于维生素D与阳光关系密切，紫外线可促使人的皮肤合成维生素D，故维生素D又被称为“阳光维生素”。在阳光明媚的春天，可以让孩子进行日光浴，阳光从嫩绿的树叶间洒落到身上，既心情舒适又能获得健康。实际上，只要一星期晒3次太阳，每次10到15分钟，就能获取所需要的维生素D量并改善缺乏维生素D的症状。

儿童在生长过程中，骺软骨迅速地生长使骨伸长，并逐渐完全骨化。一般而言，四肢骨男子在17~18岁，女子在16~17岁完成骨化，脊柱的椎体一般要到20~22岁，髋骨一般要到19岁后完成骨化。经常运动锻炼，除了会使肌肉更加健壮之外，也同样会强健骨骼，对儿童的骨骼发育有绝对的帮助。对于骨骼发育最好的运动是较轻的负重活动，运动时间要短，间歇时间稍长，运动强度和运动量要适度。需要注意，在完全骨化前，任何过重负荷都会影响骨骼的正常生长。常见的运动如步行、跑步、远足、跳舞、网球、篮球、体操及足球，甚至只是简单的跳绳，均对骨骼的发展非常有益。因为适度的运动锻炼可以加速全身血液循环，改善肌肉和骨骼的营养，加速骨细胞的增殖，促进骨骼生长。更重要的是运动可以刺激脑垂体分泌生长激素，有利于孩子长高。因此，运动对儿童骨骼的发育非常重要，保证每天1小时足矣。

小儿的骨骼富于弹性，柔软、易变形，容易受不良姿势的影响。因此，要特别注意小儿的坐、走、站的正确姿势。体育锻炼时，应避免跳跃着地动作过猛，避免作单一肢体长时间、负荷较大或左右腿负荷不均的动作，如掷垒球、标枪，跳远，它们的握拍手、投掷臂、踏跳腿的负重明显偏重。在作一些静止性动作时要多休息，变化体位及着力点，防止造成脊柱弯曲、骨盆和肢体畸形。

少年儿童处于生长发育的重要时期，骨骼生长迅速，骨骼周围的神经、肌腱、肌肉的生长却相对缓慢，因而产生一种牵拉引起的疼痛，医学上称之为“生长痛”。检查疼痛部位，不红不肿不发热，活动也不受限。生长痛一般在 5 岁前出现，8 ~ 12 岁疼痛最显著，13 岁以后明显减少并逐渐消失。疼痛是间歇性的，多为下肢，有在睡前出现，也有在半夜出现，持续时间较短，可局部按摩使之缓解。有些儿童白天也会疼痛。过度运动、疲劳可使症状加重。因此，儿童的运动不可过量，要循序渐进。另外，由于儿童体格发育还没有完善，各器官功能较弱，骨骼的硬度、肌肉的力度比成人小，关节比成人柔软，运动量太大，会因体力消耗过多而影响骨骼和肌肉的营养供给，这样更会影响身体的正常发育和身高的增长。

三、少年儿童颈肩腰腿痛就医时的注意事项

少年儿童的颈肩腰腿痛常与发育有关，不过有的是正常发育过程中的正常现象，有的是非正常发育过程中的异常现象，前者如小儿“生长性关节痛”等，后者如“二分髌”样膝关节（髌骨副骨化中心骨软骨炎综合征）等。因此如何判断正常发育现象与异常发育现象成为家长的难题。

一般来讲，小儿如果有先天性骨骼异常，以后发育多不正常，不过此类病症在出生时基本就可以被诊断了。尚未被查出异常，而后来发育异常者，其病症表现多为持续存在甚至逐渐加

重；而正常发育过程中出现的疼痛症状，一般多为间断性，多是在儿童运动量大的时候出现，休息后即消失，不会出现逐渐加重现象。

6 岁、7 岁以前的小儿，表达能力差，无论发生什么样的疼痛都是以“哭”来表达。此时小儿的关节及其周围组织尚未发育完整，运动能力弱，损伤后引起的多是“脱臼”“错位”等。所以，当小儿某个肢体不敢动，动则拼命哭闹时，要注意是否关节脱臼了。去医院治疗的目的，不仅要解决本次损伤的问题，还要配合医生坚持完成整个治疗过程，以防再次复发。

6 岁、7 岁以后，14 岁、15 岁以前的儿童少年，运动能力明显提高，并有一定的表达能力。此时的骨骼中有机物含量较多，骨骼的韧性高，柔软性好，所以即使发生了骨折，多不会像成年人那样断裂，而是常常像折断的嫩树枝那样，受损的骨骼会出现弯曲或仅有部分断裂，临床上形象地称之为“青枝骨折”。因为正处在骨骼的生长发育期，“青枝骨折”很快即可愈合。即使是断裂性骨折，也会很快得到修复。家长对此不必过于紧张，倒是应该关注那些多动爱闹的孩子，不可随意乱动被石膏或夹板固定了的肢体，以防发生错位。因为一旦错位又未察觉，加上此期的骨骼生长快，等到拆掉外固定时，才发现两头断骨已经错位长到一起了。如果想改变现状，只有再次打断重接，那可太痛苦了。

15 岁以后的少年，体力越来越强了，尤其是 18 岁以后，骨骼、肌肉都得到了前所未有的力量，体育运动强度也随之加大。他们常常在运动中受到伤害，只要未伤及筋骨，一般都不予理会。可是有些伤害已达筋骨，他们常自以为是劳累所致而忽略，如运动造成的膝关节半月板损伤、鼠标造成手腕的腕管神经损伤等。希望青少年们通过阅读此书，了解一下在此年龄段容易出现的骨骼病变，就诊时可以配合医生进行检查，取得较好的治疗效果。

俗语说："百草回芽，百病引发。"春天万物萌动，也适合细菌、病毒等病原微生物的繁殖和传播，各种细菌病毒也活跃起来，因此春季要注意一些感染性病变对骨关节的影响，如小儿容易罹患的"风湿性关节炎""病毒性心肌炎"等，就常伴有膝关节疼痛甚至红肿。所以在春天，家长听到孩子说"腿痛"时，首先要观察孩子是否体温增高？然后回想一下前几天是否体温有所增高？再检查一下孩子的咽喉部是否红肿有炎症？最后再观察一下孩子说的"腿痛"是否是持续性疼痛？如果"腿痛"伴有体温增高或"腿痛"发生在感冒前后不久，都需要先到内科检查治疗，以排除一些由于细菌、病毒造成的疾病。如果确实与感染无关，且"腿痛"并不持续，活动也不受限，休息一会就没事了，而且小孩的精神状态、活动量、饮食、睡眠等都正常时，应考虑是否为正常的"生长痛"。如果自己判断不清楚，可以去医院请医生来诊断。但是，上述提到的内容，家长都要有所了解，以防就诊时叙述不清楚而拖延或误导诊断。如原本是感冒后引起的关节痛，家长忽略了前几天的感冒问题，孩子害怕医生打针而有意或无意地回避了一些问题，医生很容易根据这些不准确的信息，将一个轻度的"风湿热性关节炎"忽略为"生长痛"。一些轻微的病变是很难靠仪器检查出来的，医生的经验很重要，患者的主诉也很重要。

四、少年儿童容易出现的颈肩腰腿痛

1. 佝偻病

佝偻病即小儿软骨病，是因为成骨障碍，骨质硬度降低，容易弯曲，随着身体的长大和负重的增加，骨骼变形，呈现佝偻病。其中95%以上是因为维生素D缺乏所引起，是一种小儿常见病，俗称小儿“软骨病”。该病虽然不直接危及生命，但会使孩子体质虚弱，抵抗力降低。

由于小儿处于快速发育阶段，所以临床表现会因小儿的发育时段、维生素D缺乏的程度、机体钙代谢的功能状态、骨质形成的程度等出现各种各样的表现，而且早期表现不明显，年龄越大表现越明显。我们在生活中可以看到一些青少年在两脚并拢站立时，左右膝关节分离很远，双下肢呈“O”形；相反，有些青少年站立时，左右膝关节挨得很近，两脚难以并拢，双下肢呈“X”形；有些青少年的胸部像鸡胸那样向前凸出；有些青少年胸骨尖的剑突部位像漏斗那样向内凹陷，这些都是在小儿时罹患佝偻病留下的体征。不过大多数体征会随着小儿的发育和及时的治疗而消除，所以不必过分担心，而需要关注的是我们如何尽早发现小儿患上了佝偻病。

佝偻病主要发生在2岁以下的婴幼儿，尤其需要关注的是6个月以内的婴儿。6个月以内的婴儿主要进食母乳，如果哺乳的母亲本身患有骨软化症，婴儿可在出生后2个月左右出现神经兴奋性增高的症状，如易激惹、烦恼、夜间啼哭、消化功能障碍等。这些症状与维生素D缺乏所引起佝偻病的表现相同，只是出现的时间会有些差别，因维生素D缺乏不会立即出现症状，一般是在2个月以后出现症状；如果是母乳造成的，就会很快出现症状，如果母乳无问题，是因为缺乏日光的照射或喂养不当等原因，症状出现的时间就不一定。随着患儿的发育阶段不同，出现的症状也不同，有的患儿可以出现诸多症状，也有的患儿只出现一二明显的症状，所以我们要根据小儿的发育阶段来观察分析患病的可能性。

一般6个月以内患儿的表现主要是以好哭、易激惹、睡眠不安、夜惊、夜啼、多汗等精神及神经方面的症状为主，特点是多汗，与室温、季节无关，吃奶和哭闹时出汗过多，有时汗多得将枕头浸湿；由于多汗和睡眠不安，经常摇头擦枕，致使枕后秃发。不过这些症状只是提供可疑问题，无确诊意义，因为这些症状不是佝偻病特有的症状。例如多汗，家长对如何判断孩子多汗常把握不准。孩子醒时总是活动不停，交感神经兴奋，代谢旺盛；转入睡眠时，人体进入基础代谢，但孩子的植物神经功能发育还不完善，只能从代谢旺盛渐渐过渡到基础代谢，所以体内大量的热能仍然会以出汗的方式释放出来。如果孩子的出汗现象在入睡后1~2小时逐渐消失，可视为正常。由于头部出汗多，使孩子睡觉时经常摆头，枕部便会出现脱发圈。因此，出汗多、有枕秃的儿童不一定都患有佝偻病。患有佝偻病的小儿常常整夜出汗，上半夜换衣服后，下半夜衣服仍然是湿的，而且出汗有酸臭味。枕秃，因为婴儿不会翻身，长期仰睡，所以后脑勺的头发不容易长出来，这在婴儿中是很普遍的现象，所以不能一见枕秃就认为患了佝偻病。但是，患儿头顶上的囟门一般比较大，闭锁的时间延迟；用手轻轻按压头顶两侧的颅骨时，感觉像按压乒乓球，受压处可有暂时内陷，手指放松后又弹回来，就要高度怀疑小儿是否罹患了佝偻病，需要到医院去确诊。

医院确诊需要做以下检查：血钙磷或发钙、尿钙测定，骨源性碱性磷酸酶（BAKP）测定，血生化检查，X 线检查，等等。这些检查各有特点：血钙磷、发钙或尿钙测定能较直观地探查机体内钙的含量，但由于早期佝偻病血中钙、磷改变不明显，不能准确反映早期骨钙化真实度，所以血钙磷测定对早期佝偻病的诊断意义不大；发钙、尿钙含量易受外界因素及饮食、尿液酸碱度等影响，所以测定的结果可靠性差。X 线检查是通过拍摄 X 光片来查看骨骼改变的程度，这对骨骼发生了变化的佝偻病确实有意义，但一般当骨骼的形态都发生了变化时，骨的矿物含量已降到 30% ~40% 以下了，所以对早期诊断意义不大。对于婴幼儿最好选择骨源性碱性磷酸酶（BAKP）测定或/和血生化检查。

骨源性碱性磷酸酶（BAKP）是在骨头形成过程中，催化骨头活跃成长的物质。佝偻病患儿的关键是成骨障碍，骨钙化不足，刺激成骨细胞代偿性增生活跃及骨源性碱性磷酸酶释放过多。骨源性碱性磷酸酶（BAKP）只有在骨转化出现问题时才会明显上升，其改变的出现早于 X 线变化，并且是一个随着患儿病情的加重或缓解而不断上升或逐渐下降的指标，所以不仅可用于及时地诊断佝偻病，还可以监控临床合理用药。血生化检查中的 1，25（OH）$_2$D$_3$ 测定被认为是早期诊断价值较高的检测指标，在临床症状尚未出现之前就可出现检测值处于正常值的低限以下。

6 个月以前的佝偻病婴儿以颅骨骨质过薄为主要体征，所以按压顶骨、枕骨等可有按压乒乓球样的感觉。6 个月以后，即使病情仍在进展，颅骨软化症状逐渐消失，代之以颅骨变形为主要体征。如果发现 7 ~8 个月小儿的头特别大，千万不要沉醉于

“大头聪明”的美言之中，尤其是当发现头额的两角对称性隆起，整个头有如“方盒样”时，则需高度警惕。同时也可见小儿出牙比正常小儿晚，而且牙缝宽，牙齿稀松，牙质松软。当出现上述症状应及时带小儿去医院检查。

1 岁左右时，患儿胸骨、肋骨、腕骨、踝骨等会出现变化。胸骨向前突起，形成鸡胸样；胸骨剑突向内凹陷，形成漏斗样；肋骨骨骺端因骨样组织堆积而膨大，于肋软骨交界处从上至下可扪及串珠样突起，称“佝偻病串珠”；手腕、足踝部可形成钝圆形环状隆起，称“佝偻病手、足镯”；由于肋骨骺内陷，膈肌附着处的肋骨受牵拉而内陷，形成一道横沟，称为“郝氏沟”。随着病情的发展，小儿活动能力的增加，各种不同的症状出现在不同的患儿身上。如患儿在坐时，因韧带松弛，腹肌张力低下，致使腹部膨隆，我们看到小儿的肚子像青蛙的肚子那样膨隆，称为“蛙腹”；小儿站立与行走后，出现因负重而导致股骨、胫骨、腓骨弯曲，我们从外表看到的就是“O”型或“X”型腿。重症患儿不仅坐、立、行等运动功能、语言发育落后，而且免疫力低下，经常被细菌、病毒感染，还可伴有贫血症状。此时，血生化检测各项指标的改变更加显著，X 光片可以提示病情发展状态。

骨的正常发育有两种形式，一为软骨成骨，一为膜性成骨。前者主要在长骨端进行，使骨变长；后者在骨皮质和扁平骨进行，使骨变粗或加厚增宽。小儿骨发育生长时期，长骨干骺端的软骨细胞和成骨细胞组成的骨基质钙化部分叫“临时钙化带”，骨发育过程即是软骨细胞不断增长，临时钙化带不断前移，骨松质不断改建，长骨不断增长的过程。正常小儿骨骼内 2/3 为无机物，1/3 为有机物，佝偻病患儿骨骼内二者比例恰相反。佝偻病患儿由钙化不全的骨样组织增殖代替正常的临时钙化线，使骨的长度发育受到显著阻碍，从而出现诸多骨骼变形的表现。X光片可以显示骨髓端钙化带消失、骨质稀疏、骨皮质变薄、骨骺软骨带增宽等。

骨骼支撑人体，使人具有特殊的形态，对保持人体形态具有非常重要的作用。构成骨骼的主要成分是钙，钙缺乏可使骨骼钙化发生障碍，骨质变软而易变形。有人认为缺钙可造成佝偻病，这有一定道理，可是对于婴儿来讲，每日从食物中摄取的钙并不少，为什么还易患佝偻病？这就与缺少维生素D有关。怎样才能使吃进的钙被机体吸收和充分利用，这就需维生素D在体内起作用，它可促进食物中钙的吸收，提高血液中钙的浓度，促进血液中的钙、磷沉积到骨骼中去，还可减少钙从尿中排出，从而有利于骨的钙化。维生素D是保证婴儿骨骼正常代谢不可缺少的重要物质，如果缺少便可引起钙磷代谢紊乱和骨样组织的钙化障碍。因此更确切地说，发生佝偻病的主要原因是维生素D缺乏。

既然佝偻病的形成是因为维生素D缺乏引起体内钙、磷代谢紊乱，那么又是什么原因导致维生素D缺乏呢？造成维生素D不足的原因一般有以下几方面：

（1）先天不足：有关维生素D缺乏性佝偻病遗传易感性的研究表明，患有维生素D缺乏性佝偻病的患儿，其遗传基因中含有容易患此病的基因。所谓容易患病，是说带有此基因的小儿容易患佝偻病，但不是必定患佝偻病，是否患病还与出生后的环境和营养状态有很大关系。胎儿的钙、磷和维生素D来自母体，出生2~3个月以后就需要动用自己皮肤中的7-脱氢胆固醇经紫外线照射来转化成维生素D。如果新生儿皮肤发育状况不好，或孕妇怀孕期间日照不足及营养不良，都将造成新生儿维生素D贮备量不足或维生素D转化不良。因此，有佝偻病家族史的小儿、早产儿、出生时体重低于2500克的小儿、双胞胎、孕妇怀孕期间反应严重及患妊娠高血压综合征等情形，应特别关注。

（2）紫外线照射不足：内源性维生素D由紫外线照射而来。皮肤的基底层贮存有7－脱氢胆固醇，经日光中紫外线照射后可转化为胆骨化醇，也就是维生素D_3。因此，儿童经常进行户外活动，就可获得充足的维生素D_3。一般日照时间的长短与佝偻病的发病有密切关系，南方日照时间长，佝偻病的发病率低；相反，北方及冬、春季日照时间短，佝偻病的发病率就高。此外，如果存在吸收或阻挡阳光中紫外线的因素，也可造成内源性维生素D生成不良，如冬季出生的宝宝、现代高层建筑的遮挡、空气污染以及整日闭门不出等。

（3）生长发育过快：小儿生长发育过快时，维生素D的需求量大，如供给不足就易发生佝偻病。此外，早产儿原本体内钙、磷储备不足，加上出生后生长发育较快，极易发生佝偻病。

（4）慢性疾病：如慢性呼吸道感染、慢性腹泻及肝、肾疾病，往往影响钙、磷吸收，易导致佝偻病。

（5）对该病认识不足：有些家长缺乏此方面的知识，对小儿出现的症状难以判断；还有些家长不明白钙与维生素D的关系，对维生素D缺乏的小儿给予“补钙剂”治疗，或认为“补钙”就能强骨而盲目地给小儿喂食一些含钙高的食物，而忽略了维生素D的摄入。

当我们将佝偻病的诱发因素罗列清楚后，如何预防小儿佝偻病就好说了。

婴幼儿佝偻病主要是由于维生素 D 缺乏引起的，母乳喂养或配方奶粉喂养的婴儿，以及每天吃 400 毫升牛奶的幼儿，一般是不会缺钙的，不需要另外补充钙制剂。而食物中的维生素 D 肯定不能满足儿童正常生理需要，晒太阳可以增加皮肤合成维生素 D，但由于种种原因，婴幼儿的日照常常不够，尤其在冬春季节，包括南方夏天的梅雨季节。所以晒太阳是预防小儿佝偻病最有效、最简便、最经济的方法。

对一些钙摄入不足的儿童，应从改善饮食结构着手。钙在牛奶、豆制品中的含量高，应多吃这类食品。目前，市场上的钙制剂品种很多，可参考钙制剂中钙元素含量的多少、口感、吸收率以及价格的高低来购买。一般钙制剂中钙的吸收率在 25% ~35% 之间，钙的吸收率超过 90% 是不可能的。过多补充钙不仅造成浪费，还会影响其他营养素如铁、锌的吸收，对儿童的健康不利。因此，补钙应在医生的指导下服用。

另外需要注意的是，目前在各种儿童食品中都添加维生素 D，这引起了专家们的忧虑，因为不能判断维生素 D 的摄入量，如果重复给予维生素 D 很容易引起儿童维生素 D 中毒；反之，如果相信食品中添加的维生素 D 已足量，又常有维生素 D 不足的症状出现，这无论对于家长还是医生都是难以把握的问题。还有，由于维生素 D 见光后非常容易分解，所以选择包装蔽光好的维生素 D 制剂十分重要，一些包装蔽光不好的制剂，维生素 D 含量则难以保证。

在治疗佝偻病时会有使用大剂量还是小剂量维生素 D 的问题，我们推荐小剂量。因为以往那种隔月一次肌肉注射的方法，是使大量维生素 D 突然进入人体，这对机体免疫系统会有抑制作用，不利于儿童抵抗力的提高，个别耐受性差的儿童还容易发生维生素D中毒。所以小剂量维生素D治疗佝偻病将成为趋势。但对于不能坚持长期服药治疗，或其他疾病影响维生素D吸收的，可考虑采用大剂量治疗。

佝偻病属于中医小儿病的“五迟”范围，所谓五迟就是“立迟、行迟、齿迟、发迟、语迟”。《张氏医通·婴儿门》指出其病因是“皆胎弱也，良由父母精血不足，肾气虚弱，不能荣养而然”。明确指出先天禀赋不足，不能荣养胎儿是关键，并指出先天因素包括父、母两方面，如父精不足，母血不足，或母孕时患病，或母孕时服药等，总之是先天精气未充，后天精气失养所致，所以治疗以补为其大法，分别施以补肾养肝，健脾养心等。

随着人们对该病认识的提高，大多数人基本都能做到及时诊断、及时治疗，所以预后良好。目前倾向于对新生儿尤其是早产儿，在生后第2周起，每天可给予一定量的维生素D，在整个婴幼儿期均注意维生素D的摄入量及佝偻病的症状。只要做到及时治疗，基本不留后遗症。

2. 脊柱侧弯

脊柱侧弯是指脊柱的一个或数个节段在冠状面上偏离身体中线，向侧方弯曲。脊柱侧弯是一种症状或X线体征，可由多种疾病引起。

正常人站立时前后应该是双肩平行等高，身体笔直。位于人体纵向中轴线的脊柱，应该像铅垂线一样，既不向左偏，也不向右偏，竖直在中轴线上。如果从背后看，应该垂直的脊柱变成一个带有弧度的脊柱时，就是脊柱侧弯。脊柱侧弯时，不仅脊柱的骨与骨之间结构出现畸形，同时脊柱旁的韧带和肌肉也会出现收缩和舒张异常。由于发生的部位不同，还会波及肩胛骨、肋骨、骨盆以及周围组织，同时会减小胸腔或腹腔或骨盆腔的容积量。脊柱侧弯容易发生于颈椎、胸椎、胸部与腰部之间的脊椎，可以单独发生，凸向一侧呈“C”形，也可以多向发生，如呈“S”形，会降低身高。

脊柱侧弯可分为先天性和后天性。先天脊柱侧弯一般是由于脊椎骨在胚胎发育时出现结构性异常所导致，出生后椎体形态不正常，有的呈三角形、蝶形等，有的脊椎与脊椎之间或与周围骨骼发生异常连结，出现融合椎等。多数病例在出生后已有较为明显的畸形，而且常伴有其他系统的先天性畸形，该病常因保守治疗无效而需要手术治疗。后天性出现的脊柱侧弯有很多种，如因患神经纤维瘤等，可是其中有些小儿的脊柱侧弯找不到原因，这部分的脊柱侧弯被称为“特发性脊柱侧弯”。此畸形按发病年龄可分为婴儿型（即出生后 3 年以内出现的）、少年型（是指出生后 3 岁到青春期发生的，一般是在 3 ~ 10 岁之间）、青年型（多指 11 岁后的青春期到骨龄成熟前发生的）。一般特发性脊柱侧弯初始的原因不是脊柱骨性结构异常，而多是由于长期不良的坐姿、劳作姿势、行走及站立姿势，以及不良的生活习惯所引起的。如小学生不正确的写字姿势、中学生不正确的操作电脑姿势等，都是引发脊柱侧弯的因素。由于脊柱是人体的主要受力结构，人体的旋转动作主要是脊柱的活动，就像我们拧毛巾一样，一手抓住一端，互相朝相反的方向扭转，这时毛巾的中间就出现旋转。我们的脊柱也是这样，尤其当脊柱的两端出现问题时，即使是身体正常的扭转也有可能造成侧弯；当然过度的扭转，必定也会造成两端的损伤。有资料就表明，位于脊柱与头颅相连的寰椎、枢椎，和脊柱与下肢相连的骨盆，此两端处的问题常与脊椎侧弯伴随出现。

脊柱就像一串算盘珠，需要脊柱周围的韧带、肌肉包裹着才能保持稳定。小儿及青春发育期的青少年，由于脊柱周围的韧带、肌肉等的伸缩性很好，无论是正确的体位还是不正确的体位它都能很好地适应，脊柱也就随着伸缩的韧带、肌肉而弯曲着，长此下去，脊柱就顺着这个弯曲度发育下去，一旦脊柱的发育到达一定程度，必然会出现脊柱实质性的结构变化。如果以往的姿势正确，脊柱的结构自然正常。如果以往的姿势不正确，脊柱结构不可避免地、或多或少地会出现异常。所以80%的脊柱侧弯是发生在青春期，虽然有些人至成年后才出现脊柱侧弯，但大多数是在青春期发育已经出现了异常，只是不太明显而忽略了，随着异常姿态长期得不到纠正，脊柱侧弯越来越明显而已。

脊柱侧弯最直接的影响就是美观，脊柱是人体的主干，脊柱一旦弯曲，形体很难对称；实质的影响是健康，脊柱弯曲会造成内脏移位，有些人的偏头痛、胃溃疡、心慌胸闷、腰腿痛等症状的出现，就是由于脊柱侧弯造成的。儿童多动症和抽动症也常与脊柱侧弯有关。轻中度的脊柱侧弯多无临床症状，也不影响工作和学习，患者本人很难感觉到，如果家长及其他人不注意的话，也容易被忽略，常常失去早期治疗的宝贵时机，等到发展为重度脊柱侧弯再去治疗往往为时已晚。因此，预防脊柱侧弯要从娃娃做起，尤其是对处于生长发育旺盛阶段的娃娃，如3岁及以下的婴儿、10～16岁进入青春期的少年，以及活动量不足或长期进行某种专业训练的青少年（如小提琴训练等）、有脊柱畸形家族史的人，都应给予高度关注，随时纠正一些不良姿势，这对防止脊柱侧弯很有必要。

监控和防止脊柱侧弯做起来并不难，家长、老师都可以做到：一是随时纠正不良姿势，二是定期仔细观察。观察的主要内容有：

①两侧肩膀的高度是否有差别？正常情况下是等高的。

②胸廓是否对称？正常情况下是对称的。

③两侧肩胛骨是否一边比另一边更为突出？正常情况下是一样的。

④臀部是否一边比另一边的更高或突出？正常情况下是对称的。

⑤头部是否在身体正中线上？正常情况下是位于正中线上。

⑥低头弯腰，将上身前屈，使背部略弓起，用中指和食指夹按在背部脊柱两侧，从上到下划一遍，划过的痕迹是否是直线？正常情况下是夹脊柱的两条直线。

⑦脊柱部位的皮肤有没有异常的改变？脊柱侧弯时如果影响到局部或周围组织的末梢神经、微循环时，受影响部位的皮肤色泽、形态会发生改变。

如果发现双肩不等高，腰背不平整，脊柱两侧不对称，前后位观察脊柱偏离了中轴线，就应该考虑脊柱侧弯，需要去看医师。在确诊的过程中，需要拍摄X光片，尤其是站立位的脊柱全长正位片和侧位片、仰卧位的左右侧屈片。一旦被确诊为脊柱侧弯，就要及时进行治疗，在选择治疗方法时，需要考虑以下几方面的问题：

①患者的年龄。这是关系到分析脊柱侧弯产生的原因，判断先天、后天因素各占多少，以及如何设计治疗方案的问题。

②患者的脊柱是否发育成熟。如果脊柱还在继续生长、发育，对特发性脊柱侧弯的患者，以保守治疗为好。

③侧弯的程度如何以及侧弯对病人生活质量的影响程度。如果侧弯的角度小于40度，并且对生活质量影响不大时，可以选择保守治疗。如果侧弯的角度大于40度，或明显影响生活质量，尤其那些脊柱发育已成熟的患者，应选择手术治疗。

保守治疗方法很多，如中医正骨推拿、西医牵引复位、器械矫正、体操锻炼，等等，这些方法可以在有经验的医生指导下综合应用。多数青少年的特发性脊柱侧弯可以通过非手术的保守治疗得到满意的效果。

3. 驼背

“驼背”是一种俗称的形态性病名，凡是由于胸椎后突而造成的脊柱变形都可称为“驼背”。但从医学角度讲，因为造成“驼背”的原因不同，所以其结果和治疗、预防方法也不同。对于青少年来说，形成“驼背”的主要原因与青少年骨骼发育密切相关，它不同于成人和老人的“驼背”，其医学病名叫“少年性椎体骨软骨病”。

人在出生时，脊椎呈“C”字形，即位于后背的整条脊柱像虾米一样弯在那。出生后，随着脊柱的发育和婴儿体位的变化，颈椎、腰椎开始向前弯，尤其是当婴儿爬行时，更加促进了脊柱的生理弯度的形成。到了14岁左右，脊椎的正常生理形状基本定型，但达到完全成熟要到25岁左右。因此，14岁以前是脊椎健康生长的关键时期。

“少年性椎体骨软骨病”的主要病变在椎间软骨。我们的脊椎像竹子那样，是由一节节椎体上下排列组成的，所不同的是竹节是融合在一起的，越是靠近节的部位越结实，我们的椎体正相反，节与节间不融合，而且之间还有透明的软骨垫相隔。两个相邻椎体之间的软骨垫中包着一个黏稠的胶团，被称为“髓核”。“髓核”在使上下椎体连接的同时，赋予椎体最大的活动性，同时在椎体遭到撞击时起缓冲作用。

在人体发育期间，骨骼是以靠骨骼中的“骨化中心”来不断长出新的骨细胞而逐渐长大的。我们每一节椎体中有三个“骨化中心”，一个在椎体中部，另外两个分别在椎体上、下两端的软骨垫下，因为它们具有环形生长作用，被称为“环形骨骺”，环形骨骺的骨头是一些含有较多红骨髓的松质骨。青少年“驼背”是因为在椎体的松质骨与软骨连结处存在着先天性或发育性的缺陷，或由于各种原因，造成环形骨骺板的血液供应减少，软骨板变薄，抗压力降低，在过多的负荷下，髓核突入不结实的椎体内，形成所谓的许莫氏结节（Schmorl 结节），致使椎体软骨板生长不平衡，当过度负重时，椎体前缘耐受力下降，造成生长迟缓，椎体后缘则因有后关节突的保护而维持原来的高度，脊柱胸段向后弯曲，此时椎体前方承受的压力大于后方，前方骨骺的损坏影响了前半椎体高度的发育。随着机体的生长，后半椎体的高度越来越大于前半的高度，椎体逐渐变成楔形，数个楔形的椎体使胸椎的后凸加大，形成驼背。

本病主要发生于10 岁以上的少年，多见于 13 ~17 岁发育旺盛的青少年，男孩多于女孩。病变主要累及中、下段胸椎椎体。本病有一定的自愈性，一般活动期约 2 年左右，即发病后 1 ~2 年后会自行修复至痊愈。只有个别患者持续发展至严重的驼背程度。

该病早期主要症状有背部酸痛不适，以及比较明显的僵硬感。疼痛位于脊柱中线，比较轻微，很少剧痛。劳累后酸痛、僵硬等不适感加重，休息即能缓解。此时若能及时注意保护脊柱不受压迫性损害，2 年后待骺板发育成熟，随之恢复健康。但若在此期间没能注意脊柱的保护，甚至进行一些过多的负重劳动，如持续扛、挑重物等，极易使病情发展。在生产力低下的时代，多数“驼背”都是因 15、16 岁左右甚至更小的年龄就加入到成人的体力劳动中去的结果。如果我们仔细观察一下就可以发现，现在“驼背”的人比以往少了很多，城市中几乎看不到“驼背”，而边远地区的农村还可以看到一些“驼背”的人，这些人基本上都曾有过从事扛、挑工作的劳动史。从另一个侧面我们也认识到，“少年性椎体骨软骨病”是有自限性的病变，一般不会持续不断、没完没了地发展下去，只要我们在适当的时期，进行适当的保护，是完全可以避免或控制病变的发展。

如果病变没有得到有效的控制，脊柱胸段后凸逐渐加大，伸直将成为困难，无论被动还是主动活动，均不能改变胸段后凸的畸形，背部呈圆弧状向后隆起，腰部的前凸代偿性加大，但腰部的活动度正常。此时从 X 光片上可以看到连续 3 ~ 5 个椎体出现病变，其中至少有 1 个椎体前缘的楔形变要大于 5°。如果因此造成剧烈疼痛，或者出现周围神经症状，或者出现脏器被严重挤压，或者严重影响生活、活动者，则需要到医院进行手术治疗。否则，一般多采取非手术的保守治疗，因为本病不危及生命，除病程长外，预后良好。

本病诊断是根据病人的症状、年龄、早期负重史，以及 X 光片来确诊。典型的 X 光片表现可分为 3 个阶段：早期椎体变成楔形，前低后高，上下骺环出现斑点状改变，椎体的上下缘毛糙不平，椎间隙稍变窄；中期骨骺出现碎裂，椎体前方上下角的正常形态消失；后期骨骺恢复至正常的密度，但椎体呈永久性的楔形变。在一些病例的X光片上可以看到椎体缘有一内陷的切迹，这是典型的许莫氏结节（Schmorl结节）。椎体前方存在的血管沟也是本病的X射线征象之一。

病情一旦确诊，即应嘱病人卧硬板床，在站立和端坐时应尽量伸展胸背，保持良好姿势。避免过多的弯腰或负重活动，同时加强背肌锻炼，希望通过增强的背肌力量，限制后凸的加重。对疼痛比较明显的病人可以用解痉止痛、疏经通络的中药，来缓解症状。脊柱后突畸形小于45°~50°时，只要做矫正体操即可；胸椎后凸较大，超过50°时，可以用支架或石膏固定再加背肌训练，以尽量纠正畸形。使用被动固定法纠正畸形应密切注意其并发症，如软组织损伤、矫正过度、并发侧弯，等等。如初发时病情较明显，可考虑用石膏床或石膏背心固定2~3月，以后再用支架及操练背肌，治疗的目的是防止畸形，保护脊柱不受压迫性损害，直至骺板发育成熟。只有极少数后凸十分严重，驼背明显影响美观，或出现脊髓受压症状，或伴发神经症状，或伴有剧烈疼痛，且采用各种对症治疗均未获得效果者，才考虑采用手术治疗。

4. 肩关节脱位

肩关节是人体活动角度最大的关节，也是结构最不稳的关节，所以肩关节脱位是在临床很常见。

肩关节是由肩胛骨的关节盂与肱骨（上臂的直骨）的肱骨头构成。肩胛骨的关节盂像个浅浅的球窝，肱骨头以光滑的圆头与之吻合，周围的关节囊和韧带都比较薄弱松弛，所以当外界的冲撞力作用于此处时，无论是直接暴力还是间接的杠杆作用力，都很容易使肱骨头脱出肩胛盂，形成肩关节脱位。

虽然肩关节脱位很容易形成，但先天性肩关节脱位极其少见，若在子宫内就已形成肩关节脱位，常常为肩关节骨性缺如或周围软组织先天性缺如所致，因有组织结构的缺损，所以也就不叫肩关节脱位了。再有就是发生在阴道分娩过程中，因胎位不正或分娩中使用暴力产伤所致，一般多伴有臂丛神经损伤或骨折，出生后可见肩部肌肉麻痹等症状。所以单纯的新生儿肩关节脱位几乎不发生，反倒是畸形多见，由于上肢骨畸形、肩关节盂或肱骨头发育不良等合并肩关节不稳定者多见，如肱骨头向后脱位、向前脱位、向下脱位等都可以看到。

婴幼儿的关节、韧带和肌肉都在发育阶段，稳定性和保护性都较差。“打悠悠”等游戏很容易让孩子肢体某个部分受力过度而出问题，肩关节活动度大很容易出现关节脱位，所以3岁以下的婴幼儿最好不要做这些游戏。另外，小儿肩关节脱位后，最初很难用肉眼观察得到，如果家长发现孩子胳膊活动有异常时，应仔细检查或去医院检查，以防耽误治疗。

早诊断早治疗是本病的防治关键，肩关节功能受影响比较轻者，提倡手法复位，可不必手术治疗。因为婴幼儿的关节、韧带和肌肉都在发育阶段，手法复位或适当限制肩关节活动，一般可以取得满意的疗效。严重者需进行手术治疗，手术治疗要根据不同情况采用肩关节囊内术、肌腱移位、肩关节功能位融合等手术。

此外，临床还可以见到发生于成年人的单纯性肩关节脱位，多是外力所致。根据脱位后肱骨头的位置又可分为前脱位和后脱位两种；根据脱位的时间与复发次数，可分为新鲜、陈旧和习惯性三种。对于新鲜肩关节脱位者，应争取早期手法复位。因早期局部瘀肿、疼痛及肌肉痉挛较轻，给予止痛药物即可，不需麻醉。若脱位超过 24 小时，局部血肿明显，疼痛加重，不打麻药不要说患者受不了，由于伤痛刺激肌肉高度痉挛，医生也很难拉开后复位。对于陈旧性肩关节脱位者，应严格掌握适应证。虽然陈旧性肩关节脱位仍是用手法复位疗效较好，但操作较困难，处理不当会造成严重的并发症，如臂丛神经损伤、肱骨外科颈骨折等。最好在手法复位前进行 1 周左右的牵引，必要时可加用推拿按摩和舒筋活络的中药煎汤熏洗，以使关节周围挛缩的肌肉松弛和延伸，然后进行手法复位。

5. 肘痛

小儿常被大人牵拉着胳膊走，可是你知道吗？这是造成小儿肘部痛最常见的因素之一，为此临床特命名为“牵拉肘”。此外，肘外翻也是小儿常见病。

（1）牵拉肘（小儿桡骨小头半脱位）

小儿桡骨小头半脱位俗称“牵拉肘”，是一种常见的儿童肘部损伤，发病年龄多在 1～4 岁，其中 2～3 岁发病率最高，占 62.5%。

小儿桡骨小头半脱位多因在不注意时，牵拉、提拽小儿手臂过猛，或过于突然，或角度过大等间接暴力所致。如穿衣时，当幼儿肘关节处于伸直位，腕部受到纵向牵拉时；或行走跌倒后，肘关节伸直并且手心处于朝上位时；或成人用力向上提拉小儿手臂时，都很容易造成小儿桡骨小头半脱位，故称之为“牵拉肘”。

人体上肢前臂有 2 根长骨骼，当人体站立，上肢自然下垂，手掌朝前时，桡骨是位于外侧的那根，即在大拇指侧的骨骼。桡骨的上端为一椭圆形的桡骨头，头的上面有凹陷的桡骨头凹，凹与上臂肱骨（上臂的长骨）的小头相吻合，形成关节，所以这个关节就叫“肱桡关节”；桡骨头的边周有环状关节面，与前臂的另一根骨骼即尺骨相吻合，周围有环状韧带将它们绑在一起形成关节。

幼儿的桡骨头发育尚不完全，头很小，所以凹也不够大，周围的韧带也比较松弛，当肘关节在伸直位，突然或过度牵拉时，“肱桡关节”间隙加大，关节内负压骤然增加，依附在“肱桡关节”周围的关节囊、环状韧带就被吸入“肱桡关节”间隙，嵌于肱骨小头和桡骨小头之间，桡骨头被卡住不能回归原位，形成“桡骨小头半脱位”。

小儿桡骨小头半脱位后，一般会因疼痛而哭闹，大一点的孩子会告知或有意向地指出疼痛的患肢，而小儿就只会哭，这就需要家长注意观察以下表现：

①一只胳膊不敢动，下垂不能抬起，或用另一支好胳膊托扶患肢；②由于疼痛患肢不敢向后旋转，而处于向前旋转位，即手心向上待着；③患肢肘关节不能伸屈，桡骨小头处有明显压痛，但 X 光片正常。

治疗桡骨小头半脱位最好的办法是手法复位，具体操作如下：

复位者一手握住小儿的患肘，一手握住小儿患肢手腕部，然后柔和地施以牵拉，当感觉已稍有拉动时，两手同时做下面的动作：握小儿患肢手腕的手抓住桡骨的下端，柔和地使患肢向后旋转；同时用另一只手的拇指顶在桡骨上端的桡骨小头处，当旋转开始后，对此处给以压力，则可听到轻微弹响声，或有滑入腔隙震动感，即复位成功。一旦复位成功，关节的疼痛立即消除，小儿随即可以像正常时一样活动，抬举患肢没有任何受限的感觉。

桡骨小头半脱位是非常好治疗的，但是复发率较高，所以在复位后，虽然没有任何不适，也要用三角吊带将患肘屈曲 90 度吊起，使之在正常的功能位置上保持 1 周，以防发生再脱位。如果多次发生脱位，应复位后固定 3 周，甚至打石膏来强行固定，避免成为习惯性桡骨小头半脱位。

（2）肘外翻

正常人将手心朝上伸直胳膊时，上臂与前臂虽然不是在一条直线上，但也不会歪出许多。如果将上臂作为一条直线，并延长这条直线，会看到：在肘关节部位，前臂与上臂的延长线形成一个夹角，医学上称其为“外翻角”“携带角”。这个角的角度，一般正常男性约 10°，女性约 15°，若这个角度增大，即前臂过于向外斜，称为肘外翻。

携带角是人类在长期进化过程中逐渐形成的，它的存在不仅是便于提物，而且使人类上肢在形态上更加协调与优美，从生物力学角度它还能减小提物时的力臂，从而减轻疲劳。由于先天或后天疾病，尤其是儿童、少年期肘部骨折，可引起提携角的改变。提携角小于正常角度称为“肘内翻”，大于正常角度称“肘外翻”。这两种畸形，不但影响外形美观，影响日常生活，还会导致肘关节周围肌力不平衡，引起肘关节不稳定。

医学上常常讲“远端”“近端”，这里的远、近是相对心脏而言的，即离心脏近的叫“近端”，离心脏远的叫“远端”。我们上臂的长骨叫“肱骨”，所谓肱骨远端就是靠近肘关节的部位，肱骨远端膨大的地方叫“髁”。“肘内翻”或“肘外翻”，常常与儿童肱骨髁上骨折和肱骨远端骨折后复位不良有关，尤其是5～12岁的儿童最多见。

儿童跌倒时多是手掌着地，外界力量沿着前臂传导至肱骨下端，将肱骨髁向后推，同时自身体重将肱骨干向前推，很容易造成肱骨髁上部位的骨折。如果伤得严重，自然会被家长发现而积极治疗。可是也有些男孩子，一天到晚磕磕碰碰，整天伤痕累累，不要说他自己不在乎，家长、老师也对此见怪不怪了。因为较轻度的骨折只是肱骨髁上裂开了，除了疼痛一般尚不足以造成明显的活动障碍，所以得不到及时的治疗。但是，此处既有负责骨质生发的骨骺，又有负责骨质营养的血管和神经，一旦外伤使儿童正在快速发育的肱骨髁外侧骨骺提早闭合或因缺血而坏死，而肱骨髁内侧骨骺仍在生长，即可出现肘外翻。

肘外翻一般无症状，肘关节活动基本也没有明显障碍，只是在肘关节伸直时，可见肘部外翻角增大，达30°以上。若为轻度畸形，又无症状者，不必做治疗。若畸形明显或出现迟发性尺神经损伤者，则应早日手术，以免发生骨性关节炎或尺神经损伤。所谓迟发性尺神经损伤，指的是部分患儿在跌倒时没有伤及神经，可是局部的炎症久久不愈，造成在此部位穿行的神经发生病变。过几年或成年后，会出现小指及无名指感觉异常，或小指及无名指侧的手掌肌肉萎缩、无力，这是因为外伤后神经粘连，或肘外翻使神经长期处于高张力牵拉状态等所致。一些从事重体力劳动者，还容易发生肘关节骨性关节炎。

对本病的预防主要是早期发现，早期诊断，早期治疗。对于一些发生骨折或脱位而需手术复位的患者，应及时进行治疗，特别是对于发生肱骨内外髁骨折的患儿更应该及时复位，防止复位不及时而发生本病。

6. 髋关节痛

髋关节是人体非常重要的关节，髋关节一旦出毛病，我们整个下肢就不能正常活动了，所以小儿髋关节发育的好坏，是否出现病变，是家长非常关心的事。髋关节的病变虽然不少，但对于小儿来讲，常见的主要是发育性髋关节异常和炎症性髋关节滑膜病。

（1）发育性髋关节脱位

髋关节在哪？什么样？如果不了解髋关节的基本结构，我们上来就讲先天性髋关节脱位恐怕讲不明白。何况髋关节是关乎人体行动非常重要的关节，我们一生的生活质量都与此有密切关系，所以先让我们认识一下它的主要结构。

髋关节是大腿与骨盆相连结的关节。骨盆是由左右两块髋骨夹着脊椎下端的骶骨和尾骨组成的盆状结构，其中左右髋骨的下端各有一个凹臼，这个凹臼叫“髋臼”。

大腿的长骨是人体最粗、最结实、承受力最强的骨头，叫“股骨”。“股骨”的上端是一个杵状形的圆头，叫“股骨头”。圆滑的“股骨头”顶端中心有一小凹。“股骨头”的下端像杵把，叫“股骨颈”。

圆圆的光滑的“股骨头”及颈部与“髋臼”相吻合，形成“髋关节”。但完成“髋关节”的稳定性、功能性还需要一些软骨、韧带和肌肉的帮助。

①“髋臼”：在“髋臼”窝内，附有一层由软骨构成的“关

节盂”，就像是两个机械性接触面之间加了个橡胶垫一样。这个“关节盂”至少具有两个不可缺少的作用，一是缓冲了人在运动时，来自各方面的撞击力；二是因为“关节盂”比“髋臼”要大些，这样就加大了“髋臼”的深度，使“股骨头”能深陷在“髋臼”内。同时由于“关节盂”的边缘超出了“髋臼”，像“唇”一样将“股骨头”含住，从而增加了髋关节的稳定度。

②关节囊：在“股骨头”与“髋臼”形成的关节外面包裹着厚而坚韧的纤维结缔组织，叫“关节囊”。关节囊上端附于髋臼的周缘和髋臼横韧带上，下端附于股骨转子间线，后面附于转子间嵴的内侧，将股骨头、股骨颈前面及股骨颈后面的大部分都包裹在里面。髋关节周围还有左一条右一条的韧带绑着，就像包粽子一样将髋关节包裹着。因为髋关节是个多轴性关节，能做各个方向的运动，而且又是人体的主力骨，所以加固是很有必要的。

③关节腔内韧带和血管：髋臼窝内充满脂肪，可随关节内压的增减而被挤出或吸入，以维持关节内压的平衡。在这些脂肪中有一条纤维束叫“圆韧带”，“圆韧带”一端连着髋臼，一端连着股骨头顶端中心的小凹。此条韧带内有血管通过，作用是提供股骨头部分血运。

髋关节是人体最大、最稳定的关节之一。髋关节发育不良时，常常出现股骨头与髋臼不吻合、半分离、完全分离，甚至股骨头远离髋臼。所以髋关节发育不良，常常以先天性髋关节脱位表现于临床。

先天性髋关节脱位，是婴幼儿一种比较常见的先天性畸形，从理论上讲双侧髋关节都可以患病，但临床上双侧髋关节同时发病者比较少见，多是发生于左侧髋关节，且女孩明显多于男孩，比例大约为1∶5左右，尤其以头胎女婴多见。

由于患儿在出生时大多无明显的症状和体征，所以在该病的早期很难被家长发现，大多是在孩子开始走路时才注意到。但因大多数人缺乏此方面的知识，所以即使看到小儿走路有些不太正常，也以自己固有的知识推断“可能是缺钙”，“可能是发育过程中的正常现象”，从而忽略了进一步的检查，这样就很容易延误治疗的最佳时机。其实，先天性髋关节脱位只要早发现、早治疗，疗效还是十分不错的，而且有很大一部分的患儿可以完全治愈。那么，对此病怎样做到早发现呢？因为不同年龄段的患儿表现不同，所以我们观察的重点和方法也不同。

①对于新生儿髋关节脱位判断比较难，需要耐心、仔细、柔和地去观察。让新生儿仰面躺平，仔细观察新生儿两腿长度是否相等。如果发现两腿长度不等或一条腿呈屈曲位，不敢伸直，牵拉时可以伸直，松手后又呈屈曲位，就要格外仔细观察：一侧大腿内侧是否比另一侧皮肤皱褶增多、加深、不对称？牵动新生儿肢体时有没有弹响感或/和跳动感？是否一侧肢体比另一侧活动少，或一侧肢体的活动角度明显减小？患有先天性髋脱位的新生儿会有臀部、腹股沟与大腿处的皮纹增多、增深，或患肢活动少，两腿不对称等。如果新生儿是臀位临盆的女婴就更需要格外注意。因为先天性髋关节脱位的发病特点是：女婴多于男婴；臀位难产儿多于顺产儿；体重 > 3500g 的婴儿多于体重轻的婴儿；有家族史者多于无家族史者。

②1岁以内尚不会走的患儿，主要表现为一侧下肢活动减少，蹬踩的力量明显低于另一侧肢体。如果怀疑小儿患有先天性髋关

节脱位，可通过简单的检查来进一步考虑：让孩子仰卧于硬板床上，将其双腿并直后弯起，即将其双侧髋、膝关节各屈曲90度，然后轻慢地将两腿向各自的外侧推，正常情况下，两腿的膝关节能够同时接触到床，如果出现了一侧下肢活动受限，就应该考虑小儿可能患有先天性髋关节脱位。需要注意的是，这个检查虽然简单易行且具较明确的有实用意义，但如果没有将操作手法领会透，最好不要自己动手，可以找有经验的朋友或到医院检查。

③孩子开始学习走路时，由于髋关节发育不正常，可常会出现走路比一般小儿较晚，步态异常的现象。双侧髋关节脱位的小儿，会出现站立不稳、左右打晃的鸭步。单侧髋关节脱位的小儿，会出现跛行。与正常小儿相比，患儿的骨盆较宽大，如果在患儿的臀部触摸到圆圆的脱了位的股骨头，那就确定无疑了。此时患儿因异常的关节活动受限，容易产生疲乏、无力、患侧髋部疼痛等症状。此外，患儿站立时姿态异常，运动时动作不协调。

先天性髋脱位在新生儿期诊断较为困难，一旦确诊，应抓紧治疗。因为新生儿的骨盆发育非常快，在病理改变最轻的时候，很容易在发育过程中矫正，而且骨盆的发育在出生后的第一年内都比较快，所以在此期内治疗，一般能获得理想的治疗效果。3～6个月的小儿可以使用专用的吊带固定，这种治疗方法不损伤关节，并发症少，一般坚持治疗3个月后95%以上均可以治愈。1岁左右会走路的小儿，则需要先将脱位的关节整复，然后上3个月的蛙式石膏，再用蛙式支架固定9～12个月，才能恢复正常。2岁以上的孩子则要动手术，再打上石膏。一般来说，早期的保守治疗可以持续到2岁左右，手术治疗一般希望在6岁前完成，单侧病变可以将治疗年龄扩大到8～10岁。然而，大于2岁的患儿，即使得到了正确的治疗，仍然有可能出现髋关节残余畸形和早期骨关节炎。随着年龄的增大，继发病变的加重，治疗的难度和疗效的保证也就越来越困难，手术创伤越大且效果越差。

小儿先天性髋关节脱位与髋关节先天发育不良有关。正常人的股骨头在髋关节内活动，走路姿势随意自然，大腿屈伸也很灵活。而髋关节脱位时，股骨头不能正常地留在髋臼内，滑到髋臼的外面，从而影响了下肢的正常功能活动。髋关节脱位分为前、后和中心脱位三种类型，以后脱位最常见。股骨头向前冲出关节囊叫前脱位。股骨头沿骨折处向盆腔方向移位，叫作中心脱位，很少见。股骨头向后突破关节囊而造成的脱位叫后脱位。后脱位多是由于来自股骨长轴方向的外力使韧带撕裂，或髋臼顶部后缘骨折，股骨头失去约束而向后脱位。小儿先天性髋关节脱位也以后脱位为多见。由于脱位程度的不同，又可分为完全性脱位、半脱位。有些脱位是单纯性髋关节发育不良，因没能得到及时的治疗，在发育中逐渐形成的。此外，有研究表明，50% 以上髋脱位者，成年后容易较早地发生髋关节退行性改变。

先天性髋关节脱位的病因至今尚未完全明确。近年来大多数学者认为病因并不是单一的，而是有许多因素参加引起的。①遗传因素：无可否认的事实说明此症有明显的家族史，但家族史人群中发病的症状及程度有不同，可以出现全脱位、半脱位与发育不良三种类型，一般除第一类之外，半脱位与发育不良，多随着小儿的正常发育而自行恢复，至 7、8 岁时髋关节基本已完全正常。②韧带松弛因素：近年来越来越多的报告证明关节韧带松弛是一个重要因素。有人认为是与母体生产超量的性激素有关，但至今未被证实。③体位与机械因素：有人报道在分娩时，臀位产的婴儿容易出现髋关节脱位。此外，与长时间背抱小儿的体位不正确也有关系。正因如此，一般所谓“先天性髋关节脱位”并不是发生于胚胎形成过程，不是胚胎形成过程的错构，而是发生在围产期，是发育过程中出现的畸形，所以已提出更名为“发育性髋关节脱位”。

涉及髋关节发育的主要问题有骨质和周围组织两方面。骨质变化包括髋臼、骨盆、股骨头、股骨颈，严重者还可影响到脊柱。

①髋臼病变：髋臼病变多为发育性问题。一般出生时尚正常，或边缘出现一个非正常的切迹，但在生长发育过程中，髋臼逐步变狭而浅，呈三角形，使股骨头不能纳入。

②关节盂病变：在胚胎6周左右时，髋关节为一堆间质细胞，以后髋臼与股骨头之间出现间隙，间质细胞开始中央吸收，直至完全分开。至胚胎7~8周时出现关节囊和盂唇，如果盂唇发育不好，在盂缘上方与关节囊、圆韧带连成一片，甚至翻入髋臼，就会而影响股骨头与髋臼的吻合位置。

③股骨头病变：股骨头如果到达不了正确的位置，那么在以后的发育过程中，其形状可逐步改变，可以变大，也可以变小，或呈尖锥形，或受压处呈扁平形等。

④股骨颈病变：股骨颈在上述病变的基础上，逐渐变短变粗，这是造成肢体缩短的原因之一。

⑤圆韧带病变：正常圆韧带连接股骨头中心凹与髋臼之内下方。髋关节脱位后，关节囊与圆韧带同时受到牵拉而增长增厚，久而久之圆韧带与关节囊粘在一起，圆韧带内的中心动脉亦因牵拉增厚而过早闭塞。

从上述病变结构也可以想到该病的结果多么严重，希望大家通过阅读本章节的内容，重视骨骼的发育。

（2）急性髋关节滑膜炎

髋关节的结构我们在上一讲中已经介绍，想必大家都已了解。那什么是滑膜呢？

滑膜是一层具有丰富血管的结缔组织，覆衬在关节内骨面、关节内的软骨骨面、关节纤维囊内侧面、关节内韧带和肌腱的表面等。滑膜可分为两层，即较薄的表层和滑膜下层，表层有2～3层细胞，滑膜下层组织是疏松的脂肪性和纤维脂肪性组织。滑膜表层中除有构成主体的成纤维细胞外，还有负责打扫卫生、清理杂物的巨噬细胞。滑膜下层组织中含有毛细血管，毛细血管内的血浆和存于关节腔内的营养液，均可以透过毛细血管壁及滑膜表层等进行交换，以保证关节腔内的液体是流动的、新鲜的，具有营养作用和润滑作用的。此外，滑膜细胞还分泌许多透明质酸，经过滑膜进入关节腔，与从血管来的营养液同时共同构成“滑膜液”，以营养、润滑关节。

顾名思义，髋关节滑膜炎就是髋关节部位的滑膜发炎了。

临床中所见的胳膊痛、腰痛、腿痛大多数均与滑膜炎有关，多是因为滑膜受到某种刺激后，致使滑膜和毛细血管的通透性增加，关节腔液中的“滑膜液”增多，而由于关节腔内空间有限，周围又有坚固的韧带包裹着，增多的“滑膜液”一方面被迫向四周挤压造成疼痛，一方面因为不能正常流动，不能保持新鲜度，而失去了营养价值，成为需要清除的“积液”。这种“积液”有个特点，是无菌性的，即使做细菌培养，也常为阴性，即无细菌生长。一般多是因受到外力撞击、扭伤、慢性劳损、剧烈运动、不正确的习惯动作等造成的。

但急性髋关节滑膜炎不是这样，虽然细菌培养也常为阴性，但多与病毒感染、细菌感染及过敏反应（变态反应）有关，而且主要见于3~10岁的儿童。由于髋关节滑膜炎患儿的早期临床表现及X线检查、相关化验的检查结果都很像是关节结核、风湿性关节炎和类风湿关节炎患者的表现，所以极易被误诊。如果孩子患了该病后被忽视或被误诊了，那么患儿会照旧经常运动，这样的话，可导致股骨头出现缺血性坏死。因此，对于发育期小儿的腿痛要格外注意。

急性髋关节滑膜炎主要见于3~10岁的儿童，平均年龄为6岁左右，男性多于女性，大多为一侧髋关节突然发病。发病前可能有上呼吸道感染或创伤，但临床上有一半以上患儿找不到明确的诱因。孩子常感觉大腿和膝关节前面或侧方疼痛，然后疼痛局限于髋部。这时患儿走路出现跛行，当平卧时患肢不敢伸直，患肢活动受限，髋关节区有压痛感。并且可以出现低热，血沉略增快，偶尔白细胞轻度增高等。疼痛呈间断性发作，尤其夜间疼痛加重，所以多数患儿会出现夜啼。

病情不严重的患儿，经过卧床休息、限制活动，适当使用扶他林等，就会好转，通常3~14天左右症状就会消失，髋关节活动恢复正常。因为来得快、走得快，所以也有人将此称之为“一过性髋关节滑膜炎”。但最好在症状消失后再休息7~10天。

如果2周以后仍不见好，就需要到医院治疗了，因为关节腔内的积液长时间不消退会引起周围组织粘连。因此，医生通过X线等检查，对不同程度的病情会给予不同的治疗方法，如抽取积液、皮肤牵引，使用药物加牵引同时进行的治疗方法等。为了预防或减轻患儿出现肌肉萎缩的症状，还要辅以肌肉按摩、患肢肌肉收缩练习等。绝大多数患儿在一月左右可治愈。但有个别患儿，尤其是5岁儿童或5~10岁男孩，由于处在骨骺生长迅速时期，关节内积液和增高的关节囊内压影响软骨及骨质的生长，日后有可能会出现肥大性关节炎。如果进行上述治疗后没有效果，可考虑通过髋关节镜为患儿实施关节腔内滑膜切除术，以清理其关节内的炎性组织。对已出现股骨头缺血性坏死的患儿可进行小直径、多孔道钻孔减压治疗。

本病预后良好，一般不复发，也不留后遗症，不过要与化脓性关节炎、关节结核、风湿性关节炎相鉴别，以免延误治疗。应该注意的是，极少数髋关节滑膜炎患儿在炎症消退后2~6个月之内可发生股骨头缺血性坏死。所以，一旦被诊断为一过性髋关节滑膜炎，除了积极治疗外，患儿病愈后半年内仍要高度警惕，经常到医院复诊检查，让医生给予临床评估、治疗和正确的愈后护理建议。

7. 膝关节疼痛

孩子说“我腿疼”，大人会说“锻炼锻炼就好了”。这话确实有一定道理，因为4岁以上的小儿，在骨骼发育时会伴有膝关节“生长痛”，但也有一些是因为发育不正常或病变引起的膝关节疼痛，那可就不能“锻炼锻炼就好了”。作为家长如何分辨“生长痛”、发育异常与其他病变呢？这可是应该仔细说说的事。

首先要说的是，最常见的膝关节疼痛除“膝关节生长痛”外，还有因为膝关节内髌骨发育异常的膝关节疼痛（如“髌骨副骨化中心骨软骨炎综合征”“习惯性髌骨脱位”等）以及过敏性病变、感染性病变引起的膝关节疼痛（如“过敏性紫癜关节炎”

“风湿热性关节炎”等)。下面我们逐一讲解，使家长能做到心中有数。

(1) 髌骨副骨化中心骨软骨炎综合征(二分髌)

这个病名听着很复杂，实际很简单，就是原本应该长成一整块的髌骨，现在却成了由两三块小骨头拼凑在一起的了。髌骨是什么？怎么会这样？

髌骨是人体内最大的籽骨。正常髌骨呈尖向下的三角形，扣在膝关节前方。正常情况下，髌骨发育成一个整块的骨头，但有的人髌骨外上方会出现另一块小髌骨，此种变化称二分髌，也有罕见的三分髌者。这是由于髌骨在发育过程中出现了异常的副骨化中心造成的。

髌骨外形呈三角形，下极呈顶点状，上端宽厚，好似一个扇形的贝扣在膝关节前方，后方3/4有关节软骨覆盖，上端及左右两侧有来自大腿肌肉的肌腱附着(大腿的肌肉叫股四头肌，包括股内侧肌、股外侧肌、股直肌、股中肌)。髌骨包裹于髌腱中，两侧有髌骨直韧带相连。髌骨的主要功能：一是增加股四头肌杠杆作用时的力臂，二是防止肌腱和韧带卡入关节。供应髌骨的血液，来源于膝关节上血管和膝关节下血管组成的血管丛，主要供至髌骨中心及下极内。因此，如果骨折影响到上、下血管，将会导致髌骨的血营养不良。

髌骨在出生时完全由透明的软骨构成，2~3岁时出现骨化中心，也有迟至6岁者。髌骨一般只有一个骨化中心，也可以同时有几个次级骨化中心，次级骨化中心一般在15岁左右就愈合，骨化中心一般在17~18岁完成骨化。

副骨化中心与次级骨化中心不同，它是另一骨化中心，使原本应该发育成一大块的髌骨，变成分散的两块或三块，一般副骨化中心有纤维软骨组织与髌骨中心相连接，虽然有15%可以融合而成完整的髌骨，但大多数并不闭合。副骨化中心出现的位置，最常见的就是在髌骨外上方1/4处，X线表现为两髌骨之间有一整齐平滑的分界线；其次是髌骨外侧、髌骨下极。位于中间使髌骨真正一分为二的临床尚未见到。

髌骨副骨化中心骨软骨炎综合征一般多见于11～13岁左右的儿童，而且男孩较多。一般无明显症状，但是当有创伤、骨折等引起血管功能障碍时，就容易诱发症状产生。患儿可诉膝关节痛，而以髌骨下极区内疼痛明显，用手按压此部位时，会有明显的压痛感，因为腿做屈曲动作时疼痛加重，所以患儿不敢大步走，或直着一条腿走。X线光片的正位片，常见在髌骨外上角有1个或2个椭圆形较为致密化的骨核，与原发骨化中心共同构成完整的髌骨外形。但在侧位片往往可以看到髌骨后侧的关节软骨面边缘不整齐，有似锯齿状或虫蚀样改变，少数病人有囊性改变。

本病在没有移位性骨折的情况下无须特殊治疗，让患儿少走路，同时进行股四头肌等长收缩锻炼，根据情况每日数十次至数百次不等。多数病例都能完全恢复正常，预后良好。

股四头肌等长收缩锻炼的方法如下：

①让患儿坐着，家长或他人立于孩子的患膝侧。

②家长或他人将右手放在孩子患肢膝关节下的腘窝处，左手放在孩子患肢的膝关节上，手心相对。

③让孩子将患肢的小腿抬起来，尽量将患肢伸直。

④家长或他人用左手使劲向下压患肢的膝关节，同时让患儿

主动向上抬患肢。此时家长或他人的左手与患肢形成阻抗力，患儿会感到大腿的肌肉绷紧了。大腿前面的肌肉有四条，统称为“股四头肌”。将患肢伸直时，股四头肌就被拉直了；直腿下压时，就绷着劲向下压膝，这时股四头肌就被等长度地牵拉了1次。

⑤迅速放松患肢，这时，家长或他人放在孩子患肢膝关节上的左手，会明显感到髌骨上下抽动1次。

⑥将患肢伸直、下压、绷紧，然后放松，4个动作连贯起来，为股四头肌等长收缩锻炼1次。如此反复进行，就是股四头肌等长收缩锻炼。

（2）习惯性髌骨脱位

有些小儿不太说“膝关节痛”，可是走路时可以感到膝关节无力、发软，经常摔倒。这时候家长要注意，检查一下看看，是否孩子的膝关节出现了髌骨脱位？如果出现了髌骨脱位，你会看到：孩子在屈膝时髌骨向外侧移位，可伴有弹响。这是个什么病呢？

习惯性髌骨脱位是因为髌骨经常离开膝关节窝的中心位置，滑向膝关节窝旁的一种结构异常的病。多见于儿童，所以又叫“儿童习惯性髌骨脱位”。是髌股关节不稳定中表现形式最严重的一种，多数是与患儿膝关节局部发育异常有关。部分可能与外伤有关，如创伤性髌骨脱位合并股骨外髁骨折，如果处理不当，常常也容易引起习惯性髌骨脱位。

习惯性髌骨脱位的主要症状是：当患儿屈膝时，髌骨离开股骨髁间窝的中心位置而滑向股骨外髁前方、膝关节外侧，这时从外观就可以看到膝部形态不正常。这样一来，膝关节的承受力大为减弱，从而影响正常受力的活动功能，久而久之，容易诱发膝关节的骨关节炎。当发生了骨关节炎时，轻者感觉膝部发软，行走困难；重者会出现髌骨压痛，活动明显受限；甚者，伤处明显肿胀。

习惯性髌骨脱位治疗起来很简单，伸直膝关节，用手轻轻一推就可复位，关键问题是如何不再复发。这就涉及造成习惯性髌骨脱位的先、后天问题和结构问题。

先天性髌骨脱位有以下特点：①出生时就存在髌骨脱位；②脱位是永久性的，单纯的手法不易复位；③屈伸膝关节时，髌骨一般不活动，基本固定在股骨外侧髁等；④同时常可合并有其他的先天性异常，这样的髌骨脱位不属于习惯性髌骨脱位。

先天性习惯性髌骨脱位是指既不是上述的髌骨脱位，也不是外伤或股四头肌强烈收缩造成的髌骨脱位，而是与膝关节局部结构发育异常有关的髌骨脱位。由于我们不可能直接看到膝关节的局部结构，所以只能通过 X 线检查及关节镜检查来判断局部结构异常情况。至于患儿的家长，当然不能依靠这些检查来判断，要在此之前尽可能早地发现问题，否则会延误宝贵的治疗期。那么，习惯性髌骨脱位的儿童，在平时会有什么样的异常表象呢？多数患儿在屈膝时髌骨向外侧移位，甚至完全脱出，可伴有弹响，伸膝时自然复位，因无明显的疼痛，小儿不会主动告诉家长，但家长可以观察到。如果发现小儿易摔跤，伴伸膝无力或大腿前面肌肉（股四头肌）萎缩，就一定要到医院治疗了。

为解决根本问题，就要采取手术治疗。手术治疗以年龄越小，效果越好。手术治疗不仅能解决脱位问题，还可避免继发畸形。手术基本上分 4 类：

①单纯髌骨外侧挛缩组织松解，包括关节镜下的膝关节外侧松解。

②膝外侧松解和髌骨股骨韧带重建。

③纠正髌腱力线异常的手术。

④综合前三种手术的复合性术式。

一般多采用复合性手术治疗。习惯性髌骨脱位如果治疗较晚，会出现髋、膝关节继发性屈曲畸形，膝关节骨性关节炎等，甚至影响生活与工作。

(3) 胫骨结节骨软骨炎

这也是一种与活动量大有关的疾病，与“生长痛”有相似之处，即活动量大之后出现疼痛或疼痛加重，而休息后疼痛缓解或消失。多见于 11 ~ 15 岁活动量较大的男孩。

我们知道儿童期身体骨骼正处在生长发育当中，在膝部胫骨上端存在一个第二骨化中心，即胫骨结节骨骺，对于胫骨的生长发育起到非常重要的作用。在胫骨结节第二骨化中心期（11 ~ 14 岁），正好是纤维软骨向透明软骨过渡阶段。这一骨化中心正好处于髌韧带的附着处，在膝关节活动量增大时，髌韧带频繁受到牵拉，当较为剧烈时容易引起骨化中心骨折。

10 多岁的小男孩正是顽皮的时候，整天蹦蹦跳跳，活动量很大，有时会跟家长说“膝部疼痛”，追问起来并无外伤。疼痛部位局限在膝关节下方，当上下楼梯、跑跳时疼痛明显，下蹲时疼痛加重，休息后疼痛缓解或消失。检查时可以发现膝关节前下方胫骨近端处膨大隆起，按压时疼痛加重，按住小腿让孩子抵抗阻力伸直小腿时疼痛加剧，而膝关节并无红肿。具备以上情况，就可以考虑为胫骨结节骨软骨炎。X 线在急性期显示：胫骨结节前方软组织水肿和髌腱增厚，晚期可见胫骨结节突出和游离小骨块。

确诊以后，一定要嘱咐小孩，不可以再淘气了，要注意休息和减少活动量，限制活动3～6个月可治愈。在此期间可以配合理疗、热敷等治疗，并可口服舒筋活血中成药，促进愈合。一旦骨骺愈合后，该病即停止发展，疼痛不再。但有些孩子可能永久遗留胫骨结节膨大，除略影响美观外，不会有其他后遗症。

（4）膝关节生长痛

当孩子说“腿疼”时，可是父母脱了孩子的裤子看半天也没有什么异常的，既无红、肿、热、痛的炎症反应，也无关节畸形的结构异常。正当家长百思不解，苦思苦想时，孩子又蹦蹦跳跳地跑了，腿又不疼了。可你以为没事了，孩子又跑回来跟你说“我腿疼”，这回家长可更糊涂了：这“腿疼”怎么说来就来，说好就好哪？是孩子表述不清，还是真有问题？

人们在慌乱时，常常会忽略了最主要的症状。对于一个正在发育的小儿来讲，跑、跳等剧烈运动后的膝关节、踝关节疼痛，而且检查证明没什么其他异常症状的，大多数是“生长痛”。仔细观察就不难发现，这些孩子一般是4～12岁处于发育期的儿童，而且以活动量大的男孩多见。特点是：

①疼痛是间歇性的，每次发作的时间是10分钟～1小时不等；

②多发生在下午和晚上，尤其是白天活动量过大时更容易出现，但是睡过一觉后，疼痛就会消失；

③疼痛多发生在膝关节及活动量大的部位；

④既无局部炎症、扭伤等症状，也无全身性发热、食欲不

佳、精神不振等症状；

⑤抽血化验和 X 线检查，均无异常。

这是小儿在发育过程中常见的“生长性疼痛”。生长性疼痛就是由于身体增长迅速，使骨膜和/或肌腱被牵拉而发生的疼痛。生长性疼痛可以发生于肢体的任何部位和关节。但由于下肢生长变化大，膝关节负重也比其他关节大，所以小儿生长痛的发生部位，下肢多于上肢，膝关节多于其他关节。

学龄期儿童正是天真烂漫、不知疲倦的时候，小儿在 5～7 岁左右时，体重明显增加，身高也处于迅速增长期，此时的活动量也自发地加大，所以民间有“七岁、八岁讨人嫌”，就是说此年龄段孩子的活动量已达到成人不耐承受的程度。活动刺激骨骼、肌腱、脏器功能等的发展，是一件好事，疼痛之后必有新生，少数小儿连大腿、小腿的肌肉或双侧踝部也有疼痛感，甚至有的孩子会因疼痛影响睡眠，但一觉醒来皆又恢复正常。所以生长痛不必治疗，只要注意给予适当的营养就可以了，不要对活动量大的孩子管得过多，不要过多地限制他（她）们的活动，倒是应该督促那些活动量不足的孩子多到室外去活动，孩子们的个头就是在这些“不成规矩”的活动中，不知不觉长高的，孩子们的身体也是在这些“不成规矩”的活动中强壮起来的。作为家长只需要知道生长痛是怎么产生的，同时关注一下注意事项，不要将其他“腿痛”误认为成“生长痛”就可以了。

骨骼表面生长着一层“骨膜”，这层软软的“骨膜”医学上称之为“结缔组织”，这些结缔组织中含有丰富的血管和神经，它们不仅被覆在骨质表面，而且还有许多纤维束伸入骨质内，通过骨质的滋养孔分布于骨质和骨髓，因而骨膜与骨质结合甚为牢固。那些附着于骨的肌腱、韧带，实际上是与骨膜编织在一起后才真正与骨相连的。骨在生长过程中，这些与骨相连的组织也必须顺应骨的生长要求发展，所以“生长痛”可以细化为几种因素：

①骨骼疼痛：儿童在这个时期身高增长很快，每年可长高7～8cm。构成骨骼的成骨细胞和破骨细胞由于发育成长的需要而加快分裂，会使人体感到骨头内特别是小腿骨内有特别的胀痛感。

②当骨骼细胞分裂很快时，骨膜不能立即适应这种快速生长，骨膜神经受到强烈刺激，会使人产生骨关节牵拉及胀痛的感觉。此外，周围的神经、肌腱、肌肉等相对生长慢一些的组织，都会因此产生不同程度的牵拉疼痛。

③幼儿在开始学步时，小腿的胫骨较弯曲，直立时人体的重力线不正，为了抵消因胫骨内弯造成的下肢重心不稳状态，人体会代偿性地出现一定程度的膝关节外翻。随着小儿的长大，大部分小儿依靠腿部肌肉力量，会逐渐使胫骨内弯和膝关节外翻这两种暂时性的畸形得以矫正，不会引起任何疼痛。而少数小儿胫骨内弯和膝关节外翻没有及时矫正，为了保持关节的稳定，腿部肌肉必须经常保持紧张状态，容易出现疼痛。

④骨骼的运动必定伴随着肌肉运动，肌肉运动过程中要产生乳酸，乳酸在肌肉内只有少部分被氧化，绝大部分由血液输送到肝脏，转变为肝糖原。如果运动过快、过度，运动中产生的乳酸不能及时被血液循环带走，乳酸就会堆积在肌肉内，大量的乳酸堆积在肌肉内就会出现肌肉酸痛的感觉。所以生长痛常常在白天小儿活动量大的时候出现，休息后消失。对于小儿来讲，乳酸堆

积的肌肉酸痛与骨质成长的骨关节疼痛很难分开，它们均可成为孩子认为的“腿疼”。

生长痛是小儿“腿疼”最常见的症状，但家长需要注意不要将一切“腿疼”都归于生长痛，而忽略了其他病变。如：

①儿童股骨头缺血性坏死：这是一种无菌性的，由于局部缺血造成的营养障碍性股骨头坏死性疾病，又称为“儿童股骨头骨软骨炎”，好发于小儿大腿根部的髋关节。此病以男孩为多见，多数为单侧性病变，疼痛呈逐渐进行性加重，病侧肢体向外侧旋转受限，活动后疼痛加重。患儿走路姿势不正常，常呈跛行，应引起家长高度重视，要及时就医。

②过敏性紫癜关节炎：这是因为过敏引发的自身免疫机制紊乱的疾病。患儿会有一个或多个关节肿痛，一般情况下，关节症状是与皮肤紫癜同时出现，只有极少数患儿的关节症状先于紫癜出现，所以需要注意，不要忽视，一旦出现紫癜基本就不会误诊了。患有过敏性紫癜的小儿常常伴有肚子痛，而且常在紫癜之前就出现，所以当发现小儿关节痛，同时伴有肚子痛时，要去医院进行检查。

③风湿热性关节炎：这是以链球菌为主要致病因素引起的关节炎。多是在小儿咽喉部感染后或感冒发烧后出现的症状，易出现踝、膝、髋、腕、肘、肩等大关节疼痛。患病后，关节疼痛属于炎症性反应，所以伴有红、肿、热、痛以及发热等。

儿童生长痛，一般不需要治疗，疼痛明显的，只要及时休息大多都可以缓解。每天晚上睡觉前，用热水给孩子泡泡脚，给小腿做一下局部按摩，都可以减轻症状。不可否认，生长痛与饮食中摄钙不足有关，有些小儿在这段时间会缺钙，通过补充钙剂后症状能够缓解。但临床上也看到，补钙剂对有些小儿生长痛的缓解几乎没有多大的帮助，这可能与生长痛是由多种原因造成的有关。

我们推荐学龄期儿童的补钙以从自然界获取为好，充足的室外阳光照射是调动骨对钙吸收的最好途径；牛奶、骨头汤、绿色蔬菜、虾、贝类等含钙食物，远远优于药物性钙剂，因为人体对钙的吸收，不是机械性的吞吐程序，而是整体的自主调节，即使给予过多的钙，人体未必买账，未必吸收。所以最好是通过饮食，让机体在一个自由的空间中，按照自己的要求，在满足食欲的同时，高高兴兴、轻松愉快地将钙纳入骨中。

人生的夏季——青壮年

一、青壮年骨代谢的特点

夏荣。“万物生长靠太阳”，夏季的白天是一年中最长的，夏季是万物生长最茂盛繁华的季节。我们的骨骼也是如此，春季的芳香将我们引出了室外，我们在天地间奔跑、蹦跳时刺激骨骼从寒冬中清醒过来，越来越清醒的骨骼被兴奋的躯体搞得越来越饿，而在这时，阳光将我们皮肤的某些物质转化成修筑骨骼的原料，饥饿的骨头在夏季开始了饕餮大餐。

20 岁以后的骨头，就像刚刚经历了育种、剪枝的果树，肢体各个部位的骨骼基本都经过了修正，现已定型，就等着通过饕餮大餐来积蓄力量壮大自己。20 岁以前，骨头饕餮营养主要是供给骨骼发育、整形、提高适应能力所用；20 岁以后，骨头大量吸收营养是为了增加实力、积蓄财富、提高作用力。20 岁以前的骨头，虽然长得很快，但骨皮质的厚度、密度远不如 20 岁以后骨头的骨皮质厚和密度，所以骨头的整体重量也是在 20 岁以后逐渐稳定增加。虽然 20 岁以前骨头的整体重量也是在增加，但那其中还包括骨头长度和宽度的增长，20 岁以后骨头的形态基本固定，就剩下踏踏实实地武装自己了。这种饕餮式的武装一直可以持续到 35 岁左右，之后饕餮的能力开始下降，但仍稳定在一定的强壮水平，而且当某种原因消耗储备的财富过多时，骨仍可恢复饕餮式的武装状态。因此，骨头的整体重量基本稳定不变。直至40岁以后，饕餮的能力才真正逐渐下降。也就是说，20～40岁时即是我们人生的夏季，也是骨骼生命的夏季。

在此期间，骨的致密、坚硬程度，以及骨的重量都将达到人一生中的最高值，这个最高值在医学上叫作“骨峰值”。“骨峰值”就像我们挣养老金，年轻力壮的时候，我们努力工作，积极不断地向银行缴纳养老金，等老了的时候，即使不干活，也可以有钱花。不同的是，有的人养老金很高，可以过得很富有，有的人养老金很少，过得很局促。这种差别主要源于养老金储蓄的“钱峰值”，而“钱峰值”是与个人缴纳养老储蓄金的年头及每一笔钱的数额直接相关，这是个漫长而持续的效果。我们的“骨峰值”也是如此，它需要我们在生活、工作中考虑对骨是在增值还是在减值？是否需要在业余的时间内特意为增加骨值而进行锻炼？

夏季既有灿烂的阳光和增加骨值的能力，还有暴风雨和加害骨的能力。如在妊娠和哺乳期，伴随有母体内分泌环境的变化，有相当可观量的钙从母体转移至胎儿或婴儿，妊娠期妇女每天要付出约100毫克的钙以满足腹中胎儿骨骼的发育需要；在足月妊娠过程中，母体约有30克钙输送给胎儿；完全哺乳6个月，大约消耗母体骨钙4%～6%；如此这般消耗母体的骨钙，就需要母体的肠道提高对钙以及成骨原料的吸收能力，否则将会影响母体骨的健康。如果怀孕的是一位尚未完全成熟的少女，由于胎儿和母体的骨骼同时需要成骨原料，就容易导致母体骨密度降低，使“骨峰值”达不到应有的水平。再如，现在的人们多以从事室内工作为主，二三十岁正是拼命学习和工作的阶段，很难有时间进行室外锻炼，一天拖一天，一晃几年下来，功成名就了，年龄也快到40岁了，这时才想起或才顾及补充骨质，因为已经错过了“骨峰值”的自然增长期，效果就不太理想了。

此外，青壮年劳作力量强、耐受力也强，容易忽略一些过度劳作的“痛苦”。“痛苦”是一种感觉，是随人而易的。当人感觉到“痛苦”时，就是机体对已经承受不了的劳作发出的“警告”，如果我们靠精神的力量坚持下去，这个时期的体能是可以完全做到的。但是如果反复地重复同一个动作的过度性劳作，就会造成某一局部骨骼非正常劳损，从而出现骨结构异常变化。如经常使用电脑的人容易出现颈椎病、腕管综合征；喜好体育运动的年轻人在运动过量或姿势不正确的情况下容易出现创伤性膝关节滑膜炎、膝侧副韧带损伤、膝半月板损伤；长期坐办公室的人容易罹患腰痛等。可以说这些病变都是“不该发生的故事”，因为只要你不长期或超负荷地去忍受“痛苦”，就不会发生这样的病变。忍受既是此年龄段需要培养的素质，也是此年龄段需要注意的问题，不要因为忍受而过度伤及骨骼。

二、适宜青壮年的保健运动

夏季天气炎热，草木枝繁叶茂，好比是人生的青壮年时期，此时青年人身体机能亦处于旺盛期。经过儿童少年的发育期，人体大约到25岁左右基本停止骨化过程，骨化完成后，骨不再生长，身高也不再增长，但骨的内部构造仍在变化。这一时期，青年人的一般运动能力很强，几乎可以尝试任何运动。但应采取较多爆发力和一定量绝对力量及适量耐力的练习，建议选择一些有难度的运动，这样可激发挑战性，培养耐力和协调性。例如进行多次50~100米的短跑、俯卧撑和负重蹲起等运动锻炼能更直接地对骨进行刺激，并产生较明显的效果，可防治肢体长骨近、远端和脊柱的骨质疏松。

骨密度是骨质量的一个重要标志，是反映骨质疏松程度，预测骨折危险性的重要依据。一般骨密度最高的峰值在成年20岁以后一直到30多岁，人体的骨密度在达到峰值后，会随着年龄的增长而逐年下降。这一峰值对人体钙的营养以及骨骼与牙齿的健康非常关键。如果峰值高，则在老年时不容易患骨质疏松症。青壮年期需要将骨密度维持在最高点，骨密度越高，到老年就越不容易发生骨质疏松症。这一时期，小肠对钙的吸收良好，吸收率约40%。故青壮年人在运动的同时可适当注意钙质的补充，以预防骨质疏松症。

游泳是适合夏季和青年人的较好运动方式。游泳既清新舒爽，又能锻炼身体。到了夏季，即使不会游泳的人也愿意泡在游泳池里扑腾两下。因为水的散热能力是空气的16倍，这等于说如果你体内的热量在空气中需要16分钟散发，而在水中仅需1分钟。在帮助人们消解暑热的同时，游泳也带给人们健康的身体。除了增强循环、呼吸、消化等系统的功能外，游泳对人体的骨骼也是很有益处的。游泳可以使全身骨骼都处于积极的活动状态，促进血液中的钙进入骨骼，从而预防骨质疏松。游泳能促进关节腔分泌润滑液，减少活动时骨骼之间的摩擦，润滑液又能给软骨提供营养，减缓其衰老。再者，游泳可以让骨骼肌更有弹性，提高肌肉的力量和协调性，从而更好地保护骨骼，降低骨折的风险。此外，在游泳时，由于水的浮力作用，身体的脊柱由原来的直立状态变为水平状态，大大减轻了脊柱的负担，从而有效降低了颈、腰椎间盘内的压力。而且水流对脊柱、肌肉和皮肤起着一定的“按摩”作用，这也是为什么很多运动员骨骼受伤或腰肌劳损者选择水疗的重要原因。

青壮年在运动中一般会出汗，特别是在夏天气候炎热之时，会大量损耗体内液体，从而使运动者的气力、速度、耐力及心脏的输出能力有所减弱，大量脱水还会导致抽筋。所以在运动前1个多小时和运动中要饮用一些液体，不要等口渴才喝。但在运动结束后不宜大量饮水，因为会加重循环系统、消化系统的负担，特别是增加心脏负担，而且由于出汗更多，还会使盐分进一步丧失。运动后也不宜洗冷水浴，因为运动后，皮肤毛细血管正处于散热的扩张状态，会因突然过冷的刺激而关闭，导致体温调节失控，从而引发其他疾病。

三、青壮年颈肩腰腿痛就医时的注意事项

青壮年对自身的颈肩腰腿痛，不在意或是怕耽误时间而延误治疗的不少。希望大家在阅读本章节后能在生活、工作中重视起来，做到预防为主，有病要及时治疗，以防促成“养虎为患”的结果。

青壮年虽然为颈肩腰腿痛跑医院治疗的不多，但因头晕、胸闷、心慌、手臂发麻等跑医院治疗的不少，如果我说这些很有可能与骨有关系，你可能很不服气，“这挨得上吗?”如果我说这些很有可能与颈椎有关系，你将做何反应呢?

临床中我们经常听到年轻人来诉说，“医生，我转头时会出现头晕的感觉”，“医生，我入睡时很难，总是觉得枕头不合适，醒来还常常落枕”，“医生，我总感觉咽喉部位有东西，咳也咳不出来，咽也咽不下去”。可是当医生说“你去检查一下颈椎吧”，

这些人会将眼睛瞪得大大的，异口同声地说："什么？检查颈椎？我不是来看颈椎的！"然后，在医生的百般解释之下，很不情愿地去拍摄颈椎 X 光片。实际这些患者中，多半患有不同程度的颈椎病，可是他们并不知道自己的颈椎有问题，因为他们并没有感到颈部痛。他们多是反复去医院，不断更换治疗医生，不厌其烦地向每位医生述说自己的痛苦，因为这些"小病"实在太烦人了，能吃能动就是不舒服，是别人看不见、自己也难以说清楚的不舒服，虽然按医生的交代服用了一些安眠的药、补气血的药，治疗"梅核气"的药，可是并没有明显好转。他们白天迷迷糊糊，晚上又睡不踏实，辗转反侧总觉得枕头不对劲，可是换了几个枕头还是解决不了问题。唉，真是烦死了！不要说患者了，一些经验不足的医生也想不到这些症状会与颈椎有关系，但是只要我们略想一下颈椎与咽部、头部的解剖关系，这个问题就迎刃而解了：颈椎位于咽喉的后壁，它们之间仅相隔一些薄薄的筋膜。因此，不仅咽部的感染、肿胀可以影响颈椎，颈椎的病变也可以影响咽喉。颈椎生理曲度的改变、颈椎部位的骨质增生、颈椎椎间隙变窄，等等，都将使由此通过的神经和血管受影响，从而引发到这些神经和血管所支配、管辖部位的病变。

随着汽车和电脑的普及，患颈椎病的人越来越多，青壮年工作强度大，尤其是整天工作在大厦中的白领们，阳光见得少，电脑见得多，运动时间少，熬夜时间多，这都是容易引发颈椎病得因素。所以当出现症状后，不要只想到去看内科，尤其是当内科检查后认为没有什么问题时，不要忘了去骨科检查一下。

曾有一位 36 岁的男性患者，来我处治疗时主诉是"胸闷五六年，尤其夜间胸闷明显，伴心情烦躁"，并且告知几乎跑遍了北京各大医院，曾作过多种检查，如心电图、脑电图、肝胆 B 超、胃镜检查等，至今未有明确诊断，所以今天只得来求助于中医了。我们通过中医的检查手法，怀疑与颈椎有关系，建议去检查。当时患者很是不情愿，但检查结果证实确实与颈椎有关。随后我们请来正骨医生一起配合治疗，在正骨医生第一次治疗后，患者就感觉胸闷明显好转，心情也舒畅多了，治疗了一个半月后，症状基本消失。另一位 38 岁的女性患者，因时常恶心、呕吐到某院治疗，检查脑电图、心电图、腹部 B 超等均未见异常，后转到我处就诊。我们通过中医的检查手法断定与颈椎有关，将其转到专科医院，专科医院仅凭问诊就已明确其患有颈椎病，后经检查确定是第 3、4 颈椎错位并压迫脊髓所致，经手术治疗而痊愈。这样的例子有很多，不过一般大多会伴有手麻、头晕与转头有关、颈部不适等明显的颈椎病症状，像上述那些病例，自己不曾感到颈椎不适的患者比较少。还有，医生一般是先根据患者的主诉进行问诊，然后再根据自己的判断来问诊，如果患者在主诉时无意地回避了颈椎问题，那就很容易出现误导作用。如上述女性患者实际已经出现了时而会有尿失禁的现象了，可是她自认为与病无关，又羞于出口而从未主动说过，当专科医生根据自己的判断问诊时，她才突然醒悟，手麻、心慌、头晕、憋不住尿等症状都曾有过，只是自认为“那都是不重要的小病”而没说，所以误导初诊的医生关注内科病变而忽略了骨科病变。这就提醒我们，在就诊时要配合医生认真查找症状出现的原因，尤其是当出现一些自己感觉痛苦却检查不出来毛病时，不要忘了检查一下颈椎、腰椎、胸椎等脊椎结构。

此外，不要太不在乎自己的小毛病，特别是在向医生叙述病情时，有可能你认为的小毛病正是医生需要的大证据。如有一39岁女性患者，因颜面时常发红影响美观来就诊，当问及颜面发红时是否对称，两边耳朵有没有不一样的感觉，有没有手麻等其他症状，她回答“就是脸阵阵发红，没有其他不舒服的感觉”。但检查结果显示，颈椎确实存在一侧椎管狭窄。当再问及时，她说“我只想快点将脸红治好，没想到这还与颈椎有关。其实我知道是一侧脸红，并且一侧耳朵鸣、手麻，可是我认为那都是小毛病”。还有，一些患痤疮、黄褐斑的患者非常心急地来找医生，当医生询问病情时她们会避轻就重地陈述那些医生一看就知道的病变，而不愿意多说那些在她们看来是“小毛病”的问题。虽然说这些病变与性激素有关，但治疗期间的药效和皮肤恢复时间的长短都与颜面的血液循环有关，颜面皮肤的免疫状况也与颈神经、血管有着千丝万缕的关系，而且如果颈椎不好，影响到睡眠或睡眠质量，也会成为患痤疮、黄褐斑的间接因素。如果能及早与医生沟通病情，不仅可以合理地治疗你最关心的疾病，还可以去除患病的隐患，取得一个较好的、稳定的疗效。

四、青壮年容易出现的颈肩腰腿痛

1. 落枕

落枕是常见的颈部软组织损伤之一。落枕常发生在睡醒后，突然发现颈部不能随意转动，感觉局部强直、胀痛，或头歪向一侧，颈项活动受限，转头时常与上身同时转动，一旦想恢复正常转向时，颈部即发生剧烈疼痛，常伴有头痛、肩痛等症状。虽说任何年龄都有发生落枕的可能，但临床所见以青壮年发病居多，这可能与青壮年累过度有关。引起落枕的原因很多，概括起来有以下几种：

①睡眠姿势不好，而睡眠又过沉：这种情况常发生于小孩和青少年。这是由于沉睡时颈部肌肉放松，颈部失去肌肉张力的保护，如果此时颈椎关节向一侧过度侧屈，那么就会使过伸的对侧关节囊、韧带受到长时间的牵拉。睡醒后，被长时间牵拉的颈部软组织尚处于损伤状态，所以难以完成正常的活动要求。

②睡眠时枕头过高或过低：无论枕头过高或过低，都可导致入睡时颈部软组织长期处于过伸或过曲，造成过度牵拉部位的肌肉等软组织出现血液循环障碍，致使局部软组织缺血、缺氧，甚至水肿、渗出，无论是缺氧还是水肿，都可刺激局部肌肉痉挛，因此颈部不能随意转动。

③睡眠时受到寒凉刺激：寒凉刺激可导致局部血液循环发生改变，如毛细血管收缩、局部代谢减慢等，从而引起局部肌肉痉挛。这种现象多发生于夏季，尤其是炎热的季节，人们喜欢开着空调睡觉，当空调的冷风直吹到颈部时，很容易发生落枕。

④颈部软组织劳损：这是很多年轻人反复出现落枕的常见原因。随着电脑的普及，我们在学习、工作、娱乐时都长时间保持坐位姿势，久而久之就会产生颈肩部的慢性积累性劳损，颈肩部肌肉粘连，平衡失调，肌肉之间的调节能力下降，该伸的伸不全，该屈的屈不到位，结果所有的肌肉都得不到应有的休息，从而适应能力下降，略微的体位变化就会引起劳累的肌肉出现痉挛，所以在睡眠时，一旦不小心没摆正脖子，就会出现落枕。此落枕有个明显的特点，就是反复出现。

⑤颈椎病：这种情况常常发生于中老年人，因颈椎的骨骼结构已经存在问题，颈椎两侧的软组织很难逃脱牵连，所以不要说

睡醒后容易出现落枕现象，就是平时某一个不注意的动作，都可引起落枕样的反应。

如果是偶尔落枕，不用治疗也可以在一周左右自愈，但如果是经常落枕，就要引起高度注意，要及时到医院就医，查清原因，以便有针对性地采取治疗措施。

推拿按摩为本病的首选治疗方法，尤其对小关节紊乱的患者，手法治疗往往立竿见影，一次而愈。

对于因寒凉刺激而导致的水肿明显的患者，一般不采用按摩治疗，因为按摩有时会加重病情，这时选用拔罐治疗效果较好。疼痛较轻者以休息来缓解病痛即可，也可采用热敷、中药离子导入及针灸、艾灸等来加速痊愈。疼痛严重者，可以服用芬必得等抗炎止痛药物，以缓解肌肉痉挛造成的疼痛。

对于颈部软组织已经出现粘连、瘢痕、挛缩等病理改变的患者，可以考虑采用局部微创手术治疗，如小针刀剥离术等。

落枕一般也存在康复治疗的问题，但对于反复发生落枕者，应考虑患者本身是否存在颈部软组织劳损、肌肉协调性下降等情况。有此情况的患者，在临床治疗后，一是应继续治疗软组织疾患；二是应在医生的指导下，加强颈部肌肉的运动锻炼，只有经过较长一段时间的康复治疗，这部分患者才能真正达到治愈的目的。

对于如何预防落枕，主要是使睡眠枕头的高低适宜。一般来讲，枕头的高度应符合个体的颈椎生理曲度，以中间低，两头高的枕头最好，枕芯应选择质地柔软，通气性能好的充填物。同时养成良好的睡眠姿势，可平卧或侧卧位，平卧时，最好在腘窝下垫一适度的枕头，使膝关节稍屈曲。当然，若患者本身患有颈部软组织疾患而反复发作落枕的话，治愈软组织疾患是预防落枕的根本方法。

如果注意上述问题后，仍反复出现落枕，就要通过影像学检查，看看颈部是否伴有其他病变，如：颈椎生理曲度是否变直或消失？是否有半脱位现象？颈椎的椎间盘是否突出？椎体边缘是否有增生？等等，并针对颈椎的病变进行相应的治疗。

2. 颈部疼痛

颈部疼痛是现代人的常见病症，无论男女老少几乎都患有或曾经患有不同程度的颈部疼痛，具有普遍性。对于年轻人需要注意的是，不要忽略颈部疼痛或不适，因为颈椎生理曲度的改变、椎体之间位置的改变是导致颈部骨质营养不良的基础因素，而这些变化既可因年轻时不正常的劳作姿势造成，也可因不知道如何保护颈椎所加重。所以防治颈椎病要从年轻时认真做起。

（1）颈部小关节脱位

颈部小关节脱位是最早期的颈椎病，在临床上极为常见。本病最早的损伤可能只是颈部肌肉的过度紧张，随后可出现椎体移位、小关节脱位，甚至出现颈部椎间盘退变等。

颈部小关节脱位的发生，主要与长期低头或颈部不良习惯姿势有关，多见于从事伏案工作的职业人员或长时间使用电脑的人员。由于女性肌腱力度小于男性，所以在此类人群中，又以女性多见。

颈部小关节脱位多在夜间或晨起时发病，由于症状较轻，又有自然缓解和反复发作的倾向，往往容易被人忽略，以致反复发作使病情加重。大量的临床观察证实，不少反复落枕的病人即属于此种改变，此病实际上是颈椎病的最初阶段，也是治疗最为有利的时机，但多因重视不够，而错失最佳的治疗时机。

颈部小关节脱位早期患者常常感到脖子容易疲劳，不能持久地看书、写作、看电视等，否则颈部就酸痛难忍；如果坚持下来，过后会感到枕后部胀痛、颈项强直、肩背板硬，并且常常伴有上肢无力或上肢疼痛、酸麻不适，但颈部活动时并不加重。久之患者常常感到似有落枕的现象，如有的病人自诉晨起后“脖子发紧”“发僵”，活动不灵便或活动时颈部有响声；或常诉颈肩部及上背部酸痛，有的虽然轻微，但治疗总是无效或反复发作，有的疼痛剧烈不敢触碰颈肩部，较重者颈部前屈后伸旋转侧偏等均感困难；部分患者颈部疼痛伴有一过性上肢放射性疼痛和麻木；部分病人可出现反射性的头痛，头痛常见于顶枕部和颞部。

但当你去做检查时，往往得到的是“没有什么问题”，因为此时的X线片尚无明显异常，部分较严重的患者，在颈椎侧位片上，可以见到颈椎生理曲度消失、变直，甚至反折；在侧位功能位片上，可以见到轻度梯形改变或屈伸活动度过大。

颈部小关节脱位的治疗，以推拿、按摩、整骨为主，具体的治疗方法可参照落枕。

（2）神经根型颈椎病

当颈型颈椎病没有得到适当的治疗，继续发展影响到周围的神经后，就很容易出现在此经过的神经所支配部位的肢体出现麻木、疼痛等症状，甚至这些麻木、疼痛症状比颈部本身的疼痛还明显。这种伴有颈神经受影响的颈椎病，就叫“神经根型颈椎病”。神经根型颈椎病是颈椎病系列病变中的一种类型，也是颈椎病中最常见的一型，发病率高，约占颈椎病的60%。

颈椎病是颈椎退行性改变引起的系列症候群的总称，根据病变部位和程度的不同可分为不同类型，如神经根型颈椎病、椎动脉型颈椎病、脊髓型颈椎病等。神经根型颈椎病是指伴有颈神经受刺激的颈椎病，一般是因为颈椎间盘及骨赘向颈椎后外方突出，刺激或压迫了相应位置的颈脊神经根。该病多见于下部颈椎，尤其是第 4 至 7 颈椎段，以往患者多数在 30 岁以上，现在有年轻化的趋向，应该说与现代人的生活及劳作习惯、颈椎自身的健康状态以及颈椎病的发展趋向有关。

颈椎病是一个持续存在的自然过程，随着退行性改变的程度、形态不同，可有不同的表现，如早期的颈型颈椎病，后期伴有骨质性的颈椎病和神经根压迫型的颈椎病。虽然我们从字面上可以将颈椎病分为各种形态，但实际中这些分型常常是混在一起，因为颈椎病的退行变化是与年龄、生活习惯、劳作姿态等相关的持续存在过程。

所谓退行性改变，是用于一切具有生、长、壮、老发展过程生物的词汇，是指当这些生物进入老化时的形态变化。这样讲的话，颈椎病不是应该属于老年人专有病变吗，可为什么我们见到的颈椎病患者多是些年轻人呢？

因为骨质的退行性改变不是只随着年龄的改变而改变，更重要的是与局部血液、营养液的滋润有关，当我们的体位不正常，影响到局部骨质的正常生理的发展，而这些非正常的改变是与局部的血液、营养液滋润不足有直接关系，故谓之“退行性改变”。

我们的颈椎有 7 块，他们像 7 个算盘珠一样摞在一起。但不同的是，在算盘珠与算盘珠之间有如橡皮垫一样的椎间盘。椎间盘本身就少有血液、营养液滋润，所以当体位不正常时，这些平时就容易被挤压而缺少血液、营养液滋润的椎间盘，就因为得不到滋润而更易老化。

一般当脊椎椎体骨生长发育停止后，椎体之间的椎间盘就开始缓慢老化，首先是组成椎间盘的纤维环、髓核开始变化，使椎间盘本身的抗压力、抗牵引力、稳定椎骨间的平衡等功能降低，导致颈椎的稳定性降低。接着其周围的韧带、肌腱，为了代偿椎间盘的不稳定而时时加大自己的伸缩力，付出了超常的劳累。同时，由于超常伸缩，必然难以得到血液、营养液的正常滋润，随之颈椎周围的韧带、肌腱也出现了退行性改变。韧带、肌腱的退行性改变，加重了平衡失调，致使颈椎骨间松动。

颈椎骨间松动刺激椎体，紧贴在椎体骨边缘的软骨就发生硬变以加强颈椎的稳定性，这些颈椎增多、硬变的软骨被称为“骨质增生”。换言之，骨质增生性颈椎病是椎体受到椎间盘退变又受到韧带、肌腱松动所致的滑移不稳后，与椎间盘关系密切的软骨面受到滑动刺激后产生的反应。可见，这种反应的实质是积极的保护作用，所以不能完全认为是病态。但是当这些增生变硬的软骨肆无忌惮地到处乱长，长到神经穿行的椎间孔（这个孔是由上下椎弓相扣合时出现的间隙而形成的）中，占据了椎间孔的空间，挤压了在此通过的神经根，或者长到脊髓穿行的椎管中，占据了椎管的空间，挤压了在此通过的脊髓及神经束，就将引起严重的后果。挤压了神经根就叫神经根型颈椎病，挤压了脊髓就叫脊髓型颈椎病。

可见，因为每个人生活条件、生活习惯、劳作姿势不同，颈椎骨的发育趋向不同，老化退变的表现方式也不同，有些人在这个退变的过程中可能没有任何症状，也可能偶然出现轻微表现。不过这种骨质退变的现象，从开始退变到有症状出现，大约需要

10～20 年的漫长过程，所以几乎都是中老年人。对于此类颈椎变化，如椎间隙狭窄、骨赘形成、椎间盘膨隆等，虽然脊椎骨都有不同程度的骨质增生，并不能算是病，只要这些变化尚不足以影响正常生活，一般均不需要特殊治疗。但当年轻人出现上述症状就要十分注意，尤其是出现椎间盘突出、椎间孔狭窄时，要积极配合治疗，否则一旦发生脊髓或神经根受压症状，极易造成神经性活动障碍。

颈椎病是国际性病变，在各国都是临床多发病，其发病率成人占 60%，在某些职业中甚至高达 90% 以上，近年来，呈不断增长和年轻化的趋势，给年轻人带来很大痛苦，给社会带来很大负担。对此，有学者说，20 世纪 80 年代我们面临腰背痛的挑战，今天则是我们向颈椎病挑战的时代。颈椎病发病的高危人群有以下几种：

①长期坐姿工作者：人原本是野外站立劳作者，随着文明的进化，人越来越趋向于室内坐着工作，可是人类骨骼的进化远没有人类文化进化得那么快。人在站立时，脖子像天鹅一样向有个弯，即向前面凸出呈略弯的 C 形。当坐着工作的人，又需要低头时，颈椎那个向前凸出的弯就消失了，甚至反过来向后弯曲。原本向前弯曲的颈椎，一旦变成向后弯曲，不仅椎体间的椎间盘受到异常的挤压，而且椎体周围的韧带、肌腱都将受到异常的牵拉，长此以往，局部自然出现退行性病变。具有此种危险的人群有：电脑操作员、打字员、文字工作者、教师、会计、科研人员、驾驶员、化验分析员、办公室人员等。

②不良生活习惯者：下棋、玩麻将、打扑克都需要低头，加上人在精神紧张的时候感觉容易迟钝，几个人凑在一起玩起来，

时间很快就在不知不觉中过去了，只记得玩得痛快与否，根本就想不起来那脖子已经向前弯了多长时间，颈后肌肉和韧带组织超长时间被牵拉，自然容易引起劳损，从而导致颈椎病。此外，一些喜欢玩游戏机的青少年也常常患有颈椎病，这是因为他们在玩游戏机时太专心致志了，头不抬，眼不动，长期保持着固定姿势，使颈部伸颈肌一直处于持续紧张状态，久而久之，使颈屈、伸肌平衡失调，进而导致脊椎失衡，最终引发颈椎病。

③有外伤史及颈椎先天性畸形者：因外伤导致颈椎损伤或患有颈椎先天性畸形者，是颈椎病的高发人群。需要强调的是，有些人并不知道自己的颈部外伤或不知道轻微的颈部外伤会造成颈椎病。现在的人们崇尚运动，尤其崇尚那些有一定技巧、风险的运动，在这些运动中难免会有一些磕磕碰碰，同时也不可避免地伤及颈椎。轻者，随着其他伤痛的缓解，颈椎的伤痛也消失了，但常常会留下不明显的隐患，比如在下次运动中，一个过大的动作就会让你感到头晕、头痛或颈痛时，就要注意是否与以前的外伤有关。另外一些人，虽然知道自己颈椎曾受过伤，但平时并不注意采取适当的保护，也往往会加速颈椎病形成。

颈椎病一旦形成，就需要根据 X 光片及临床症状、体征来判断病变要点，以便根据具体情况采取针对性的治疗。因此，我们必须对此有所了解。

①椎间盘突出：椎间盘被夹在两节椎骨之间，外周有环状纤维韧带包裹着，中央有一团胶状物质叫髓核。椎间盘突出的发生，多是作用于椎间盘的压力突然增加，致使髓核离开中央区，向周围的某一部位突出，这种力量常常将包裹它的环状纤维顶裂，但一般不足以将包裹脊柱的韧带顶裂，此时的髓核像被关在

屋里的小孩，从门缝探出个脑袋，但又不能出来。在颈椎出现退行性变时，颈椎整体的稳定性下降，不仅头颈部轻度的外伤可以造成椎间盘突出，就是常见的慢性劳损，甚至咽喉部的炎症也可造成椎间盘突出。

一般颈椎间盘突出，容易向后方或侧后方突出。当髓核通过环状纤维的裂隙向后方突出时，则直接顶着后纵韧带向后隆起，隆起的后纵韧带占据了脊髓穿行的椎管，如果压迫到脊髓，就会出现下肢无力、小腿发紧、迈步困难、走路不稳等症状，可以是双侧下肢，也可以是一侧明显。当髓核通过环状纤维的裂隙向侧后方突出后，隆起的组织占据了神经穿行的椎间孔，挤压或刺激脊神经根，则出现与该脊神经根分布区相一致部位的感觉、运动及神经反射障碍等的临床症状，临床称之为“神经根性症状”。当然，如果突出物即挤压了神经根，又挤压了脊髓，那两种症状会同时出现。

②颈椎间盘脱出：如果髓核将后纵韧带也顶裂了，那它就可以直接进入椎管内。因为椎间孔是由上下颈椎椎弓的凹缘相扣搭而成的，所以此处空隙大、约束小，获得自由的髓核很容易就跑到此处，造成“神经根性症状”。少数获得自由的髓核，在后纵韧带裂口处形成粘连，还有的被卡在后纵韧带与脊髓之间。时间一长，原本胶状的髓核弹性下降、硬度增高，对脊髓的影响会越来越大，随即会出现相应的锥体束征。所谓锥体束征，是指因为锥体束病损，失去了对脑干和脊髓的抑制功能，从而在检查时出现踝和踇趾背伸的病理反射现象。

③颈椎骨质增生：椎间盘发生退行性变后，随着变性的髓核突向后纵韧带下方，有可能引起韧带连同骨膜与椎骨间的分离而

形成间隙。随着间隙内血肿的机化、钙盐的沉积，最后形成突向椎管或突向椎体前缘的骨赘，这个骨赘就是被我们称之为“骨刺”的东西。

同时，在髓核变性后，由于椎间盘间隙内的压力增高，对周围的前纵韧带或后纵韧带等形成牵引，此种牵引力可以直接刺激局部而形成骨刺，尤其以活动量比较多的颈4~5、颈5~6和颈6~7最为多见。

此外，骨刺还容易形成于椎体侧后方和钩椎关节部位。椎体后缘的侧后方是脊髓与含有脊神经根的套袖状的结构，由于此处间隙较宽，所以在此位置长骨刺，症状一般较轻；不过，如果骨刺长在这个套袖状结构的前壁处，由于紧挨脊髓，容易出现神经性反射，所以在骨刺形成的早期即可出现症状。在钩椎关节的外后方为颈脊神经根穿过的椎间孔，此孔与椎体矢状径呈45度角。其前内壁为钩椎关节，后壁为小关节的上关节突，上下壁均为骨性的椎弓根，并于出口处形成前结节与后结。因此，凡造成钩椎关节、小关节及软组织水肿、充血、炎性渗出等各种占位性病变时，均使此管道狭窄而刺激与压迫脊神经根造成症状。所以，此处骨刺形成的早期也可出现症状。

上述颈椎的各种变化，通过影像学检查可以显示出来。一般先要拍摄颈椎的正、侧及双斜位X光片。根据颈椎不同的变化，X光片可有不同的显示。如颈椎生理前凸减弱或消失，甚至出现反弓；椎间隙可变狭窄，可有梯形变；椎体边缘可出现骨刺；椎间孔可变小及钩椎增生；以及韧带钙化等。必要时可进行CT或MRI检查，CT能从横断面上了解颈椎的病变情况，MRI可以从前后、侧位及横断面三个方面了解颈椎的病变情况。

临床上所见的患者，以往多在30岁以上，近来有明显的年轻化现象，应该说与电脑的普及有一定关系。颈椎病一般是起病缓慢，病程长，反复发作。轻度时，可以通过按摩、整骨、牵引等来解决，但因常被忽略而失掉治疗时机；中度时，靠保守治疗是有效的，但需要长期坚持治疗和平时的护理相配合，有些人往往不能做到，而因手术治疗风险大，权衡利弊后往往医生也不赞成手术；重度时，尤其是出现脊髓压迫症状后，往往不得不进行手术治疗。所以关注颈椎病的脊髓及神经受累情况是非常必要的。

根性神经痛的特点是：

①疼痛和麻木的范围与受累椎节的脊神经分布区域相一致。多为单侧，也可为双侧。

从颈椎出来的神经主要分布于病侧头、颈项、肩背、上肢和手部，所以疼痛和麻木也主要在此范围。当颈部活动于某一姿势时，则症状加重。颈部疲劳和枕头不当等都可使疼痛加重，头颈部的活动或某种姿势、体位的改变，往往能加重或缓解疼痛，并会引起突然窜痛。此外，将头歪向一侧后，垂直地略按头部，因力量从头部传挤压神经病变部位，病变部位就会出现明显的疼痛感及麻木感。

上段的颈椎病变，多伴有明显的颈部发僵、疼痛、压痛、活动受限，有些病例伴有头痛、头晕、视物模糊、耳鸣等。

下段的颈椎病变，其神经分布于前臂和手指，所以病人常常感到前臂和手指处麻木。

②病人手、颈部活动到某个姿势时突然疼痛或麻木加重，或当病人采取某个姿势时疼痛或麻木加重。

③疼痛表现为钝痛、灼痛，或隐隐作痛，或触电样麻痛。个别急性发作者，疼痛剧烈，以至病人坐卧不安、夜不能眠，甚至以头和手向墙壁撞击。

麻木的程度各有不同，有的仅手指尖部发胀、发木，严重的手、前臂、上臂、肩背部和头颈部都可出现麻木区，麻木可在夜间加重，麻木的同时往往伴有酸痛不适的感觉。

此外尚有过敏、感觉减弱等异常症状。由于病变部位的感觉迟钝，在病变的部位进行针灸或拔罐时要注意，以免烫伤。

④根性肌力障碍：受累范围也仅局限于该神经所支配的范围，早期表现为肌张力增高，但很快就减弱，患肢及手握力减弱，手中握物有突然失落现象，多伴有肌萎缩征出现，尤其在手部，可以明显看到手掌中的大鱼际肌、小鱼际肌以及骨间肌萎缩。

颈椎是人体脊椎的一部分，颈椎的曲度改变，会影响脊椎整体的曲度；颈椎管内有脊髓和神经，颈椎的退行性病变，会影响脊髓整体的功能。预防颈椎病不仅要时时需注意自己的体态，还要注意养成好的作息习惯：

①不可以在颈部过于劳累的状态下工作、看书、上网等，如果长期在颈部劳累的状态下工作只会导致颈部劳损更严重。注意劳逸结合。

②要有充足的睡眠，睡眠充足可以消除颈部疲劳。

③防止颈椎的损伤，做好劳动、运动、演出前的准备活动，防止颈椎和其他部位的损伤。

④防止颈部受风受寒。冬季外出要用围巾保护颈部，夏季避免电风扇或空调直吹颈肩部。

⑤纠正不适当的睡姿，调整合理的睡眠姿势，选用高低合适的枕头，建议睡硬板床。

⑥保证良好的坐姿。

⑦加强锻炼，增强体质。学学“太极拳”或中医的“导引按跃”“五禽戏”等，均是强身防病的好办法。

总之，要避免长时间低头伏案工作、学习，经常抬头仰望天空，配合按摩和热敷，可以有效地改善症状，并防止颈椎病的发生、发展。

（3）颈椎不稳症

有些人坐车时特别怕车走走停停，停停走走，没有几个来回，这个人就晕了，甚至出现恶心、呕吐等症状。说是晕车吧，也不像，因为如果是晕车，下了车就会明显好转，可这些人，不要说下车后不能明显好转，甚至几天后仍不敢动脖子，一动脖子就不好受。这可与晕车明显不同了，很可能是因为颈椎椎体间的稳定性出现了问题，临床上称之为“颈椎不稳症”。

“颈椎不稳症”的患者，是在正常的生理状态下，颈椎在前后位方向上出现了位移，对相邻的脊髓和神经产生刺激，从而出现了相应的临床症状。“颈椎不稳症”形成的原因很多，除颈椎本身发育缺陷外，常见的原因有颈椎退化性改变和急性颈部外伤所致。随着年龄的增长，机体出现老化，当颈椎间盘变性后，其退变节段之间间隙变窄，前后纵韧带松弛，颈椎活动时，椎体可出现向前或向后的滑动，出现“颈椎半脱位”。

非外伤性颈椎半脱位均存在颈椎的椎间盘功能不全的基础，也就是说颈椎半脱位是在颈椎不稳的基础上发生的。颈椎病无疑是颈椎不稳因素之一，尤其是当颈椎周围的软组织不健康时，就如同一串算盘珠摞在一起却没有固定的绳索，只要一晃动，这样的算盘珠即使不倒也得歪。颈椎半脱位就是当颈椎椎体之间处于不牢固状态时，有外力作用于颈椎，使颈椎发生摇晃后，上下颈椎发生了轻度错位。

颈部外伤是造成颈椎不稳的另一常见病因。随着社会的发展，特别是高速公路的发达，汽车被人们普遍使用，颈椎半脱位患者明显增多了。因为即使你的颈椎没问题，突然一个外力作用于颈椎后方或前方，当这个力来得过于突然或过大，仍会造成颈椎半脱位。如我们在开车或乘车时，另一辆车突然从后面冲撞上来，或我们突然冲撞到前面的车上，或突然急刹车时，都容易造成被颈椎半脱位。特别是乘坐公共汽车时，空间大，每个人的固定性差，又看不到前方路况，每一次刹车或急速减速时，行车运动中的突然加速或减速，都会因为惯性的存在，使我们的头与相对固定的身体之间的惯性减速不同，这两个不同的速度在结构最薄弱、最细的颈部交错，瞬时即可出现颈椎半脱位。由于在这种状态下形成的颈椎半脱位，很像挥鞭时鞭子在空中打折的现象，所以临床上也就形象地称为“挥鞭样损伤”或“甩鞭样损伤”。

当高速行驶的汽车紧急刹车时，躯体因相对固定并随车骤停，而头部却因惯性仍然向前冲击，使颈部处于过度屈曲位，可造成颈后肌肉损伤。肌肉一旦损伤，固定力量下降，很容易出现关节半脱位，甚至关节囊、纤维环撕裂。至此，损伤并没有停止，这些破坏性的刺激使颈后肌肉突然收缩以将过屈的头拉回来，这种回抽的力量足可以使颈前组织损伤。也就是说，颈部“甩鞭样”的一抖动，可以使颈前、颈后的肌肉和组织受到损伤，甚至撕裂关节囊和韧带。反之，当车静止时，车猛然前进，尤其是遭遇后车撞击时，车从静态骤然变为前进的动态，颈部仍然会在“甩鞭样”的作用下受伤，只是初始动作的方向相反而已。

此外，由于初始动作一般是在无准备下发生的，比下面紧接着的保护动作伤害性要大些，所以车猛然前进时的危害，可以引起颈部后关节损伤。其次，颈后部的韧带、肌肉等软组织损伤，以及关节囊撕裂、小关节松动和不稳等，如果得不到足够的制动（人为地强行固定不动），使其得以修复，可留下颈椎不稳的隐患，也可造成“迟发性颈椎不稳症”。

颈椎半脱位一般较多发生在第四、五颈椎。如果损伤的暴力比较小，仅仅是小关节周围的滑膜被卡在关节间隙中，颈部软组织保护性痉挛，出现颈部疼痛僵硬等活动障碍，这种情况治疗就很简单，只需手法调整一下，使被卡住的滑膜从关节间隙弹出，所有不适即可迎刃而解。如果损伤导致关节囊、关节韧带等组织结构撕裂，出现头颈部持续性钝痛，用手指压颈部周围软组织时感觉疼痛剧烈，疼痛的部位很深，这就需要较长时间的恢复。症状比较轻时，主要表现为头颈部疼痛，疼痛往往不是在受伤后立即出现，而是在 24～48 小时后出现并逐渐加重。一般初期为头颈部胀痛伴沉重感，同时颈部活动明显受限，这是由于颈部肌肉的痉挛而引起的。如果伤及神经，除头痛外还会出现耳鸣、眩晕、眼痛、流泪、恶心等症状。如果咽后壁有血肿，可出现吞咽困难等症状。后期反应不再激烈，上述症状会减轻，但仍可不时出现。也有人可伴随健忘、焦虑、注意力下降等精神症状。

颈椎半脱位的发病原因明确，结合影像学检查，因此诊断比较容易。但颈椎结构复杂，有脊髓、重要的神经、血管等组织通过，当颈椎的关节位置发生变化，就有可能影响到这些重要的组织，出现各式各样的症状，需要我们认真判断。

在轻度的损伤初期，一定要躺在床上休息，配合颈部牵引及药物治疗，这是很重要的恢复环节，卧床休息到不到位，决定着以后治疗和调养能否到达预期的结果。躺在床上休息的目的，是给受到伤害的部位一个良好的自我修复环境，就像皮肤被刀划了个切口，要是不停活动切口，切口两边的皮肤就不可能愈合，即使愈合也会留下疤痕。同样的道理，颈部的肌肉、韧带、滑膜等组织损伤的修复也需要一个相对静止的环境。通过静养使疼痛缓解、组织修复，然后再起床。损伤严重的起床后还需要在颈部加带一个围领，以约束颈部的活动。通过静养，一般均可恢复到理想的结果。严重者需要进行慢性恢复期的治疗，如进行颈部功能康复锻炼、理疗、推拿按摩、针灸等。

在此需要强调的是，颈椎半脱位的真正危害，还不止于容易造成日后不稳，而是骨质增生。由于椎体间的这种不稳持续存在，椎间盘上下方椎体必然通过骨质增生来增加椎体间接触面，通过增加椎体间接触面来增加稳定性，所以骨质增生是必然的保护性修复。可是骨质的增生只考虑颈椎自己的稳定性，它不会考虑其他组织器官的利益，增生的骨质可向内占据椎管，使椎管变窄，严重时压迫从椎管通过的脊髓，造成脊髓慢性损伤。如果增生的脊椎向两侧占据了神经通行的椎间隙，使神经受压，就会出现恶心、多汗、流泪、唾液分泌异常、咽干、颜面潮红、心慌、皮肤感觉出现过敏或感觉迟钝等症状，如果占据了椎动脉的通道，会在抬头或扭头看东西时，出现眩晕，甚至短暂的意识障碍等症状。

重度损伤并伤及脊髓和神经者，临床症状要明显的多，要及时去医院，由医生根据情况酌情处理，不可掉以轻心。

3. 手腕、手指疼痛

随着电脑的普及，“点击”已成了我们生活中频繁的动作，“点击”的次数越多，手腕、手指的动作越频繁，“点击”的频率越快，手腕、手指的动作频率越快。手腕、手指的疼痛历来比较多地发生于劳作辛苦之人，现在加上频繁使用电脑的白领人士，真是更多了。

(1) 腕管综合征

我们的手腕是由前臂两根骨头即尺骨和桡骨的远端与8块腕骨组成的。8块腕骨相连在一起，其掌侧面两边隆起，中间凹陷呈沟状，称为“腕骨沟”。在两边隆起之间有一条韧带相连，称为“腕横韧带”。由“腕横韧带”“腕骨沟”和腕隆起共同围成的一个管道，就称为“腕管”。管内有指屈肌腱和正中神经穿过。“腕横韧带”很坚韧，其作用是维持腕弓和防止指屈肌腱从腕管内脱出。

在这个狭小的空间里，有指深屈肌腱、指浅屈肌腱和拇长屈肌腱等9条肌腱与一条正中神经和滋养它的动脉一起通过，在这里通过的肌腱、神经和血管排列十分紧密，很少有空隙。凡是有骨骼参与围成的管道就不像血管、肠管等软组织形成的管道那么富有弹性，骨骼参与围成的管道弹性很小，腕管就是如此。这个椭圆形腕管的背部和两侧是由腕骨及连接腕骨的韧带构成，掌部是由坚韧的腕横韧带构成，腕横韧带与前臂的屈肌相连，所以当手向上翘起时，腕横韧带就会被前臂的屈肌牵拉，长时间的这种牵拉容易造成局部营养不良。局部营养不良是内容物及周围组织水肿、纤维化、老化的诱因，也是腕管综合征的诱因。因为腕管本身几乎没有弹性，所以任何使腕管中内容物（肌腱、神经、血管）体积增加或使管道的容积变小的因素，都会造成管道中内容物的挤压，挤压在尚不足以让肌腱出现问题之前，就已造成正中神经的功能障碍。

任何原因所导致的正中神经在腕管中受到卡压而引起的一组功能障碍的症状和体征，称为腕管综合征。腕管综合征的症状和体征有许多，但关键是众多的病变影响到正中神经的功能时，方才称之为“腕管综合征”。可见腕管综合征已不是早期的、轻度的病变。这似乎有些问题，我们常讲“有病早发现早治疗”，为何在此病已不是早期了才提出？这也可以说是腕管综合征的另一个特点，形成的原因众多，除了局部自身原因外，其他原因几乎都可明确并基本在发现的同时给予解决，但是局部的自身原因常与劳累相关，解决的最好办法就是休息，所以只有当休息也不能解决问题时，也就是出现神经卡压并出现神经性功能障碍，不解决不行时，才被医生们列为治疗的对象，并作为一种病被提出来。所以此病没有早期的病名，我们在此之前也没有讲过该病的早期症状，故在此一并介绍给大家。

腕管综合征多为慢性起病，多见于长期反复使用腕部操作的工作者。如一些频繁使用双手工作的教师、编辑、记者、建筑设计师、音乐家等，从事编织工作的手工艺者，从事搬运、挖掘工作的矿工等，都是患此病的高发群体。因为从事上述工作的人们，腕部活动过于频繁或腕部活动经常处于不合理状态。

在电脑普及的当今，经常使用电脑的年轻人加入腕管综合征的大军。现代人的生活方式急剧改变，也使腕管综合征迅速成为一种日渐普遍的现代文明病。每天长时间使用电脑的人群和上网族，在手腕关节长期密集、反复活动的同时，常常使三面被骨包围、只有一面覆以腕部横韧带的腕部，长时间叩压在桌面、键盘上，使仅有腕横韧带保留的弹性也失掉了；加上长时间地保持双手翘起，腕部相对不动，肌腱快速抽动等一系列不利于腕管生理要求的姿势，使腕管综合征不得不青睐于这年轻的一族。

腕管综合征的产生，基本上都与从事上述工作人群的手腕常处于疲劳状态有关。在腕部疲劳的基础上频繁牵拉肌腱时，腕横韧带就会因受到反复摩擦而增厚，管道内的肌腱也可因反复过度的摩擦而出现水肿，增厚的腕横韧带、水肿的管道内组织都会将多出来的体积挤压到柔软的正中神经上。正中神经被挤压得缺血、缺氧，从而直接导致了正中神经的功能障碍。腕横韧带及这个管道内容物的病变是导致腕管综合征发病的最常见原因。

此外，常见的原因还有骨折和肿瘤。如腕骨的骨折、桡骨远端的骨折、月骨脱位等，当这些骨折愈合后出现畸形，或因骨折出血较多而愈合后骨痂较大时，都可使腕管相对变小，从而压迫正中神经。再如脂肪瘤、纤维瘤、腱鞘囊肿等占位性病变更易产生神经卡压的症状。还有一些疾病，如风湿性关节炎、类风湿性关节炎、妇女妊娠和绝经期的内分泌紊乱、甲状腺功能紊乱等，都可导致腕管内组织产生炎症、水肿等改变，致使正中神经受压。

腕管综合征的一般表现为桡侧三个半手指麻木。所谓桡侧三个半手指就是：大拇指、食指、中指及半个无名指，这三个半手指的指端感觉麻木，触觉不灵，活动尚正常。随着病情的加重，这三个半手指尤其是中指，开始出现明显的疼痛，严重时疼痛可向肘部甚至向肩部放射，有时可出现难以忍受的烧灼样疼痛，尤其是在夜间，患者往往在熟睡中被痛醒。这是因为夜间睡觉时，腕关节基本不动，腕关节不动则局部的血液循环相对减慢，缓慢的血液循环对局部的影响就像缓慢的河流对局部的土地影响一样，慢慢地向四外渗出，使局部腕管内的水肿加重，肿胀的组织一起向软弱的正中神经挤压过来，瞬间的剧烈疼痛使患者从熟睡中醒来。醒后，患者会下意识快速甩手，快速甩手会促使腕部血液循环加速，疼痛症状得以减轻。即使夜间没有疼痛，患者也会发现，患病的手在早晨起床时多呈水肿状态，手指活动不灵活。

正中神经的源头在脊髓第 6 ~ 8 对颈神经和第 1 对胸神经的前支，是多根脊神经汇合而成干后，从臂部下行至肘窝，从肘窝向下在前臂正中下行达腕部，然后自桡侧腕屈肌腱和掌长肌腱之间进入腕管，在掌腱膜深面到达手掌。在手掌发出数支指掌神经，每一指掌神经下行至手指根部，又分为两支，它们两两一对，沿手指的侧面一直延伸至指尖；但支配无名指的神经支，只有靠中指的一侧是由正中神经分出的，靠小指的一侧是由尺神经分出的。另外，支配大拇指的那根神经，还分出一支进入鱼际，支配大鱼际的肌肉。所以当正中神经受到损害时，它所支配的区域会因失去神经的营养而出现病态，如相应部位的感觉异常，由于鱼际的肌肉萎缩手掌变平呈“猿手”状，因肌力减退提物时会出现突然失手现象，伸展拇指时不自如甚至拇指肌力明显下降等；而且腕部的疼痛可以放射到肘部及肩部，叩击腕横韧带或背伸手时腕关节疼痛加重等。腕管综合征的初期，只是正中神经的水肿和充血，这时休息尚可以缓解；随着水肿和充血时间的延长及压迫性缺血而造成神经内的纤维化，神经轴突压缩和髓磷脂鞘的消失，最后神经组织转为纤维组织，其神经内管消失并被胶原组织代替，成为不可逆的改变。

解决腕管综合征问题，首要在于预防。保持良好的操作姿态是预防腕管综合征的基础，这就需要调整座椅、电脑桌、键盘至适当的高度：显示屏放置在眼前方的同等水平面上，这样高度可以避免头部上下移动及颈椎过度弯曲；键盘摆放的高度应以操作时肘部角度大于 90 度，这样可以避免在屈肘操作时正中神经受挤压；键盘应放置在正对着的前方中央，不要斜在一边歪着打字；鼠标的水平位置应与键盘一致；操作时，前臂和肘部应尽量贴近身体，手腕尽可能以平放姿势操作键盘，呈既不弯曲也不下垂状态，并尽可能放松。总之，以调整到打字时感觉舒服自如为宜。在此基础上，注意合理的劳逸结合，如电脑每操作 45 分钟左右要暂停一会儿，休息一下。休息，可以使身体的自愈机制自然启动，充分利用身体的自愈机制是最好的治疗方法。此外，可以根据自己腕部的大小和操作习惯做个护腕的托垫，以减轻手腕的负荷。

采用上述预防措施后，当你仍然感觉手腕疼、手无力时，就要注意了，可以采取一些物理方法来加速局部的缓解。常用的方法有热敷、水疗、蜡疗、微波，以及按摩推拿等。进行局部按摩推拿是一个不错的、简单有效的疗法。按摩推拿的目的是松解粘连和增加血液循环。最简单的方法是，在掌横纹中点用力按摩，每次数分钟不等，每日根据情况进行数次，只要坚持一段时间的局部热敷或按摩，往往可以收到良好的效果，症状便会慢慢改善。

如果症状较严重，疼痛明显并且涉及的范围较大，按摩推拿就要有些步骤方可奏效：①抖动患肢 1 分钟左右。②拔伸手腕，一手握住另一手，拨伸患肢的手腕。③推揉手掌，在轻柔缓和地揉捏腕部后，用一手的拇指，从腕部顺着另一手的大鱼际、手心，用力向拇指指端、食指指端、中指指端及无名指指端推去。如此反复多次后，仍按此方法，从大拇指的侧面开始，逐步推到手背，即从手背的腕部向上述几个手指的指端着力推去。④推揉拨伸手指，用一手的拇指和食指，一个一个地夹住另一手的手指，从手指的根部开始，推揉拨伸至指端。⑤按揉手臂，沿正中神经所行路线，从手腕开始，向上按揉至肩臂，若能连颈部一起按揉更好。⑥按穴位。疼痛明显者，可以在以下几个穴位部位进行重点穴位按摩：合谷（手背、拇指和食指的骨交接部位）、劳宫（手心中央部位）、内关（手心面，腕上三指处，两筋之间的部位）、阳溪（腕背横纹处，大拇指侧，将大拇指上翘时出现两筋，两筋之间的凹陷部位）。每穴按摩1分钟左右。这样做后，一般都会获得明显的改善，如果效果不明显，有可能与操作不到位有关，可以找医生解决此问题。

如果医生进行上述治疗后仍疼痛难忍，可以服用消炎止痛类药物来缓解症状，甚至可以考虑局部注射微量激素（强的松龙）和麻醉药（普鲁卡因），这种治疗方法叫“腕管封闭”。虽然腕管局部封闭能很快缓解症状，但那只是暂时的，多不能从根本解除痛苦。所以在暂时缓解后，应积极、尽快地找出发病的原因，以采取相应的治疗措施。如果是腕管内粘连严重，或有脂肪瘤、纤维瘤时，则必须采用手术来治疗。

如果非手术治疗无效，或症状加重，或有大鱼际肌萎缩者，应及早进行手术治疗。手术治疗一般是采用激光针灸刀对腕管的隧道内粘连的纤维组织进行松解，改善正中神经的受压情况，从而减轻甚至消除疼痛症状。也可沿着骨缘直接切开部分腕横韧带以减轻腕管的压力，使症状快速消除。需要注意的是，引起手麻木的原因较多，如颈椎病、颈椎间盘突出症、脊髓肿瘤和多发性神经炎等多可以引起手麻，所以手术之前，一定要进行认真的临床鉴别，确定是由腕管综合征引起时，再实施手术。

（2）桡骨茎突狭窄性腱鞘炎

桡骨茎突狭窄性腱鞘炎是腕部的一种慢性损伤性疾病。在大拇指一侧的腕部侧面可以摸到骨突（桡骨茎突），在桡骨茎突的凹面上有一坚强的韧带附着形成一腱鞘管，其中有拇长展肌及拇短伸肌肌腱通过。拇指的每一次屈伸活动，都要抻拉腱鞘管内的两条拇指肌腱，频繁或过度抻拉拇指肌腱，腱鞘会因机械性摩擦而形成慢性的、无菌性的炎症反应，也就是出现积液、肿胀，积液长期得不到有效的消退就会逐渐纤维化，从而使腱鞘增厚、变硬、变狭窄，变狭窄的腱鞘增大了与拇指肌腱的相互机械性摩擦，使病情进入恶性循环。

此病多见于拇指长期过度用力的手工劳动者，如手工编织者、繁忙的家务劳动者、乐此不疲玩游戏机者等。女性发病多在哺乳期和更年期，与内分泌失调有一定关系。

轻症患者只是在活动时感到腕关节艰涩不利，不能指出具体的疼痛位置；重者活动时在大拇指一侧的腕部侧面（桡骨茎突）出现难以忍受的剧痛，在用手拧毛巾时或手持暖瓶倒水时，疼痛会表现得更加明显，疼痛可以向手及前臂放射。局部可以出现一个小的隆起，触之较硬，有压痛。严重时，拇指活动明显受限。

一般情况下，通过休息减少拇指及腕的活动后，疼痛会明显减轻；对局部进行热敷或理疗，或在鞘管内注射激素类药物，也可以明显缓解症状。比较严重者，可以采用分筋理筋等按摩手法来保守治疗。疼痛严重，活动受限的患者，经保守治疗无效或多次复发时，也可考虑手术治疗，手术治疗可采取小针刀剥离术或对压迫肌腱的韧带进行切割松解，效果满意。

（3）弹响指

有的年轻人屈伸手指时会发出“咯、咯”的响声，自觉很好玩，所以经常玩弄这个动作。可是需要注意的是，这个好玩动作的背后是损伤。

肌腱是肌肉的延续，是肌肉收缩力量的传递组织，它必须跨过一个以上的关节，才能在肌肉收缩时带动骨骼在以关节为轴的一定范围内活动。肌腱在跨过关节时，必须行走在光滑的腱鞘内，腱鞘内有缓慢流动的营养液，以保证肌腱在腱鞘内滑动。正常情况下肌腱与腱鞘是相配套的，肌腱滑行时不会遇到阻力。但手指肌腱在通过掌指关节骨隆起的部位时容易发生摩擦，如果手指频繁活动，使肌腱与腱鞘反复摩擦，或当掌指腱鞘受到硬物等的挤压，产生积液、水肿，并在此基础上造成腱鞘壁增厚时，腱鞘的管腔由此变窄，从而妨碍肌腱滑动。由于腱鞘的压迫，使原本光滑顺溜的肌腱，在腱鞘内的部分变细，腱鞘外的两端部分变粗，整体变成葫芦状。葫芦状的肌腱在通过狭窄的腱鞘时，很容易被卡住。当用力伸直或弯曲手指时，葫芦样膨大的部分在力的作用下挤过腱鞘的一瞬间，腱鞘和肌腱突然得到松解并同时产生回收力，瞬间的释放力、回收力同时作用而产生了响声，即弹拨性响声。

所以在病变情况下产生的弹拨性响声，会伴有明显的疼痛感。而为了好玩打出的响声，因为不是完全由于上述病变造成的，为了能发出响指声，必须人为地使劲挤压腱鞘并快速用力屈伸肌腱，人为形成弹拨。这种带有人为因素的弹拨性响声，虽然一般没有明显的疼痛感，毕竟是一种损伤性动作，时间长了或反复玩弄时，仍然可以促使其成为真正的弹响指。

弹响指的产生多是慢性积累性劳损，以经常握持硬度较大或弹性较大的工具进行劳动者为多见，如煤矿工人、建筑工人、山里的农民等。另外，更年期妇女内分泌失调，可使腱鞘滑膜增厚，导致此病。弹响指发病缓慢，初期一般以早晨起床后手指发僵（晨僵）、疼痛为多见，因活动后会自行消失，所以常常被人忽略。此后如果逐渐发展，晨僵的时间越来越长，甚至需要活动1～2小时后才能逐渐消失。严重者，手指的屈伸活动受到阻碍，伸屈手指时有弹响和疼痛，在手掌的手指根部有明显的压疼，并可以摸到一个小的硬结，挤压时有疼痛，活动手指时可以感觉到硬结在移动，并能感觉到弹响就在硬结通过时发生。医学上称其为“屈指肌腱狭窄性腱鞘炎”。实际所有的腱鞘都可以发生此类炎症，如果发生在大拇指时，就叫“桡骨茎突狭窄性腱鞘炎”。

这种病多因慢性积累损伤所致，所以工作生活中保健就十分重要，不可频繁活动手部某个关节，冬季应避免冷水洗手等。初次发作症状较轻者，可用局部制动（限制活动）、热敷，或通过注射少量激素类药物于腱鞘内来治疗，往往可以取得满意效果。如果保守治疗无效，并且反复发作，弹响疼痛明显者，可采用手术松解。小针刀松解损伤小、效果好，可以考虑选用。

4. 腰疼

“病人腰疼，医生头痛”。腰疼的症状太普遍了，腰疼的病因太复杂了，所以当医生听到病人简单地说“腰疼”时，医生自然想到复杂的“病因”，众多的症状体征等待着医生一个个地核对、排除、确诊。如果患者提供的信息较多又可靠，可以帮助医生加快诊断；如果患者提供的信息杂乱无章甚至不可靠，那医生可就惨了，尤其那些临床经验不足的医生，就像被患者领入迷宫一样，左右找不到满意的答案，你说能不头痛吗？因此，我们了解一些常见的“腰疼”病，是很有必要的。

（1）脊椎椎弓峡部裂

在人体椎骨的椎弓向上和向下各发出一对突起，上面的一对突起称为上关节突，与上位椎骨的下关节突构成腰椎后关节；下面的一对突起称为下关节突，与下位椎骨的上关节突构成腰椎后关节。位于椎弓上下关节突之间的部分称为峡部。由于某种原因所致的峡部缺损或断裂称脊椎椎弓峡部不连或脊椎椎弓峡部裂。

峡部不连可发生在单侧，也可发生在双侧。若峡部不连发生在单侧，容易造成椎体的扭转；如果峡部不连发生在双侧，则把整个椎骨分为两个部分：前上部包括椎体、椎弓根、横突和上关节突，后下部包括椎板、下关节突和棘突。如果不连的前上部椎体向前滑移，就称之为脊椎滑脱症。病变以第五腰椎最为常见，第四腰椎次之。

造成本病的主要因素是先天性遗传性因素，很多患有脊柱滑脱的病人家庭中有多个成员同时存在腰椎峡部发育缺陷，这是脊椎在胚胎发育骨化过程中发生的障碍，形成了峡部的缺损。当椎弓峡部存在先天性发育缺陷，即脊椎具有潜在性的薄弱基础，在此基础上，再因各种外伤，特别是腰部过伸位受伤，应力较大时甚至可使正常椎板断裂，那么先天性发育不良的椎板则更容易受损断裂。劳损等外因亦可诱发或加重本病的发生和发展。

从生物力学观点来看，第五腰椎承接上部脊椎的重力较大，容易产生积累性劳损，在此基础上，若遭受外伤也可使其峡部断裂。尤其当弯腰时，骶骨上面倾斜度加大，身体重心前移，峡部受力更大；当腰椎过伸时，第四腰椎下关节突可从上面直接加压于第五腰椎的峡部，使峡部受到相邻上、下两关节的钳夹而受损害。

脊椎椎弓峡部裂多见于30～40岁之间的成年人，男性多于女性。腰椎峡部裂患者青少年时往往无任何症状，随着年龄的增长，逐渐出现慢性下腰痛，多为间歇性，也可呈持续性疼痛，症状一般不是很严重，在过度负重、受压、运动时才出现疼痛。平卧休息后疼痛减轻或消失，大多数局限在下腰部。伴有腰椎轻度滑脱的患者开始时只表现为下腰部轻度酸痛，偶然向臀部、骶尾部或下肢放射，症状的产生和超负荷运动有关，限制活动后症状减轻。严重者可出现腰痛并伴有神经根受压症状，部分病人出现单侧或双侧坐骨神经痛。少数严重患者有下肢肌力减弱、肌肉萎缩，痛觉减退，甚至发生鞍区麻木、大小便失禁及不全瘫痪等马尾神经压迫症状。

单纯性峡部不连，或仅有轻度滑脱者，一般无明显阳性体征。只有明显滑脱者，在临床望诊可见下腰段生理弧度显著增大。在触诊检查时，病变棘突处触诊指下有种特殊的“阶梯”状感觉，局部肌肉痉挛及运动受限。

X线检查是峡部不连及脊椎滑脱症的重要手段，可作为诊断的重要依据。常用的摄片位置有腰椎正、侧位及左右双斜位片。正位片：多不易显示，阳性率不高。侧位片：可见椎弓有裂隙，此裂隙的宽度与滑脱的程度有关，移位越大则裂隙就显示越清晰。斜位片：为诊断峡部不连的最好位置，可全部显示其裂隙，是诊断腰椎峡部裂的依据，没有腰椎侧位和双斜位X线的异常表现，则本病的诊断不能成立。正常椎弓附件投影像一条“猎狗”。狗头表示同侧横突，狗耳朵为上关节突，眼睛为椎弓根的纵切面，狗颈即为峡部，当峡部不连时，在狗颈（椎弓峡部）处可见一带状的裂隙，通俗称狗脖子带“项链”。

椎弓峡部不连的治疗方法很多，但至今仍存在争论。大多数患者经保守治疗有效，少数需要手术治疗。虽然椎弓峡部不连多为先天性疾病，但不一定出现症状。如症状较轻者可把推拿按摩作为治疗首选，同时可配合中药、针灸、离子导入等疗法。按摩疗法可消除肌肉痉挛、粘连，迅速缓解症状，但强调一定要找有资质的医生来按摩治疗，因为此类腰痛不同于其他慢性劳损，需要完全明了本病的生理、病理、解剖，治疗时要求医者心中有数，手法的选用和力度要科学，才能获得满意的疗效，也可配合腰背肌锻炼和腰围保护等。对于伴有腰椎滑脱，腰痛明显，保守治疗无效或出现马尾神经症状者需考虑手术治疗。手术的目的是解除疼痛，矫正脊椎畸形，使神经压迫解除，加强腰椎的稳定性。手术方法很多，有椎板切除减压、滑脱复位、脊柱融合及内固定等。

（2）女性腰痛

自然界从猿到人经历了漫长的进化过程，直立行走成为人与猿的分水岭，他解放了人类的上肢，使人类能够制造并使用工具，逐渐形成了发达的大脑，为人类的文明发展奠定了物质基础。这就是人类进化成为直立行走的伟大意义。但任何事情都是有得有失，直立行走使我们得到无与伦比的智慧，但也失去很多，如使脊柱的纵向压力过大而容易导致各种损伤，使心脏负荷加重，容易发生便秘，等等。所以，人的一生中基本都会发生不同程度的腰背疼痛，这是生理结构决定的。脊柱内所容纳的脊髓是仅次于大脑的人体次级中枢，脊髓发出的神经支配人体所有的组织、器官，并同时把体内体外的感觉通过神经传导到脊髓再继续传导到大脑，所以当脊柱出现病变影响到神经时，就会出现相应部位的症状，如颈椎病变可以导致心律失常，腰椎病变可以导致急性腹痛，等等。反之，当组织、器官有病变时，同样可以传导到脊柱相应部位而引起疼痛。

由于女性要经历月经、怀胎、生育、哺乳等特殊的生理时期，所以月经病、带下病、妊娠病、妇科疾病以及节育手术后遗症等，这些妇科病都均可诱发腰酸背痛；宫颈炎、盆腔炎、子宫肌瘤、卵巢囊肿等妇科疾病也常常导致腰背酸痛。因此，当女性出现腰酸背痛时，切不可简单地认为只是腰或背出了问题，多休息休息，忍一忍就可以了。这样一来，常常使一些小的病变因没有得到及时的治疗而养成大病。为此我们有必要先了解一下女性生殖器所处的骨盆位置，以及骨盆中的内环境。

骨盆是由骶骨、尾骨和两块髋骨组成。骶骨与尾骨构成骨盆腔后壁，髋骨构成骨盆腔侧壁，骨盆的前方是腹壁。骶骨和尾骨在脊柱的下端，脊柱位于躯干的中轴，上承颅骨，下连骶骨，骶骨与髂骨相连，形成骶髂关节。人体直立时，重心通过脊柱至骨盆的侧位髋关节处；下肢借骨盆与脊柱相连。上下肢的各种活动，均通过脊柱调节，保持身体平衡。所以骨盆不仅具有承上启下的作用，还有保护盆腔脏器的作用。在脊柱与髋骨（髋骨实际是由髂骨、坐骨、耻骨三者融合而成）之间形成关节，并有坚实韧带支持连结，一般不能活动，只有妊娠后在激素的影响下，韧带稍许松弛，各关节才因此有所松动，以利于分娩。骨盆围成的空间叫“盆腔”，子宫就位于盆腔内。

为了帮助子宫在盆腔内坐稳，有4条韧带将子宫绑附在盆腔上：一是圆韧带，将从子宫的双角发出，经输卵管的下方，到两侧骨盆壁，该韧带分成许多纤维束，止于阴阜和大阴唇皮下组织；二是阔韧带，从子宫两侧发出，到两侧骨盆壁；三是主韧带，横行于宫颈两侧和骨盆侧壁；四是宫骶韧带，从宫颈后面的上侧方出发，向两侧绕过直肠到达骶椎前面的筋膜。子宫自身像个拨浪鼓，鼓面相当于子宫，被绳牵着的鼓槌相当于输卵管和卵巢，鼓把相当于宫颈。此外，子宫前有膀胱，后有直肠；左有降结肠，右有升结肠和阑尾；而输尿管从输卵管下穿过，一头在膀胱一头在肾脏，形成“桥下流水”的解剖关系。这些器官与器官的附属器交叉着生长在一起，子宫的这些附属器官和相邻器官也有相应的韧带和筋膜，它们同住在盆腔，几乎是同饮一脉之血，同受一神经束支配，所以常常是有福同享、有难同当。

疼痛是一种感觉，盆腔内的感觉神经分布在各组织器官的各个角落，如子宫的感觉神经分布在子宫内膜以及螺旋动脉周围，然后通过子宫肌层来到子宫体与子宫颈之间（子宫峡部）与来自子宫颈的子宫颈旁神经丛集合；集合后的神经束，穿行在韧带和筋膜内，一起上行到子宫后面，绝大多数穿行宫骶韧带来到脊椎旁，与脊神经相连。其中大部分与脊椎下端的骶神经相连，少部分与脊椎腰部的（腰5、腰4）神经相连，而来自生殖器官的神经，常常涉及到第10胸椎到第4腰椎这广泛的部位。这样一来，盆腔内任何角落的风吹草动都将通过这些神经上传于脊神经，脊神经与大脑相连，这些信息通过脊神经上传于大脑中枢，使人产生不同的感觉。由于这些上传神经的分支来自于不同的地方，上传时所连结的脊神经部位又不尽相同，所以容易造成信息来源的位置不准确。如由生殖器官引起的病变，通常会在背部、大腿与骶尾部造成牵涉性疼痛，同时在盆腔内，与生殖器官相邻的腹部也因受到牵涉而产生疼痛。尤其是当出现宫颈炎、盆腔炎等一些盆腔底部出现的炎症时，由于盆腔底部是以骨结构为主的狭小空间，这些炎症又常常涉及到骨盆底的韧带、肌肉以及骨关节，在一个狭小的空间中，诸多微小的肿胀叠加在一起，仍是一个非常疼痛的反应。而且此疼痛可以上连腰骶，下连大腿，叫人难以忍受，可检查时又常常查不出大毛病。

正常情况下，由于子宫颈腺体分泌物的抵挡，阴道内的病原体很难侵入子宫。但当感冒、劳累、熬夜等造成机体抵抗力下降时，或者子宫颈受某种因素影响，分泌物增加，使宫颈外部长期浸在分泌物内，就极易受病原体袭击，在这种情况下，就容易导致子宫颈受感染，形成宫颈炎；还有当内源性或外源性因素造成卵巢功能降低、雌性激素分泌减少，如各种原因造成的闭经、生理老化性的绝经，均可降低宫颈腺体分泌物的抵挡作用形成宫颈炎；生产、流产、机械性刺激、性交不洁等很多因素均可成为诱发宫颈炎的病因。急性宫颈炎表现为阴道分泌物增多，外阴瘙痒，外阴灼热感，还可出现月经间期出血、性交后出血，以及尿急、尿频、尿痛等泌尿道伴有症，同时可伴有明显的腰酸及下腹部坠痛。慢性宫颈炎是女性生殖器官炎症中最常见的一种，可由急性宫颈炎治疗不当转化而来，也可以无急性宫颈炎病史。症状同急性宫颈炎，但没有那么严重、那么明显，但也多伴有腰酸及下腹部坠痛感。

盆腔炎尤其是慢性盆腔炎是非常常见的妇科疾病。盆腔炎是指女性盆腔内组织发炎，包括附件炎、盆腔腹膜炎、子宫骶骨韧带或结缔组织炎症等，这些炎症的刺激均可引起腰痛。盆腔炎的发生原因与宫颈炎的发生相似，但比宫颈炎复杂。因为盆腔炎发生的因素除产后或流产后感染、妇科手术后感染、月经期不注意卫生等外，还有邻近器官的炎症蔓延因素。患者产后或小产后体质虚弱，宫颈口经过扩张尚未很好地关闭，此时阴道、宫颈中存在的细菌有可能上行感染到盆腔，这时如果宫腔内尚有胎盘、胎膜残留，则感染的机会就更大；当做人工流产术、放环或取环手术、输卵管通液术、输卵管造影术、子宫内膜息肉摘除术等时，如果消毒不严格，或生殖器内原本就存在慢性炎症，术后很容易出现被感染症状。也有的是在月经期间使用了不卫生的卫生巾或卫生纸造成的。因月经期间子宫内膜剥脱，宫腔内血窦开放，并有凝血块存在，这是细菌滋生的良好条件，所以很容易被感染，导致盆腔炎。此外，阑尾炎、腹膜炎等邻近器官的炎症蔓延，也是造成盆腔炎的常见因素。因为肠道、腹膜与子宫、输卵管等内生殖器官毗邻，并且相互之间有丰富的血循环、淋巴循环交织，所以相邻器官的炎症很容易通过直接蔓延，引起盆腔发炎。

所以，女性腰痛要引起骨科医生和患者本人的高度重视，因为有很多女性腰痛的患者首先去的不是看妇科，而是骨科，如果骨科医生只对此进行骨科专业的检查，一般很难发现疼痛的根本原因，患者本人若能提示医生一些妇科方面的问题，则会促使骨科医生请妇科医生来会诊，否则很容易在反复检查中延误治疗。

读了此篇内容后，希望女士们在出现腰痛时，不仅要关注骨的问题，还要排查一下自己盆腔内容器官及附属器问题，想一想除腰痛外，是否还伴随月经不正常？阴道分泌物不正常？小便不正常？此外，疼痛是只限于腰部某一固定位置还是广泛地牵累到胸、骶、大腿等，这些伴有症状都是有助于我们分析病位、病因、病情的重要依据。

5. 膝关节痛

无论是踢足球、打篮球、跑步、跳高等运动，还是走路、散步、爬楼等日常生活，我们都离不开膝关节，膝关节的重要性是不言而喻的。为了增强体能我们需要运动，可是不正确的运动姿势、过度的运动量、意外的创伤等是在喜好活动的年轻人中最常见的事件，而这些事件的发生又常常涉及到膝关节，造成膝关节疼痛。

（1）膝关节创伤性滑膜炎

首先了解一下关节的概念，也就是关节是有哪几部分构成的。任何一个滑膜关节都是由关节面、关节囊和关节腔构成，关节面是在骨端骨面上，覆盖着一层光滑而富有弹性的透明软骨，称为关节软骨。软骨表面光滑，并且富有弹性，从而可减少关节活动时的摩擦，在运动时，可减轻两个关节面的震动和冲击。在关节骨面的四周包裹着一层膜（使关节腔密闭），称为关节囊。关节囊分内外两层，内层很薄，称滑膜层；外层则为厚而坚韧的纤维结缔组织，称纤维层。纤维层含有平行和交叉的致密细胞纤维组织，与骨外膜有牢固的连接；在关节囊上紧附着韧带和肌腱，以增加关节的稳定性。

滑膜是血管丰富的关节囊内层，呈粉红色，湿而滑润，滑膜能分泌少量的黏液，叫滑液，这是一种清晰、无色或黄色、黏稠、微带碱性的液体，能滑润关节，为关节的活动提供“润滑液”，减少运动时关节面之间的摩擦，并有营养关节软骨面的作用。关节腔是滑膜与关节面围成的腔隙，腔内含有少量滑液。腔内为负压，这对维持关节的稳固性有一定的作用。

膝关节创伤性滑膜炎是因膝关节各种外伤、过度劳损、关节内游离体等刺激或损伤滑膜而产生的非感染性炎症反应。由于膝关节负重大，运动多，最易受到损伤，而且多发于青年，一般是单侧发病，很少双侧。

膝关节是人体最大的关节，关节囊的面积也是最大的，膝关节创伤性滑膜炎的损伤部位在关节囊的滑膜层，关节的滑膜层富含丰富的血管，具有分泌滑液的功能，当膝关节遭到急性创伤或慢性劳损而损伤关节囊的滑膜层时，就会使滑膜充血、水肿渗出，滑膜分泌滑液的功能失调，会很快产生大量积液，如果是较大的暴力将导致滑膜破裂，滑膜的血管离断，致使大量血液进入关节腔而形成关节腔积血。积液内含有纤维素及血细胞等。关节腔内的积血、积液会导致关节腔的压力骤然升高，导致膝关节肿胀疼痛，如得不到及时治疗，滑膜可因长期慢性刺激和炎性反应而逐渐增厚，继而出现纤维化，引起关节粘连，影响功能活动，最终导致膝关节慢性滑膜炎。

膝关节创伤性滑膜炎急性和慢性的临床表现不同，急性创伤性滑膜炎的患者都有明显的外伤史，轻者逐渐出现膝关节肿胀，局部不适，重者可在伤后几小时内出现关节肿胀、发热、功能障碍，膝关节不敢做屈伸活动，不能蹲起。严重的关节积血患者，常有全身症状，如发热，膝关节局部温度较高，短时间内膝关节及小腿部有广泛的淤血斑。慢性膝关节创伤性滑膜炎一般没有明显的外伤史，或因急性创伤性滑膜炎没有得到及时治疗逐渐发展而形成。多见于中、老年人，患者感觉两腿沉重不适，膝部肿胀、伸屈困难，但被动运动均无明显障碍，疼痛不剧烈，局部不红不热，活动量大时疼痛加重，休息后减轻。

膝关节积液是膝关节创伤性滑膜炎的重要症状，我们可以通过手法检查而判断积液的多少，具体手法是：

①让患者将患肢放在床上，伸直膝关节；

②用手掌按压膝关节内侧片刻后抬起，随即用另一手掌轻压膝关节外侧，可见膝关节内侧隆起，说明膝关节有少量积液，一般不超过10毫升；

③用一只手掌压住髌骨上方及髌骨两侧，使液体聚集于关节腔内，另一手拇指自上而下按压髌骨，当感到髌骨已撞击下面的股骨时，停止按压，髌骨即上浮起来，说明在此之间存在大量的液体。此检查结果叫“浮髌试验阳性”。

当膝关节积液较多时，需要实施关节穿刺来抽出过多的积液。急性期，抽出来的多是粉红色或暗红色的积液，证明关节腔内有积血。慢性期，抽出来的多是黄色积液。

膝关节创伤性滑膜炎的急性期，因关节腔积液较多，不主张按摩推拿、针灸及针刀治疗，应立即休息，尽量减少膝关节活动，尤其不可使膝关节负重。可选用中药外敷或内服活血止痛剂。另外需要注意的是，尽量减少穿刺抽液的频率，严格控制注射激素类药物的次数，因为过多的抽液和注射激素类药物会使滑膜下的结缔组织纤维增生、滑膜组织老化等，使滑膜组织再生与修复能力显著降低，以后再治疗就比较麻烦。当关节腔积液减少和疼痛减轻后，可适当做膝关节不负重运动，如躺在床上或坐在椅子上做直腿抬高和膝关节的屈伸锻炼。大腿前面强大的肌肉，就是股四头肌，股四头肌以静力锻炼为好，具体做法是：

①让患者坐在椅子的边缘；

②将腿向前伸直，脚后跟着地；

③腿伸直后向上抬，使脚后跟离地15厘米左右；

④保持这个姿势5秒钟。

每次锻炼次数应根据患者的具体情况自行掌握，以锻炼完感觉轻松，膝关节不痛为准，应注意两条腿轮流锻炼，开始练习时不负重，随着病情的好转，逐渐增加重量（缝制一个沙袋绑在小腿上，逐渐往里面加沙子即可）。这种锻炼方法既可以消除肿胀，促进膝关节积液和积血吸收，又可以防止关节囊和韧带挛缩，使膝关节不会因为长期制动而导致软组织萎缩和粘连，为以后膝关节负重锻炼及恢复膝关节的功能打下良好的基础。

（2）膝侧副韧带损伤

膝关节的左右两侧各有一条坚强的韧带附着，叫膝侧副韧带。因某种原因造成了膝侧副韧带损伤，则称之为膝侧副韧带损伤。

膝侧副韧带损伤，一般都有明显外伤史，大多数是在运动中损伤的，多见于18岁以上的年轻人。受伤后很快会因剧烈疼痛而不能运动，局部剧痛、肿胀，还有的可出现瘀斑，膝关节不能完全伸直，韧带损伤处有明显的压痛，患者会因疼痛而拒绝别人触摸损伤处。

膝关节的关节囊比较薄弱，而且比较松弛，关节的稳定性主要依靠关节囊内和关节囊外面的韧带和肌肉的绑缚。绑缚在关节囊外面侧方的韧带有两条，各自附着在膝关节的左右两侧，统称为膝侧副韧带；绑缚在关节囊内的韧带，是两条交叉着连着大腿骨和小腿骨的韧带，称为膝交叉韧带。膝侧副韧带和膝交叉韧带共同作用，将大腿骨和小腿骨固定在同一个平面的上下，使膝关节除了屈伸外，基本上不可以有前后、左右的移动。此外，在大腿骨和小腿骨相接触的骨面之间，有由软骨构成的扁平的垫，它外厚内薄，上面稍呈凹形，以便能与上下腿骨的骨髁相吻合，就如同垫在机械轴承之间的橡胶垫一样，既有减少摩擦作用，又有固定上下骨的作用。这个扁平的软骨垫叫半月板，每个膝关节中有两个月牙形的半月板，在这两个纤维软骨垫构成的半月板之间，穿行着交叉韧带；在这两个半月板的外侧，有膝侧副韧带。膝关节是人体最大的负重关节，在其周围及内部有多条韧带来加强其稳定性是非常必要的，这些韧带任何一个有问题都将明显影响膝关节的功能，尤其是膝关节的稳定性。

当我们站立时或将腿伸直时，内侧副韧带和外侧副韧带都处于拉直、绷紧状态，这时如果一个力量突然从腿的外侧撞击在膝关节的外侧面，膝关节在外力的作用下自然向内突弯，即腿呈倒“Y”形，即“λ”形向外翻转。我们可以体会到，此时内侧副韧就被强力牵拉，以至于被撕裂。相反，如果一个力量突然从腿的内侧撞击在膝关节的内侧面，膝关节在外力的作用下自然向外突弯，即腿呈“O”形向外内转，此时外侧副韧就被强力地牵拉，以至于被撕裂。由于膝关节的外侧面比内侧容易受到撞击，所以内侧副韧带损伤比外侧多见。

还有，当膝关节处于半屈位时，由于膝侧副韧带呈松弛状态，这时候的膝关节稳定度差，容易出现扭转，此时做突然的旋转运动，由于足尚固定在地面，牵连小腿骨基本固定或只有小幅度的旋转；躯体的旋转又将牵连大腿骨形成大幅度的旋转，这样一来，小腿骨与大腿骨之间就形成了一个较大的错位力量，这个旋转的错位力量达到一定程度或过于突然时，就足以将膝侧副韧带扭伤或撕裂。由扭力造成的损伤或撕裂，多位于膝侧副韧带的半月板附着处，所以常常会同时伴有半月板损伤。暴力较小时，侧副韧带可只发生牵拉伤，暴力较大时，可导致韧带部分撕裂，如果暴力超过韧带的可承受范围，则可导致侧副韧带完全断裂。侧副韧带完全断裂时容易同时损伤膝关节内的交叉韧带和半月板，临床上将此称为膝关节损伤三联征。这种扭伤多发生在剧烈的体育运动或体力劳动时，损伤严重时还会合并下肢神经受累，出现患肢的足下垂、小腿外侧下三分之一以及足背外侧面的感觉障碍。

膝关节侧副韧带位置表浅，是膝关节遭受外力打击后最容易受损伤的韧带，也是膝关节慢性劳损时最容易被累及的韧带，几乎所有膝关节慢性损伤或退行性改变都会导致侧副韧带不同程度的损伤。当走在雪地里、湿滑的路面上或光滑的大理石上，或被石头绊倒时等，都有可能在摔倒的那一瞬间造成膝侧副韧带的损伤；在运动场上打篮球时，突然的旋转运动也极易造成膝侧副韧带的扭伤。由于作用力多来自我们自身，所以越是身强力壮的人就越易出现此种损伤，老人和小孩多因动作迟缓或肌腱力量有限，而不容易出现强烈的损伤。在体力劳动或剧烈体育运动过程中发生的膝关节侧副韧带损伤，多为急性的、较重的内侧副韧带损伤，也有膝关节外侧副韧带受损伤的。

膝关节的侧副韧带急性损伤后，伤处会产生轻度出血和积液，我们看到的是局部肿胀、瘀血，患者感到疼痛，并且局部不敢碰，一碰疼痛会明显加重。此外，机体出于自身保护的原因，受伤的大腿肌肉发生痉挛，从而使膝关节呈现屈曲状态，患者的主动活动受限，如果旁人来拉动患肢时，会感到需要很大的力气才能将患膝拉直。膝侧副韧带损伤后，如果急性期没有得到正确、有效的治疗，局部的出血及渗出物长时间得不到清除，容易纤维化而发生粘连、疤痕形成等病变，使局部韧带弹性降低，从而影响膝关节功能，导致慢性损伤。这里所说的膝关节慢性损伤，就是指当损伤的侧副韧带弹性降低后，患者在走路或作膝关节活动时，已经被粘连的弹性降低的韧带会因不断被牵拉而再次受到损伤，这种小的损伤不断出现，可导致原有的损伤不断加重，使症状不断地反复出现，以至局部的疼痛从间歇性变成顽固性。膝关节退行性改变导致的慢性内侧副韧带损伤，多见于体态肥胖的女性，这是由于膝关节常年负重过大所导致的，一般病程较长，时轻时重，上下楼梯时疼痛加重，严重时走路一瘸一拐，下蹲时疼痛加重或根本不能下蹲。

膝关节侧方挤压试验是检查侧副韧带损伤常用而有效的方法，检查时让患者平躺在床上，将膝关节伸直，医生一手按住膝关节外侧，一手握住踝关节向外拉，使膝关节内侧分离，就是达到使内侧副韧带极力伸展的目的。正常情况下，因为膝关节有多条韧带缠绕，一般不容易产生过大的分离，即使有所分离也不会只是一处韧带疼痛。所以如果此时膝关节内侧出现疼痛，则提示有内侧副韧带损伤；如果此时出现膝关节不应有的过大的向外分离，则提示有内侧副韧带撕裂或断裂，用手触摸侧副韧带断裂处，可以摸到凹陷。用同样的方法，相反的方向，使膝关节外侧分离，可以检查外侧副韧带。

对于急性侧副韧带损伤，初期一般不主张按摩治疗，如果仅是韧带牵拉伤，首先应休息静养，膝关节尽量不要负重，几天后可用中药热敷或离子导入以促进淤血和积液的吸收。对于韧带部分断裂者，要去医院治疗，医生会将膝置于一定位置后，用石膏固定，一般需要固定 4～6 周，在此期间可以做适当的活动。拆掉石膏后，要进行膝关节屈伸活动和大腿肌肉的锻炼。对于韧带完全断裂者，需要进行手术修复治疗。对于慢性陈旧性侧副韧带损伤，可以采用非手术的按摩、热疗等方法，以解除局部粘连，改善血液循环，增进关节液的滑利度，以达到促进膝关节功能恢复的目的。对于局部有顽固性疼痛的患者，可采用激光针灸刀疗法，快速拨离粘连，以达到立竿见影地缓解疼痛，然后患者自已再进行膝关节屈伸活动和大腿肌肉的锻炼，恢复膝关节应有的稳定性。

（3）半月板损伤

半月板损伤是临床常见的膝部疾患，青年人身体健壮，运动量较大，所以半月板损伤多发生在此年龄段，尤其多见于球类、体操、摔跤运动员。

膝半月板是位于膝关节内，大腿骨的下端（股骨髁）与小腿骨的上端（胫骨）平台之间内、外侧的两个半月形纤维软骨组织。半月板的周边厚，由外向内逐渐变薄，中央缘游离于关节腔内。半月板边缘有滑膜附着，血循由此进入，营养半月板的外三分之一部分。外侧半月板呈“O”形，内侧半月板呈“C”形。当膝关节伸屈时，半月板随大腿骨的下端（股骨髁）移动。半月板在膝关节结构中有重要作用，它在上、下腿骨之间起到楔形充填作用，不仅缓冲我们走路、跑步、蹦跳等带来的震荡，还有使关节各部位的压应力得以均衡和稳定膝关节的作用。半月板楔插在上、下腿骨之间的结构，增加了膝关节的接触区面积，使原本不吻合的上、下腿骨，成为相对吻合的膝关节。

膝关节的结构特点决定了膝关节在伸直位置最为稳定，不易损伤，在屈曲状态下，尤其是屈曲 90 度时最不稳定，绝大多数膝关节损伤都发生在这个位置，比如由蹲位站起过程中，当站起到一半，膝关节屈曲 90 度左右时，骤然转身拿东西或去做其他事情，即在半蹲位时，一边在转身，一边还在继续站立，同时产生的两个动作，使关节在伸直的过程中发生旋转。半月板的结构决定膝关节在弯曲时扭转，伸直时不可扭转，可已处于扭转状态的关节突然伸直，这将出现什么情况？我们想想就可知道，这绝对是个可怕的情况。一个突然拉直的力量，足以将尚处于松弛的旋转的内容物猛地拉裂，在此情况下，半月板的急性损伤是在所难免的。相反，当膝关节从伸直的状态突然变成扭转时，尤其是在扭转的同时又有屈腿的连贯动作时，因脚还在地面固定未动，强大的扭转力在膝关节最不稳定的状态下发生，上、下腿骨的交错就会挤压半月板，使半月板发生急性损伤。即使这种急性损伤很轻，但如果不注意使之恢复正常并继续损伤时，长期慢性的轻度挤压、磨损，也可以因为营养不良而发生半月板的老化退变，老化退变的半月板很容易被撕裂。这些情况在运动员和青年学生中常可见到，所以从事运动职业的人员、爱好运动的年轻人，要格外关注。此外，半月板异常松动、关节韧带损伤后不稳定、肥胖或体重过大等，都是半月板易受损伤的因素。

一般来说，半月板损伤的患者，多数自己知道有明显外伤史，但也有部分患者难以回忆起自己的外伤史，尤其是青年男生，往往说不清楚是何时何地受何种外力造成的损失，多是轻微的关节不适慢慢变成疼痛时才来诊治。发病特点是，疼痛往往发生在运动中的某种体位，体位改变后疼痛会明显缓解，疼痛部位在两侧关节间隙。有的甚至出现游离的半月板碎片卡住关节才来诊治。最常见的是卡住关节，临床叫“关节交锁”。所谓“膝关节交锁”，是指患者在行走时，膝关节突然被卡住，既不能伸直，也不能屈曲，同时伴有疼痛。稍微休息一下，放松肌肉，改变体位，然后慢慢地屈伸、转动一下关节，随着一声弹响，交锁即刻解除，一切又恢复正常。另外，一些从事长期蹲位或半蹲位工作的人，因为长期工作的体位使半月板处于挤压研磨状态，如此长期的慢性损伤，导致半月板出现老化退变，在此基础上，一个很小的诱因就可以造成半月板损伤，这样的患者一般没有明显的外伤史。

半月板急性损伤时，膝关节局部会出现疼痛、肿胀，甚至患者自觉关节内有撕裂感和脆响声。严重者可以出现功能障碍，膝关节能完全伸直，活动时膝关节有响声。一般重者自会到医院治疗，轻者随着时间的推移，肿胀和疼痛都会逐渐缓解，但可出现膝关节打软，上下楼梯时疼痛加重，休息后可好转。由于活动时破碎、断裂的半月板除了可以造成“关节交锁”症外，并对骨端的软骨面形成摩擦，时间一长，容易造成软骨面粗糙不平，因此绝大多数患者晚期会出现创伤性关节炎。

半月板损伤以边缘撕裂、角撕裂为多见，也常有水平撕裂、横行撕裂、纵行撕裂等损伤。由于半月板本身无血液循环，只在周缘部位有少量的血液供给，所以半月板边缘部的不完全撕裂是有可能痊愈的；中央部位的损伤，如半月板横行、纵行或水平撕裂等，则很难自愈。而且破裂的半月板不但失去了其协助稳定关节的作用，反而会干扰膝关节的正常运动，甚至造成交锁，被卡住的关节难以活动。所以当出现中央部位损伤情况时，多是采取手术修补或半月板摘除的治疗方法。

膝关节半月板损伤初期需尽量减少活动，可外敷中药，待肿胀消退后采用按摩疗法，按摩可改善半月板边缘的血循环，对轻症、半月板边缘不完全撕裂患者的恢复有促进作用。另外，在膝关节半月板损伤的同时，多伴有关节周围其他软组织损伤，按摩可同时对这些组织进行治疗，以减轻症状，尽快恢复膝关节功能。除此之外，还可采用针灸、封闭、外固定等疗法。治疗原则是：首先采取保守治疗，因损伤较重，保守治疗无效时，可考虑手术治疗。

（4）膝关节十字韧带损伤

人体的膝关节是由小腿骨的上端（胫骨平台）、大腿骨的下端（股骨内、外侧髁）和髌骨构成，为人体最大、构造最复杂，损伤机会亦较多的关节，也是人体主要的承重关节。因此，膝关节有多条强大、走行于不同方向的韧带及内外侧半月板来维持其稳定，正是由于这些辅助结构的参与，才使我们可以快速奔跑、跳跃自如。十字韧带（也称十字交叉韧带）是维持膝关节稳定的两条关键韧带，它位于小腿骨的上端与大腿骨的下端之间，从关节内部加强其稳定性，人体绝大多数韧带都是在关节周围来稳定关节的，十字韧带是唯一在关节中间起作用的韧带，它位置特殊，作用也特殊，十字韧带可在膝关节不稳定的状态下即屈曲时，限制小腿向左及向右过度旋转，在行走及奔跑时限制小腿向前及向后过度移动。

十字韧带有两条，分别称为前十字交叉韧带和后十字交叉韧带，前十字交叉韧带起于小腿骨上端（胫骨）髁间隆起的前方，斜向后、外、上方，止于大腿骨下端（股骨）外侧髁内面的后边，有限止小腿骨上段前移、过伸、内外旋及内外翻的作用；后交叉韧带位于前交叉韧带的后内侧，较前交叉韧带短，起自小腿骨上端（胫骨）髁间隆起后方及外侧半月板的后端，斜向前、上、内方，止于大腿骨下端（股骨）内侧髁外面的前部，具有限制小腿骨后移、过伸、旋转及侧方活动的作用。

由此可见，除非外力过于强大，一般的外力是不会伤及十字交叉韧带的，最有可能损伤造成本病的便是运动员，如在踢足球时，运动员奔跑、带球、抢断、传球、射门等动作都要求在单腿支撑的情况下做出急停、急转等复杂的膝部动作。在运动速度和运动员体重的共同作用下，一旦膝部所承受的负荷超出了可承受的限度，便会发生断裂。足球运动员的膝部损伤80%以上都和交叉韧带有关。前交叉韧带的损伤最多见，前十字韧带断裂是足球运动场上难以避免的一种运动伤害。因为前十字韧带对膝关节的稳定性起着非常重要的作用，如不能重建前十字韧带的功能，运动员的运动寿命就此终结。另外，直接暴力也可损伤十字交叉韧带，如屈膝时，外力从前向后加于大腿，或外力从后向前撞击小腿上端，均可引起前十字韧带断裂。如果外力从前向后撞击小腿上端，使小腿过度向后移位，可引起后十字韧带损伤，甚至发生膝关节后脱位。需要注意的是，暴力如果已经伤及关节中的十字交叉韧带，那么在关节周围起保护稳定作用的韧带多数同时受到损伤。

当十字交叉韧带损伤时，患者常常可听到撕裂声或有撕裂感而摔倒，随即感到膝关节软弱无力，关节周围疼痛剧烈，迅速肿胀；如果关节囊破裂，则腘窝及小腿后面逐渐出现淤血斑。

对于急性十字交叉韧带损伤的患者，因膝关节肿胀、疼痛，肌肉保护性痉挛等原因，任何临床检查都会增加患者痛苦，并且不易得到正确的检查结果，对于较重者可在局部麻醉下做临床检查，常用的方法是做抽屉试验：

①让患者仰卧，屈膝90度，将足平放在床上；

②检查者坐在患侧腿的脚上，以使患侧脚和踝部固定；

③两手环握患侧小腿上段做向前拉及后推的动作；

④正常情况下胫骨平台前后滑动仅0.5厘米左右，当前交叉韧带断裂或松弛时，患膝向前移动度明显增大，当后交叉韧带断裂或松弛时，患膝向后移动度明显增大。

对于十字交叉韧带只是撕裂而没有完全断裂的患者，需采取保守治疗，对关节积血、积液较多者可先行关节穿刺抽出积液，并用弹力绷带加压包扎后固定6周左右，之后可采用按摩疗法来松解粘连，恢复膝关节的功能。因包扎固定已使膝关节处于屈伸不利状态，容易形成粘连，所以手法治疗应在解除固定后尽快进行，不可贻误。也可同时配合理疗、针灸等疗法，一般都能完全治愈。对于十字韧带完全断裂，同时X线证实有撕脱骨折的患者应积极采取手术治疗。

6. 踝关节扭伤

踝关节俗称“脚脖子”，所谓踝关节扭伤，就是我们通常说的“崴脚了”。脚崴了确实是一件再平常的事不过了，有必要在此多说吗？

可是我们注意到了没有，有的人特别容易崴脚，三番五次地发生。如果是因跑步时摔倒，或下楼梯时不慎踏空，或走路时突然踩到凹凸不平的路面出现崴脚，都是备不住的事。可是在临床所见病例中，因踝关节扭伤来就诊的患者，一般都不是第一次扭伤了，甚至平地走路，稍有不慎，或脚下有个小石子，或路面稍有不平就会导致扭脚。这是为什么呢?

经检查会发现，这些人有个共同的毛病：踝韧带剥离、增厚，这是韧带劳损变性的结果，究其原因，绝大多数患者在第一次损伤时没有得到彻底的治疗或根本就没有治疗，以为仅仅是崴脚而已，虽有疼痛仍坚持走路，甚至自认为多活动活动就好了。一段时间后，随着肿胀的消退疼痛减轻了，走路也不痛了，就认为好了。其实由于踝关节没有得到充分休息，受损韧带并没有得到完全恢复。

踝关节是由小腿的两根骨骼，即胫骨和腓骨的下端与踝部的距骨构成的。胫骨下端关节面向上凹陷，可以容纳距骨。胫骨下端内侧向下延伸突起形成内踝。腓骨下端也扩大形成外踝。上述骨骼之间由坚强的韧带相连，共同组成踝关节。

踝关节主要韧带有：①下胫腓韧带，是胫骨和腓骨远端之间连系的韧带。②内侧（胫侧）副韧带，是内踝与跟骨、距骨、足舟骨之间的联系韧带。③外侧（腓侧）副韧带，是外踝与跟骨、距骨之间的联系韧带。内侧副韧带坚韧，外侧副韧带较薄弱。踝关节韧带是维持踝关节稳定的重要结构。踝关节运动以屈伸为主，并伴有旋转运动，是参与各种活动的重要关节，受伤机会较多。踝关节韧带损伤后，又经常是踝关节骨折、脱位和继发外伤性关节炎的一个原因。所以应该高度重视韧带损伤，而不应“轻韧带、重骨折”，这是错误的。

踝关节韧带损伤很常见，一旦没有得到正确、有效的治疗，将会留有后遗症，会一崴再崴，造成踝关节不断损伤。最后使踝关节周围的韧带形成程度不同的慢性劳损，导致踝关节失去原来的稳定性，经常见到患者自述踩了个小小的石子就把脚崴了。因此在这里提醒患者，尤其是第一次扭伤踝关节的患者，损伤之初一定要制动、静养，规范治疗，只有这样才能达到痊愈的目的

人体几乎所有韧带急性损伤都会依据损伤程度分为三种情况：一般的韧带牵拉损伤、韧带部分断裂、韧带全部断裂。踝关节亦不例外，如果仅是牵拉损伤，症状比较轻，只有受损部位疼痛不适，肿胀也很轻，偶尔可有皮下淤血。如果是部分韧带断裂，那么在踝关节的前方或下方会有明显的肿胀、疼痛，伤后会很快出现明显的淤血斑，随着内翻（脚心向内）角度的加大，可产生剧痛。如果是韧带完全断裂，除有上述症状外，还可见足内翻的角度明显增加，当有半脱位时，足处于极度内翻的位置，这时在外踝下方可以触摸到空隙。

踝关节急性扭伤后，无论损伤程度如何，首先应立刻制动（人为地使之固定），不能再用受损的关节走路，不要以为一瘸一拐勉强走路是促使踝关节恢复，强行走路是加大损伤，只有良好的休息才是促使受损韧带完全康复的前提。在损伤的24小时之内不要热敷，因为在损伤之初，毛细血管断裂出血，热敷会加大出血，因此反倒可以用冰袋冷敷，这么做的目的就是要使毛细血管收缩，减少出血。24小时以后则要热敷，目的是扩张毛细血管，促进血液循环，使组织间隙的淤血及渗出液尽快吸收，从而减轻疼痛。如果韧带部分断裂，则需要用弹力绷带加压固定。如果是韧带全部断裂或已有半脱位时，最好手术修复韧带，术后用

石膏固定6~8周。踝关节损伤急性期过后，需尽快采用按摩手法治疗，以解除关节周围软组织粘连，促使关节恢复滑利状态，尽快恢复踝关节的功能。

7. 痛风

如果某一天的夜里，我们突然被足大蹈趾根部的关节（第一跖趾关节）痛醒，就要注意是否得了痛风。痛风是一种因嘌呤代谢紊乱所致的代谢性疾病，尿酸产生过多或因尿酸排泄不良而致血中尿酸升高，尿酸盐结晶沉积在关节滑膜、滑囊、软骨及其他组织中引起的反复发作性炎性疾病。

痛风引起的关节痛，一般没有什么前期征兆，往往是突然发作的剧烈疼痛，而且多见于夜间发作，多数患者首发关节为足大蹈趾关节，此外踝、膝、指、腕、肘关节也是痛风的好发部位。痛风发作时，病变的关节周围有红、肿、热、痛的典型炎症表现，并可伴有发热、头痛、白细胞增高等全身症状。但这个炎症不是由感染细菌引起的，而是因我们自身在代谢过程中产生的物质造成的，这种物质沉积在哪里，哪里就会产生炎症反应，这种物质就是结晶的尿酸。

人体中的尿酸主要来源于两方面，一是由我们身体中的组织细胞在新陈代谢过程中，细胞分解时产生的；二是当我们进食蛋白质食物时，机体对这些蛋白质食物分解时产生的。

我们细胞核中的DNA和RNA分别叫作脱氧核糖核酸和核糖核酸，因为它们是由核苷酸组成的，而核苷酸中含有一种叫作嘌呤的物质。我们体内的老细胞以及吃进体内的蛋白质食物，都需要进行彻底的分解，分解后，机体会根据情况将有用的部分留下，将无用的部分排泄掉。在这个过程中，当然也包括分解DNA

和 RNA，DNA 和 RNA 一经分解，其中的嘌呤就被释放出来了，释放出来的嘌呤会随血液流到肝脏，然后在肝脏中通过许多酶的作用变为尿酸，可见嘌呤是 DNA 和 RNA 的代谢产物，尿酸是嘌呤的代谢产物。正常情况下，尿酸呈液态，大部分尿酸随血液流到经肾脏时，与尿液一起排出体外，少部分通过粪便和汗液排出体外。人体每天新生成的尿酸约 600 毫克左右，同时排泄的尿酸也在 600 毫克左右，也就是说，人体每天尿酸的生成与排泄处于平衡状态。

因为从嘌呤变为尿酸的过程中，需要多种酶参与作用，而酶的功能又与人体即时症状密切相关，所以不确定因素很多，无论何种原因，只要当促进尿酸合成酶的活性增强，就会使尿酸生成过多，自然血中尿酸的含量增高。血液中尿酸含量长期高于正常值，正是痛风发生的关键原因。

尿酸的检查指标随使用的方法及标定的单位不同而不同，不过一般检验单上都会写出“正常参考值”。超过正常值的高限，就是高尿酸血症。血液中增加的尿酸四处游走，沉积下来就会伤及相应的器官。血管、肾脏、关节及其周围组织是三个最易受到损害的部位。尿酸在血管中游逛，血管自然是第一危险地带，也是引发高血压、冠心病等心脑血管疾病的重要危险因素。尿酸主要是由肾脏排泄，尿酸盐结晶在泌尿系中大量沉积，可形成肾结石和尿路结石。历时较久的痛风病人，约 1/3 有肾脏损害，主要表现为蛋白尿及尿浓缩功能减退，甚至由肾功能的破坏发展到尿毒症症候群。有些人仅在检查时发现血清尿酸浓度增高，从血液中尿酸升高到出现症状可长达数年至十几年，也有些人可能终身都不出现症状。随着时间的推移、年龄的增长，血清中的尿酸浓度可出现持续性或波段性升高，但此时仍不能诊断为痛风，临床上只能诊断为“高尿酸血症”，只在这些症状的基础上又出现关节炎时才能称之为“痛风”。

尿酸盐沉积在关节、滑膜、软骨及其周围组织，引起痛风发作，出现一系列临床表现。其中关节红肿热痛是一种异物性炎症反应，这种炎症反应是最基本的病变，多次反复的炎症刺激，可致软骨和骨破坏，最后出现关节畸形、僵硬、功能障碍等。急性痛风性关节炎发病前没有任何先兆，一旦发病来势凶猛，多数患者可在半夜突然出现关节剧痛而惊醒，疼痛可从一个关节逐渐发展到多个关节，局部出现类似于急性感染的红、肿、热、痛、拒按等症状。情绪紧张、过度疲劳、轻度外伤、进食高嘌呤食物、关节损伤、手术、感染等均可诱发急性痛风性关节炎。急性期发作持续时间不定，但一般很短，大多数几天至数周后可自然缓解，但是大多数患者会在半年至 2 年内复发，有些患者可间隔 5～10 年再次发作，但也有些患者一生只发作一次，从此不再发作。

痛风的发作表明血尿酸浓度长时期过饱和，如果不进行治疗，反复发作会越来越频繁，反复发作促使尿酸盐在关节和关节周围的沉积速度加快，快速沉积的尿酸盐结晶形成痛风石，痛风石小的如沙粒，大的如鸡蛋。痛风石出现后，表明进入慢性关节炎期，症状就不会再消失了。痛风从开始发作到出现痛风石，要经过漫长的时间。痛风石可以沉积在除脑和脊髓以外的身体任何组织，包括皮下、耳轮、指间、掌指关节附近、肘部、跟腱、脚踝、脚趾等，而以关节和肾脏为最多见。虽然痛风石本身不痛，但它影响局部的血液循环和营养代谢，严重影响关节的功能活动，造成局部溃疡并且不易愈合，关节变形及进行性僵硬等。足部变形严重时，使患者穿鞋都成为问题。

原发性高尿酸血症所致痛风虽然与遗传有关，但临床所见具有明显痛风家族史者只占10% ~30%左右，也就是说，痛风的遗传性是一种多基因问题，就如同高血压、糖尿病一样，与遗传有关，但与个人的生活环境有更密切的关系。如以往认为体形肥胖的中老年男性和绝经期后妇女人容易患痛风，但现在痛风发病有明显年轻化的倾向，大部分在30岁以上的男性人群中发病，不能否认这与我们现代的生活习惯和工作环境有关。事实表明，长期大量饮酒、生活无规律并且常常熬夜、疲劳、处于寒冷潮湿的环境中等，都是促使痛风发生的因素。当然，饮食不合理也是重要的因素。

综观全球，越是先进发达的国家，痛风的发病率越高。痛风患者在我国也越来越多了，这不能不使我们反思现代的生活节奏和饮食结构。19世纪以前，痛风在欧洲被视为“富贵病”，因为只有豪门贵族、生活富裕的人才会患痛风，因为只有这些人才能吃到含蛋白质丰富的食物，饥寒交迫的穷人因体内摄入蛋白质不足，所以患痛风的机率就大大下降了。可当今不同了，痛风已不再是富人的专利，而是一种现代人常见的“文明病”了。我国一般人群中患高尿酸血症者大约为10%，患痛风者大约为0.84%，虽然患高尿酸血症者不一定患痛风，但患痛风者一定会有高尿酸血症的基础。高尿酸血症的危害，不是我们在此论述的内容，但从上述病理过程大家应该明白其危害是不容忽视的，因此当我们一旦出现痛风，就要积极地查找原因，配合医生进行治疗。

痛风的防治及预后还与重视的程度等因素有关。当然关键问题是在预防，预防的要点是保证有规律的作息时间，养成良好的生活习惯，尽量不熬夜，少喝酒，禁酗酒。现在人们的生活水平越来越高，想吃什么就能吃到什么，但很多临床病例表明，丰富的食物，尤其是高嘌呤、高蛋白、高脂肪的食物等，都会诱发痛风性关节炎，为了摆脱痛风性关节炎的困扰，平时就要管住自己的嘴。已患有痛风的病人，除合理用药外，还要控制一些高嘌呤、高蛋白、高脂肪食物的摄入，如动物内脏、有壳海鲜、火锅汤底、肉汁及鸡精都含有大量嘌呤应尽可能不吃。此外，肉类、蟹类、鱼干、沙丁鱼等也要少吃甚至不吃，因它们均属高尿酸血症的禁忌食物。可多吃些清淡，低蛋白、低脂肪的食物，如米、面、玉米、萝卜、洋葱、番茄及水果等。为了防止肾脏中积存尿酸，应适当地多喝水，以促使尿酸排出。记住一句话："管住嘴，多喝水"。

只要能够坚持合理用餐，保持良好的生活起居习惯，戒除烟酒等不良嗜好，那么对于没有出现肾脏损害及关节畸形的患者，一般都能维持正常生活和工作，更不会影响寿命。

痛风在急性发作时，疼痛是剧烈的，难以忍受的。秋水仙碱是它的克星，但有明显的副作用，记住一定要去看医生，在医生的指导下服用！

8. 强直性脊柱炎

强直性脊柱炎是一种病因不明的脊柱慢性进行性炎症性疾病。强直性脊柱炎发病多呈隐袭性、渐进性。好发于 16～30 岁之间的男性，其高峰期在 16～25 岁之间，50 岁以后很少发病。

强直性脊柱炎虽然病因不是很明确，但临床所见与遗传因素、感染因素及感受潮湿寒冷等因素有明显的关系。强直性脊柱炎有明显的家族倾向，临床上常见兄弟同病、父子同病的患者。有人强调本病与感染有关，因在本病症状出现之前，常可有扁桃体发炎、呼吸道感染、肠道感染、泌尿感染以及生殖系统感染等诱因发生。某医院统计400多例强直性脊柱炎患者中，因着凉发病者最多，占30%左右；潮湿因素占15%。中医学认为潮湿寒冷是本病的重要发病诱因。

强直性脊柱炎的病理变化可分为关节和关节外两部分病理改变。关节病理变化又分为肌腱端附着点炎和滑膜炎。

肌腱端附着点炎，是强直性脊柱炎的主要病理特点，其病理过程是以关节囊、肌腱、韧带的骨附着点为中心的慢性炎症，最终常导致纤维化和骨化。滑膜炎也是强直性脊柱炎中常见的病理变化。典型的滑膜炎表现为滑膜增生肥厚，肉芽组织增生，有明显的淋巴细胞和浆细胞浸润。这种改变最容易发生在骶髂关节，所以骶髂关节的变化常常作为早期判断强直性脊柱炎的观察点。

本病关节软骨和关节囊、韧带、纤维环等关节周围组织病变的特点是：逐渐纤维化，进而骨化，最终形成纤维性或骨性强直。附着在脊椎上的纤维性或骨性的关节囊、韧带，因此变得粗大，将一节节脊柱的外表变成“竹节”样。同时髋、膝等大关节则出现不同程度的功能障碍，甚至强直。

关节外病理主要发生在眼、心脏、肺间质、蛛网膜（包着脊髓的内膜）、前列腺等处，是以该处的纤维结缔组织炎症为特点。

强直性脊柱炎，顾名思义，发生病变的主要部位在脊柱，早期病人感到腰骶部发板、疼痛和不适。此时病人可能还没有发现脊柱活动受限，但测量脊柱活动度时已经发生异常，由于脊柱两侧肌肉痉挛而腰椎变直。随着病情的发展，外周其他关节受到影响。胸廓活动消失，上下楼梯和体力劳动时，心慌气急，体力不支，继而腰背活动受限程度加重，并逐渐出现胸腰椎后凸的典型驼背畸形，头前屈，颈强直，难以转身，闻及背后呼叫时只能整个身体后转。晚期可形成脊柱部分或全部“竹节”样变，其驼背程度则各不相同。最典型的体态为：胸脊柱上段后凸，完全僵硬，头部前屈。

强直性脊柱炎发病的早期症状比较隐匿，少数病例可有长期低热和关节痛，酷似风湿热的表现。局部症状常表现为腰骶疼痛或坐骨神经痛，多为夜间发作，有时也发生在劳累或损伤之后；有时病人自觉晨起时腰部僵硬感，活动后可以缓解；有时则表现为莫名其妙的足跟痛。实际这都是肌腱、韧带骨附着点的炎症反应。约半数以上病人还可表现为不对称的关节痛以及肌肉的酸痛，并且在缓解期常可无任何临床症状，有时可持续数年。如果是年轻的男性患者，有上述症状时，就要注意，应做进一步的检查。尤其是经常患有“红眼病”（虹膜炎）的男青年，又同时伴有上述症状者，需要怀疑是否与本病有关，应及时到医院就诊，以便早期诊断、早期治疗。到医院进行检查的项目很多，其中特异性的检查，除X光片外，还有一项检查指标很重要，就是HLA－B27。

HLA是组织细胞上受遗传控制的个体特异性抗原，最早是在白细胞和血小板上发现的，现在发现该抗原广泛分布于机体各种有核细胞的细胞膜上。HLA是3个英语单词的大写开头字母，H代表人（Human），L代表白细胞（Leucocyte），A代表抗原（Antigen），所以翻译过来，HLA即“人类白细胞抗原”。HLA有许多，分为A、B、C、D和DR5个位点，每个位点上的抗原结构因人而异。研究和实践表明，HLA－B 位点上如果是由 B27 占据着，就容易患强直性脊柱炎。因此，如果有上述症状，检查 HLA－B27 是阳性者，就要高度怀疑是患有强直性脊柱炎；如果该人又是年轻男性，基本就可以确诊是患有强直性脊柱炎。

强直性脊柱炎不论采取什么治疗方法，见效都是比较慢的。需要患者树立信心，坚持正规全面的治疗，才能取得较好的疗效。同时患者还要坚持进行有效的关节功能锻炼，否则关节会越来越僵直、硬化，以至无法改善。强直性脊柱炎涉及遗传、免疫、骨科、内科等多学科疾病，因此需要整体全面考虑问题，综合治疗。一旦确诊为强直性脊柱炎，建议到正规专科医院接受全面、系统的治疗。

人生的秋季——中老年人

一、中老年人骨代谢的特点

秋季万物成熟，是果实累累的收获季节，也是千树落叶、万花凋零的时节。秋季果实的收获有赖于其他三季的共同努力，冬季的保伤、育种，春季的发芽、修枝，夏季的茁壮、成长，直到秋季的果实累累。前三个季节中，任何一个季节中的任何一项没做到位，都将影响秋季果实的形成。这不仅有“种瓜得瓜、种豆得豆”的问题，还有“育苗剪枝、优质高产”的问题。因此农民都知道，“人勤地生宝，人懒地生草”。为了秋季能有一个好收获，他们决不怠慢任何一个节气的要求。

进入秋季的中年人也是如此，无论是事业还是家庭生活，40岁以后的人，都逐渐开始进入收获季节，他们会有目的地细心培养孩子，他们会有目标地努力去工作，以求在10~20年之内得到满意的收获。但是这些人中，有多少人知道他们体内的骨骼也在精心地打理着自己的未来呢？

骨骼通过前期的茁壮成长，到此时已经基本定型停止了，它们下一步期盼的是，在保持原状的基础上，尽可能地维护整体健康。此时的骨骼看似静止，实际它在清点着有生以来的积蓄，并在孕育着下一步的收获。前期积蓄的多少，是决定下一步收获的关键问题。但这并不是绝对的，就像秋季会有繁多的虫害和残酷的风寒之灾。

40 岁以后，人体性激素水平开始发生变化，虽然真正的显露是在 50 岁左右，而男性会更晚一些，但“不进则退”的原则在此却是非常现实。40 岁以后人体的骨质随着性激素水平的下降不再有所进取，即使在早年骨质没有明显的变化，但对抗外力的磨损已经出现不耐受现象，即同样的劳累后，在以往可以很快恢复，而 40 岁以后恢复所需要的时间则越来越长。40 岁以前以不正确的姿势进行劳作，待休息时机体凭借强大的修复力尚能将磨损的骨质修复，而 40 岁以后如果仍以不正确的姿势进行劳作，由于正常的修复力下降，机体就不得不以“骨质增生”这种非正常的“修复”来适应机体的要求。骨质增生原本是为了适应劳作的需要，是为了加固骨骼的力度，可是如果增生部位过度，常常会因侵占了邻居的空间而造成病痛。你看同样是收获，差一点收获的就是果实，偏一点收获的就是病痛，这就是中年人的秋季。

“多事之秋”确实如此，家中有老也有小，事业有成功也有失败，身体有耐受力也有偏差度。骨质的“不进则退”带动了机体其他组织器官及功能进入“不进则退”的历程，如此 10 年、20 年之后，当进入 60 岁以后，“多事之秋”所带来的收获将明显地在此后展现出来了。因此，关注 40～60 岁人群的骨质健康是一件非同小可知事。

二、适宜中年人的保健运动

秋季是自然界的生机逐渐减退的季节，树叶开始变黄、凋零。而这也恰恰类似人生的中年，此时人体脏腑的功能开始降低，体力已经大不如青壮年。虽然有些中年人仍然保持着朝气蓬勃的精神状态和积极进取的生活态度，但这并不等于可以无视自己的身体已迈入中年时段的事实。随着现代人工作生活方式的改变，出门乘车，上下楼乘电梯，坐办公室的人多了，面对电脑工作的时间多了，而运动量明显减少，很少步行及负重锻炼，致使骨峰值显著下降，骨量丢失加速，以至于骨质疏松症、颈椎病、腰椎病等都很常见。有些女性为了保持苗条身材而限食减肥，引起体内各种营养物质缺乏，从而使骨代谢紊乱。这是因为脂肪组织减少，脂肪组织内的单丸酮亦减少，通过芳香化作用转为雌激素的量不足。所以，瘦小的女性皮下脂肪组织少，雌激素较低，因而更容易导致骨质疏松症。

许多已步入中年的人在确定锻炼身体的强度时，仍会以自己年轻时的标准为参考。但是无论您接受与否，四十岁的人是不会有二十岁的体质的，事实很快就会证明，许多您在过去轻而易举就能完成的锻炼项目，现在往往需要花上较大的气力才能完成，过度要求，弄不好还会引起身体某个部位意想不到的疼痛或损伤。所以，中年人选择锻炼强度时一定要摆正自己的心态，要从自身的实际出发，选择那些对肌肉和关节不会产生很大压力的锻炼项目，如打太极拳、慢跑、散步等轻量级的力量训练，或者隔日做做俯卧撑，以及做一些增加身体灵活性的锻炼，如跳绳、踢毽子等。如果距离不是很远的话，步行上下班是不错的锻炼方式。积极正确的运动可以提升骨峰值，使肌肉发达，打造强健的体魄。

实际上，慢跑是一项很不错的运动。除能增强血液循环，改善心功能，降低胆固醇，减少动脉硬化外，研究人员发现，慢跑者的椎骨、股关节、腿骨和臂关节等部位的骨骼密度，均比不运动者高40%左右，这种骨骼密度接近二十几岁的骨骼状态。对男性而言，在一周内慢跑距离越长，其骨骼密度越高。至于女性，骨骼密度的高低与慢跑历史的长短有直接关系。只有持之以恒慢跑者，才可能取得与年轻人骨骼密度相当的效果。

运动医学专家表示，中年人锻炼时不但容易发生运动损伤，而且损伤部位的愈合时间也较年轻时要长。中年人遭受的运动损伤大部分来自自行车、球类和跑步等运动。最常见的运动损伤部位为膝关节、踝骨、腰部和肩部。这是因为在这个年龄阶段，人体内的肌肉量出现明显的流失，骨密度下降，肌肉和肌腱的弹性变得无力，关节部分也更经不起外部的冲击。运动医学专家认为，虽然变老的进程是无法避免的，但是运动损伤却是可以通过采取措施加以避免的。当人进入中年后，锻炼时出现的疼痛或损伤现象应引起足够的重视，因为这是需要调整锻炼强度或方式的信号。

中年人的锻炼一定要循序渐进，持之以恒。最好不要集中在周末进行“强化锻炼”，而是每周分开锻炼三至五次，这样不但有利于身体健康，还可避免因锻炼强度骤然增大而造成的伤害。另外，一定要养成锻炼前先进行热身的习惯，即使自我感觉很舒展，也不要免去这项十分关键的预防工作。

三、中老年人颈肩腰腿痛就医时的注意事项

秋季的多事，不仅源于“事”之多，还源于“事”之不清。每年所收获的各种果实，既有相同的，也有不同的，还有变种的，因此“仔细辨别”就成了“多事之秋”的对策，“仔细辨别”也是中老年人就医时的对策。

头晕是中老年人常见的症状，头晕时测量一下血压也是人人

知道的常识，当测量后发现血压增高，人们多会选择服用降压药来解决问题。当第一次服用降压药获得明显效果后，患者自然认为是获得了“正确治疗”，此后一出现头晕就自然而然地服用降压药，这样的现象太多了，太习以为常。可是如果“仔细辨别”一下你就会发现，有一些血压增高是与颈椎有关系的。这些中老年人的血压增高常常出现在长时间伏案工作之后，或长时间连盘累加地进行麻将战斗后时出现，仔细想想就知道，这不是降压药的适应证，但是生活中很少有人去认真思考自己患病的问题所在，而是将问题简单地交给医生去处理。当你没有提供与颈椎的相关性因素时，当医生没有想到是否检查其他因素以“仔细辨别”疾病时，简单地测量一下血压，自然被判为“降压药”的适应证是不足为奇的。

心悸、心慌、心绞痛也是中老年人常见的症状，而且是使人担心害怕的病症，所以一旦出现上述症状，人们首先想到的是去内科、心血管科检查，很少会想到去骨科去检查。实际颈椎部位的病变，只要影响到颈部的神经节，均可以出现心率改变、心律失常、心前区疼痛、阵发性心动过速、血压时高时低等心血管症状。但是其病变也多发生在情绪激动时，所以不仔细辨别很难发现，这就需要患者对自己要有所了解，就诊时能向医生较全面地介绍自己的情况，使医生在第一时间或较早地进行正确的处理。

类似的情况非常多，因为中老年人除了容易患有骨骼的病变外，还常常患有其他疾病，尤其是血管性疾病和免疫性疾病，这些疾病既可以混淆病变的症状，也可以加重骨骼病变的症状。如关节型银屑病、紫癜性关节痛等免疫性疾病，常常伴有骨质性变化。尤其是关节型银屑病，有被诊断为“骨质疏松症”者。因此，患者在出现骨骼痛时，不仅要进行相应的骨质检查，还要考虑是否需要进行免疫学科的检查。因为免疫性疾病随着年龄的增长容易出现异常这是事实，所以中老年人当出现颈肩腰腿痛时，要仔细回想一下，近年来是否比以往容易感冒？是否容易过敏？

“多事之秋”需要我们仔细辨别各种病症的差别，这不仅有赖于仪器的检查、医生的判断，还需要中老年人自己的叙述，需要中老年人对自己平时身体状况的了解。只有全面地掌握情况，才能做到“有的放矢”地解决问题。

四、中老年人容易出现的颈肩腰腿痛

1. 颈痛

中老年人出现的颈部疼痛多与颈椎病有关。中老年人的颈椎病与年轻人的颈椎病不同，中老年人的颈椎病常因涉及周围的血管、神经而出现错综复杂的伴随症状，有时这些伴随症状比颈椎疼痛还严重地影响患者的身心健康。在解决这些问题时，必须清楚颈椎病变的结构特点，如果忽略此问题，常常是南辕北辙，反复治疗而不得要领。因此，希望中老年朋友耐心阅读一下本节内容，然后静下心来想想你的“血压高”“心慌”“头痛”“头晕”“耳聋”“视觉障碍”等是不是与颈椎有关？

（1）椎动脉型颈椎病

当行走在马路，偶尔转颈部左右看时，突然感觉头目眩晕，周围景物都在旋转，站立不稳，但回过头来一切症状又都消失了。这时候的你，可千万不要等闲视之，尤其是50岁左右的人，一定要注意，应及时到医院检查，看看是否得了椎动脉型颈椎病。

在前面我们已经谈到颈椎病，但那都是年轻人容易罹患的颈椎病，现在我们讲的和将要讲的椎动脉型颈椎病、交感神经型颈椎病、脊髓型颈椎病，是在以往颈椎病的基础上，加上发生了明显的颈椎退行性病变及骨刺增生、血管硬化等，才导致这些症型的颈椎病。可见这是随着年龄的增长而慢慢积累的损伤，因此罹患此型颈椎病的患者，其年龄要比罹患颈型颈椎病、神经根型颈椎病的人大多了，或者是颈椎病损伤的慢性过程更长、更频繁。临床所见50岁以上的人出现头晕，头痛者，多与颈椎病引起的“椎基底动脉”受累有关。

椎动脉型颈椎病是因椎动脉受压或刺激，造成大脑供血不全而出现的症候群。或者说，椎动脉型颈椎病是伴有椎基底动脉血流不畅，造成向大脑供血不足的颈椎病。噢，一下交代了这么多名词，可能难以分清。不用着急，我们慢慢讲给大家。首先我们一起了解以下“椎基底动脉”。

“椎基底动脉”是主要供应大脑营养的动脉，人体大脑血流总量的11%是由椎动脉来输送的，这么重要的组织当然需要保护。保护椎动脉的结构在人体是独一无二的，椎动脉自两侧锁骨下动脉发出后，从两侧第6颈椎横突孔开始，连续向上穿过第5、4、3、2、1颈椎的横突孔，就像颈椎向两侧各伸出6个环，将椎动脉牢牢固定并加以保护，使其不会因外力作用而破裂。椎动脉较长，走行特殊，周围组织结构对它的影响十分明显。现将循行说明如下：

两侧椎动脉沿颅骨下缘向中间靠拢，在颅骨下的枕骨大孔处相遇，并一起从枕骨大孔处进入颅内，然后会合在一起，成为“基底动脉”。在它们尚没有完全成为“基底动脉”之前的部分，仍为椎动脉，叫“颅内段”。

现在我们清楚了，所谓“椎基底动脉”就是指行走在颈椎横突孔的“椎动脉”与进入枕骨大孔内的“基底动脉”的合称。基底动脉供应着小脑、脑干、丘脑底、丘脑、内侧颞叶和枕叶的血液，无论是椎基动脉出了问题，还是颈椎影响了椎基动脉的血供，或基底动脉本身畸形狭窄，都会导致基底动脉中的总体血流量减少，最终造成脑内相应部位的缺血。如果这个最终的后果与颈椎的结构有关，则叫“椎动脉型颈椎病”。

颈椎中的第一颈椎叫寰椎，寰椎没有椎体，没有椎间盘，也没有横突，就是一个环状物，垫在头颅与第二颈椎（枢椎）之间，寰椎的上面有关节面托着头颅，下面和周围有关节与枢椎相吻合，有横韧带将其绑在一起。寰枢椎间的关节囊又大又松弛，关节面平坦，活动范围较大，所以其结构不够坚固，稳定性较差。任何颈部及鼻咽喉部的感染，均可累及寰枢椎关节及横韧带，造成局部骨骼、关节囊韧带及横韧带充血肿胀，影响由此通过的颈椎动脉。

椎动脉从枢椎的横突孔出来后，在到头颅的枕骨大孔之间的路上，虽然这部分路程很短，但椎动脉在此确有6~7个生理弯曲，真可谓“蜿蜒崎岖”地前进，此生理形态非常必要，就如我们淋浴喷头上的蛇行管，它赋予了喷头的灵活性，“蜿蜒崎岖”的椎动脉也赋予头颅极大的活动性。否则，一次急刹车就可能因为椎动脉的断裂而丧命。六七个生理弯曲保证了颈部复杂的旋转、屈伸、侧倾等活动的需要。“蜿蜒崎岖”的椎动脉不仅行程复杂，而且与周围组织也颇有故事，如：上段椎管内外的肌腱、韧带、关节囊的挛缩；上段颈椎的小关节错位；椎体生理曲度的改变使力学平衡受到破坏等；尤其是寰枕筋膜挛缩，寰椎是紧挨着头颅的第一颈椎，有筋膜将第一颈椎与头颅下面的枕部连在一起，当这个连接寰椎与枕部的筋膜发生挛缩，挛缩的寰枕筋膜可将寰枕关节固定在畸形位置上，使寰枕间隙变窄，就会挤压或卡压在此横行的椎动脉，导致椎基底动脉血流异常，影响大脑的血流量，从而导致头痛、恶心呕吐、眩晕等一系列症状。正因为这里的弯曲很重要，所以椎动脉上段的病变比下段更容易影响大脑的血供问题，尤其寰枢关节病变对颈性眩晕的影响极大，也是“椎动脉型颈椎病”的重中之重。

正常人颈椎活动时，虽然横突孔的四壁能使其内部的椎动脉受到牵拉或挤压，但不会出现任何症状。如：当头向左侧歪曲或扭动时，左侧的椎动脉受到挤压，使得左侧椎动脉的血流量减少，但右侧椎动脉受到牵张，使得右侧椎动脉血供增加，这就代偿左侧椎动脉血供的减少而维持了大脑正常的血液供应。简单地说就是，椎动脉系统的压力是恒定的，当一侧受阻时，会使得对侧椎动脉压力增加而血流加速。就像我们家里的燃气热水器，当你把淋浴的热水和洗菜池的热水同时打开时，两侧的水流都较小、均匀地流出，但当把淋浴的热水关闭后，由于压力的作用就会使洗菜池的热水流量增加。也就是说，它们供应给你的总量是不变的，但如果一侧椎动脉已经发生了狭窄，或不通畅，在此基础上，当对侧椎动脉受到刺激也发生了狭窄，或血流不通畅的情况，就使两侧的椎动脉血流同时减少甚至闭阻，使得供应大脑的血液绝对减少，就将发生“椎动脉型颈椎病”的症状，这也就是椎动脉型颈椎病发病的机制。

椎动脉型颈椎病的发生与动脉硬化的发病年龄基本一致，均在中年以上。动脉硬化的粥样斑块好发于两处：一是椎动脉的第一段，第二段次之，第三段、第四段更次之，一般多发生在两个横突之间；二是基底动脉的起点和终点的分叉处，两条椎动脉的血液在此汇流，容易形成旋涡，旋涡状血流对血管的内膜能造成损伤，从而促使此处形成粥样斑块。椎动脉的血管壁上分布有交感神经纤维，该神经纤维受到异常刺激时可引起椎动脉痉挛，使椎动脉的供血进一步减少。动脉粥样硬化之后失去弹性，当遇到颈椎骨刺时很容易形成刺激性反应而产生供血不足的症状。

颈椎老化退变时，多出现椎间盘向后方突出、钩椎关节或椎体增生骨刺、椎体半脱位等，这些都可以压迫椎动脉或刺激椎动脉周围的交感神经丛，使椎动脉痉挛，管腔狭窄，造成椎基底动脉供血不足，引起一系列临床症状。

另外，因为颈椎间盘发生退变而椎间隙变窄时，相对没有变化的椎动脉与椎间隙变狭窄的颈椎来说就过于长了，过长的椎动脉在颈部活动过程中容易发生不适当的弯曲、扭转，当这不适当的弯曲、扭转影响到正常的血液循环时，椎动脉型颈椎病的症状就出现了。

所以，“椎动脉型颈椎病”的发生，基本是已经罹患颈椎病多年或伴有动脉硬化的人。当椎动脉通行的横突孔已有某种病变，无论是增生还是变扁，都将影响在此通行的椎动脉。如果此时的椎动脉内已经有硬化的粥样斑块形成，或椎动脉已经变狭窄，或椎动脉已经相对过长等，一些转头、伸脖、伸懒腰等动作都有可能引发椎动脉型颈椎病的症状出现。最常见的颈椎自身病变有：椎曲度改变、骨关节错位、颈椎的椎间盘突出、钩椎关节失稳、钩椎关节增生、椎间隙变窄、滑膜嵌顿等，以及周围软组织痉挛或炎症导致椎动脉受刺激等，这些病变都将直接或间接导致椎基底动脉供血不足。

椎动脉的供血范围十分广泛，它供应大脑后2/5的血液，包括枕叶、颞叶的基底面及丘脑等。因此，椎动脉供血不足在临床上经常会导致很复杂的症状。头部旋转引起眩晕是本病的基本症状，也是重要特点。其特点还表现在：症状常在颈部过伸过屈时或转动至某一特定方位时出现。这种发作多数在行走时偶尔转动颈部的时候发生（如过马路左右看红绿灯时出现症状）。究其原因，转头时增生的骨刺或增生的钩椎关节，刺激或压迫了椎动脉，导致椎基底动脉供血不足，脑部突然缺血所致。

椎基底动脉供血范围的复杂性，使椎基底动脉供血不足的症状也颇为复杂：

①眩晕：眩晕是椎动脉型颈椎病患者最常见的症状，也是其特点。与其他病变引起眩晕不同的是，该病患者的眩晕可在转头时瞬间发生，并且可以在数秒至数分钟内即消失。眩晕时患者可有轻度失神及运动失调，自觉身体旋转或周围景物在旋转，表现为行走不稳或斜向一方。急性发病时患者不能抬头，颈部活动受限，部分患者伴有恶心、心慌等，少数患者伴有复视、眼颤、耳鸣及耳聋等症状。

②头痛：当脑部血流量绝对减少后，中枢神经会发出信号刺激血管扩张，代偿性的血管扩张将引起以枕部为主的头痛。每个人对感觉不一样，一般主诉为“跳痛”（一蹦一蹦的搏动性痛），也有主诉为“灼热痛”，但均伴有酸、胀等异常感觉。疼痛以枕部为重，常自颈部发起，迅速扩展至耳后及枕顶部，也可向眼眶区和鼻根部放射，但基本局限于枕顶部或一侧颈枕部。疼痛多发

生在早晨起床后，转动头或乘车颠簸时会加剧。有的患者在发作前有“眼前发黑”或“眼前出现闪光”等先兆。疼痛剧烈时可伴有恶心、呕吐、出汗等症状。

③听觉障碍：因听觉的中枢在颞叶，当脑部颞叶缺血时可导致耳鸣及听力减退。

④视觉障碍：因脑皮质视觉投影中枢血流量降低时，可导致视力障碍。

⑤舌及吞咽障碍：脑干部位的延髓缺血，可导致舌咽神经、舌下神经及副神经受损，舌咽神经受损将出现吞咽障碍、喝水返呛、声音嘶哑等症状；舌下神经受损将出现舌肌运动障碍，表现为不能伸舌或伸舌偏歪；副神经受损，斜方肌及胸锁乳突肌运动障碍，将出现颈部活动不灵、斜颈或颈部无力、头重、抬头困难等。

⑥猝然晕倒：因椎动脉痉挛引起锥体交叉处突然缺血，可致猝然晕倒，这是比较严重的症状，之所以说严重并不在于晕倒本身，而在于倒地的瞬间，因为这种情况经常发生于老年人，在不可能提前选择地点、毫无防备的情况下突然丧失意识而跌倒，头部很可能因撞在硬物上损伤，或导致骨折等。

另外，因椎动脉受累时必然波及交感神经而引起胃肠、呼吸及心血管紊乱等症状。还有一部分患者可出现精神抑郁、近事健忘、失眠多梦现象。凡此种种，都需要医师仔细鉴别，通过临床检查、影像学检查及病史、年龄临床表现等综合分析，才能得出明确的诊断。

因患者多为中老年人，首先应该考虑的是非手术的保守治疗方法。保守疗法有：手法正骨推拿、颈椎牵引、针灸及小针刀治疗、局部封闭、药物治疗，以及物理治疗和功能训练等。

①手法正骨推拿：如果是因肌腱、韧带、关节囊，或小关节错位为主而引发的，采用单纯的正骨推拿就可以，适当的推拿按摩能直接快速地松解粘连的软组织，纠正颈椎后面的关节紊乱，使颈椎重新获得动态平衡。同时可以间接刺激椎动脉壁上的交感神经丛，使椎动脉反射性地扩张而增加血流量。经过一段时间的治疗，大多数患者的症状都会得到缓解或消失。需要提醒的是，旋转复位手法虽然可以纠正小关节紊乱，改善骨刺和被压的椎动脉的相对位置，从而减轻或解除骨刺对椎动脉的压迫，达到缓解或消除症状的目的，但旋转复位手法是有危险的，尤其是一些动脉硬化的老年人，因其骨结构、骨质疏松的程度、周围组织情况都存在隐患，所以对颈椎进行旋转复位手法时要万分小心。患者要清楚实施此手法的医生是否专业，医生要清楚接受此手法的患者是否有检查的依据来佐证治疗后的可靠性。

②颈椎牵引：牵引疗法被广泛使用并取得了一定疗效，因此不得不让人重视。单纯牵引可以改善颈椎间隙及椎间孔狭窄，解除颈部肌肉紧张或痉挛，平衡颈部肌应力，但如果伴有关节移位，最好与手法复位同时进行更好。所有这些必须在医院完成。

③针灸及小针刀治疗：针灸可以刺激颈部肌肉自行改善平衡应力，刺激神经及血管改善血流状态，从而达到治疗目的。小针刀是将中医针灸的“针”和西医手术的“刀”融为一体的产物，它在刺激局部穴位的同时，对局部粘连的筋膜、肌肉、韧带等进行切割、松解，从而更快地达到治疗目的。但小针刀的剥离术也是需要有一定技巧和适应证的，有的人不适应，剥离后还会再粘连。

④局部封闭：这是针对疼痛难忍的患者实施的暂时解脱法，应视缓解的情况给予相应的治疗。

⑤药物治疗：西药的目的主要是缓解疼痛，可适当选用消炎痛、布络芬等，中药的目的多是活血化瘀止痛，舒筋活络止痛，可适当选用“桃红四物汤”“天麻钩藤饮”等。

⑥物理治疗：目的在于改善患部血循环，调节肌肉张力，恢复颈部功能。可选用的方法很多，如中药熬汤后热敷或冷敷、坎离砂疗、红外线照射、频谱照射，等等。

⑦功能锻炼：功能锻炼很重要，是保证疗效、减少复发最好的办法，也是我们人人在家就能做到的、行之有效的方法。一般可以通过打太极拳、做健身操得到锻炼，如果有具体病症，可以请教骨科医生，给予具体指导。

此外，需要提醒大家的是，已经知道罹患此病的患者，尤其是老年人，时刻注意不要突然仰头或扭头。早晨醒后不要立即起床，要略微待一会儿，使神经、血管的活动、运行都配合上了再坐起来。然后再停一会儿，让颈椎的结构及周围的软组织都“醒”了，都到位了以后，再下地活动。在活动中，如果感觉不好时，尽可能顺势缓慢歪倒，避免突然摔倒，以防发生意外。

（2）交感神经型颈椎病

由于椎间盘退变和节段性不稳定等因素，刺激了颈椎周围的交感神经末梢，造成交感神经功能紊乱，产生了许多繁杂的症状。这种因颈椎的结构问题，造成交感神经功能紊乱而出现的系列病症，叫作“交感神经型颈椎病”。

交感神经型颈椎病多发生在40岁以上的中老年人。寰枢椎半脱位、颈椎后关节不稳定、椎体螺旋性移位、椎间盘突出、钩椎关节增生、关节囊韧带炎性改变、咽部及颈部感染等，都可能成为诱发病变的因素。多数表现为交感神经兴奋症状，少数为交感神经抑制症状。由于椎动脉表面富含交感神经纤维，因此交感型颈椎病繁杂的症状中，常常包括椎基底动脉供血不足的表现。

既然是说的是“交感神经型颈椎病”，那么就让我们一起从“什么是交感神经”讲起吧。

我们身体内的神经，按照分布部位的不同可分为两种：一种是分布于皮肤和肌肉等部位的，称为“躯体神经”；一种是分布于内脏、心血管等部位的，称为“内脏神经”。他们的中枢都在脑和脊髓。神经都由感觉纤维将接受的信息传入中枢，经中枢处理后通过运动纤维把指令传到运动器。但“躯体神经”属于随意神经，受意志支配，就是说我想动一下手，指令经大脑发出后沿着运动纤维传导到相应的肌肉，使肌肉收缩，手就可以按照你的意志活动。内脏神经则不同，它不受意志支配，而是自主地对组织、器官进行调节，比如，我们不能想让血管收缩它就收缩，不能想让汗腺分泌汗液它就分泌，它们根本不听我们意志的指挥。

这些不听话的内脏神经，按照它们的工作性质又可分为两种：一种是主管兴奋的，称为“交感神经”；一种是主管安静的，称为“副交感神经”，它们对同一器官起着兴奋和抑制的双重作用，使得器官保持在相对稳定的状态。白天主要由交感神经值班，晚上主要由副交感神经值班，如果已经到了晚上，交感神经还不下班，副交感神经也不接班，我们就不会困，也就不能安然入睡。当我们在做剧烈的运动时，交感神经就会主动地调动机体中一切器官，让它们配合运动的需要，如使心脏加大供血量、让肺加深呼吸量等。同时副交感神经也会配合地让那些与运动无关的器官尽量少活动。最明显的例子是交感神经和副交感神经对胃肠道功能的调节：为了保障重要器官的耗氧量，在剧烈运动或大脑紧张工作时，交感神经会主动地积极工作，副交感神经也就消极怠工了，这时胃肠功能受到明显的抑制；相反，当副交感神经积极工作时，交感神经就会消极怠工，这时胃肠道的吸收功能就明显地增强了。所以俗话说“心宽体胖”是有一定道理的，而“气得吃不下去饭”也是事实。

内脏神经的信息从脑或脊髓的中枢发出后，首先到达位于脊椎两侧的交感神经节，交感神经节实际就是一团神经细胞，信息在此交换后通过轴突（也就是接替交感神经节，将神经信息再往下传递的神经纤维）将信息传递到组织器官。脊椎内的交感神经不是一根对着一个椎间隙地往外伸出来，而是上下众多神经纤维拢在一起，一束一束地伸出来的。拢在一起的神经束，叫“神经干”；几个神经干合并在脊椎两侧，又在其前面交织成椭圆形的珠状体，这个珠状体叫“神经节”。一个个的“神经节”被纵贯上下的神经纤维串联着，就像两串长长的珍珠链，从上方的颅底一直到尾骨的前面才合并。

在颈部的两侧有 3～4 对神经节，分别称为“颈上神经节”“颈中神经节”和“颈下神经节”。由神经节发出的分支与邻近的动脉相连，依次相应地形成了“颈内动脉丛”“颈外动脉丛”“锁骨下动脉丛”和“椎动脉丛”等。我们在上一章节的椎动脉型颈椎病中，对椎动脉已经了解清楚，那么我们就好理解“椎动脉丛”了，所谓“椎动脉丛”就是爬在椎动脉身上的一群神经丝。同样的意思，所谓“颈内动脉丛”“颈外动脉丛”“锁骨下动脉丛”也就是爬在这些动脉上的神经丝。由于这些动脉上都有从颈部神经节来的神经纤维，所以一旦颈部的神经受到刺激，这些动脉都将受其牵累，都会做出患病的样子，发出难受的吼声。不过因为它们各有其主，所以也可以顺藤摸瓜地找到病痛的原发点：

①颈上神经节：位于第 1～2 或第 2～3 颈椎的横突水平，呈梭形或扁圆形，是颈神经节中最大的一个。在颅底部和迷走神经的节状神经节十分靠近。发出分支也多，有颈内动脉神经、颈内静脉神经、颈外动脉神经、心上神经、咽喉神经，以及支配上颈部韧带和骨骼的神经，还有支配头颈和上肢的血管、汗腺、竖毛肌等的神经。

②颈中神经节：位于第 6 颈椎椎体水平，形态变化较大，有时为 2 个细小神经节，但多呈卵圆形。在甲状腺下动脉前侧方，与颈下神经节较接近。发出的分支有：至第 4～6 颈脊神经的灰交通支、颈总动脉丛、甲状腺下丛和心上神经。

③颈下神经节：位于第 7 颈椎横突和第一肋骨头之间，锁骨下动脉发出椎动脉的后方，第八颈神经的前方。发出的分支有：至第 6～8 颈脊神经的灰交通支、椎动脉丛、锁骨下丛和心下神经。

可见颈部的神经是激惹不得的，激惹了颈部神经会出一连串问题。可是颈上神经节所处的位置，是颈部活动较多的部位；颈中神经节所处的位置，是颈部损伤最多发的部位。而这些颈部神经干又都起源于颈段，加之交感神经纤维在全身的分布是互相重叠的，形成难以想象的复杂网络。因此，交感神经型颈椎病的症状可以在全身任何部位表现出来。

①头面部的表现：颈椎交感神经分支主要到头面的血管、立

毛肌、瞳孔开大肌等，所以突出的表现是头痛或偏头痛、头沉、头昏、枕部痛或颈后痛，但头部活动时这些症状并不加重。同时可见面部充血、发热、感觉麻木、无汗等。并且可以伴有眼球胀痛、眼目干涩、眼冒金星、视物模糊、怕光流泪等交感神经兴奋的症状。也有人出现眼睑下垂、瞳孔缩小、眼球下陷、流泪、鼻塞等交感神经麻痹的症状。此外，神经还分布于泪腺、唾液腺、口腔黏膜内腺体、鼻腔黏膜内腺体、甲状腺腺体等，所以还可出现鼻塞或有异味感等鼻部症状、耳鸣或听力减退等耳部症状、咽喉部不适和异物感，以及口腔发干或牙齿痛等症状。需要注意的是，当发现上述症状时，不要盲目地自认为是得了交感神经型颈椎病，要去医院检查，特别是要注意排除甲状腺功能亢进和眼科疾患。

②周围血管症状：主要是上肢及头面部血管收缩、扩张不稳定，如表现为肢体发冷、麻木、水肿及皮肤温度降低，或肢体遇冷时有刺痒感等血管痉挛症状。也可表现为肢端发红、灼热、过敏、痛觉明显等血管扩张症状，但痛觉减退并非按神经节段分布。

③心脏反应：颈椎任何部位的病变，只要影响到颈上、颈中、颈下神经节，均可以使心率改变，出现心律失常、心前区疼痛、阵发性心动过速、血压时高时低等心血管症状，因为三对颈交感神经节的分支，分别并交叉着下行进入胸腔，加入到心上、心中和心下神经丛。所以在发脾气、情绪激动、咽喉部肿胀严重时，就会伴有心慌的感觉，同时人会感觉吃不下饭，这是交感神经兴奋的症状。也有人出现心动过缓、血压偏低、胃肠蠕动增加等副交感神经兴奋的症状。

交感神经型颈椎病可影响到其分布的所有区域，但并不是所有这些部位同时出现症状，可以仅出现疼痛，或感觉异常，或血管运动异常，或腺体分泌异常等，特别是表现在胃肠功能、心脏跳动及五官的功能障碍方面，可以是单独的，也可以是混合的。但往往因为这些反应主要是靠患者自己述说，如果在就诊时，患者不能清楚地、比较准确地向医生表达自己的感觉，就很难在第一次就诊时被正确地诊断出来。

所以在此再一次向大家交代的是：①交感神经痛的特点是酸痛、压迫感、灼痛或钝痛，自己感觉症状的部位很深，界限模糊不清，并且有弥漫性扩散，而不是沿着神经干传导；②头痛多出现在额部、颞部、鼻部、眼眶等处，颈后部或枕部疼痛明显，常有失眠、多梦、健忘、疲劳等症状，并可伴有焦虑或抑郁症；③交感神经型颈椎病的症状十分复杂的原因，与颈部交感神经分布的广泛有关，这也容易使其他部位的病变疑似为交感神经型颈椎病，如甲亢、青光眼、更年期综合征、干燥综合征等。临床上也可以见到同时罹患多种病症者，因此在治疗之前进行认真、细致的检查是很有必要的。

交感神经型颈椎病症状复杂，明确诊断较难，有时需要诊断性治疗，如：可行星状神经节或硬膜外封闭术，若封闭后自主神经紊乱症状消失，则首先考虑为交感型颈椎病。治疗更不可一概而论，要根据不同的病情采取有针对性的方法来医治，因此建议患者到专科医院由医师明确诊断后提出治疗方案。

不过绝大多数交感神经型颈椎病，通过合理的保守治疗方法进行治疗，均可以得到缓解和治愈。保守治疗方法很多，如进行颈椎牵引、针灸、电疗、中药内服、中药外用等。

（3）脊髓型颈椎病

脊髓型颈椎病是指由于颈椎结构的问题造成脊髓受压而出现的病症。

由于颈椎间盘退变性突出，椎体后缘或椎间关节增生，后纵韧带或黄韧带肥厚等因素，使脊髓通行的椎管变狭窄，狭窄的骨性椎管很容易造成脊髓压迫，从而出现脊髓压迫症的颈椎病。本型颈椎病多见于中老年人，男性多于女性。

本型颈椎病临床较少，约占颈椎病总数的10%左右，症状较为严重，致残率较高，轻者可丧失部分或全部工作能力，较重者可出现四肢瘫痪、卧床不起，从而影响生活。造成重症的原因与本型颈椎病的感觉特点有关，脊髓型颈椎病不像神经根型颈椎病那样出现严重的麻木、疼痛，早期患者往往没有明显的痛苦感觉，所以就诊时，一般都是病情已进展到较晚的时期了，延误了治疗时机。所以脊髓型颈椎病的早期诊断、早期治疗十分重要。那么，为什么脊髓压迫后没有明显反应呢？

脊髓是仅次于大脑的低级神经中枢。神经中枢相当于电脑中的中央处理器（CPU），电脑的CPU损坏后，会导致整个系统瘫痪。人体也一样，生活的常识告诉我们，大脑要是坏了，人就废了。大脑中主管不同部位的神经损伤后，它主管的功能就会相应地出现毛病。脊髓也是这样，脊髓是次中枢神经，它不像大脑那样，一团神经拥抱在一起来管理一个部位，它是一段一段地进行水平面的管理，即一大把神经拢在一起，从上向下，一边穿行脊椎，一边逐渐向脊椎外伸出分支。下一级的外周神经纤维顺势分布于躯干的水平面上，人体上、下肢也被横拉成水平位，同一水平面的神经纤维也就伸延至肢体的指、趾端。当脊髓损伤后，可以导致损伤平面以下的肢体瘫痪，就像一根带电的电缆，如果把它剪断，那么断端以上仍然有电，断端以下就肯定没有电了，因为电的传导途径被切断了。

人体的神经系统也是同样的道理，它同样由大脑发出生物电信号，传递到脊髓，再传递到外周神经，再沿外周神经长长的纤维直到接收到信息的受体；反之，外界信息当被人体的感受器接收后，同样以生物电的形式沿着外周神经长长的纤维传递到脊髓，再传递到大脑，因此，当脊髓损伤后，在损伤平面以下的信息传递就会出现障碍。因为信息传递障碍，所以感觉不是更灵敏而是更迟钝，所以患者多是产生可以忍受的麻木感，而不是难以忍受的疼痛。

如果把脊髓整个从脊椎管里拿出来看，脊髓像个头大尾细的蜈蚣，长长的“身体”两边伸出 31 对“脚”，这些脚就是从脊髓中分出来的脊神经。其中颈神经 8 对，胸神经 12 对，腰神经和骶神经各 5 对，尾神经 1 对。这些脊神经从椎管旁边的椎间孔伸到椎管外面后，就不再长了，而是与具体支配外周组织的神经接头，将信息传递给外周神经，由外周神经通过它那长长的神经纤维来完成任务。除胸部的脊神经个个都是单独与外周的肋间神经接头外，其他脊神经则是分节段地合拢起来形成神经丛，然后再与外周神经接头。颈部的脊神经，除分出了我们已经讲过的颈交感神经外，还组合成了两个神经丛：①颈丛神经：由颈 1 ~ 4 脊神经构成，其接头后的外周神经有 2 支沿胸锁乳突肌向上分布于耳朵、耳前耳后及周围；有 2 支横着分布于颈部、肩部、前胸的上部，以及舌骨下肌群和膈肌；有 1 支向下进入胸腔，在纵膈胸膜与心包之间下行达膈肌。这是颈丛最重要的分支，叫膈神经，它主要来源于第3～5对颈神经。膈神经的运动纤维支配膈肌，感觉纤维分布于胸腹心包。②臂丛神经：由第5～8对颈神经和第1对胸神经构成，其接头后的外周神经支配锁骨下肌、肩胛上下肌、胸部大小肌、背阔肌等，此外它们在锁骨下的部位分出了许多长的神经纤维，分部于上肢内、外侧，其中就有我们已经讲过的正中神经。

脊髓的运动神经对外周的运动神经有抑制作用，所以当脊髓神经受损后，对外周运动神经的抑制作用就会减弱，从而出现脊髓神经损伤部位以下节段的外周运动神经异常兴奋，不断地放电，使肌肉处于持续的痉挛状态。例如当臂丛神经节段的脊髓受压时，由于臂丛神经主要节段的神经传导被阻断，中枢神经得不到外周神经传来的感觉信息，外周神经也得不到中枢神经传来的指令，则出现相应部位的感觉麻木，同时上肢肌肉因得不到神经的营养而废用，变得越来越萎缩。我们要说明的病态不仅如此，更突出的问题是，臂丛神经节段以下外周的运动神经都将失去有效的控制力，这时的患者，走起路来是痉挛地大步向前迈，晃晃悠悠没有正常的节律。检查时可以发现：膝反射亢进，甚至下肢出现髌阵挛和踝阵挛，部分患者还可以出现与颈椎屈伸相关的躯体触电样感觉，此表现为典型的脊髓型颈椎病特有的体征。

有很多因素可导致脊髓在颈部受到刺激或压迫，如：由于慢性劳损或退行性改变可导致颈椎失去原来的稳定，颈椎间盘突出或脱出，变形的颈椎间盘致使后纵韧带向椎管内膨隆，使脊髓受到来自椎管前方的压迫。如果因颈椎失稳导致黄韧带代偿性肥厚，则可使脊髓受到来自椎管后方的刺激或压迫。如果在椎体后方中部有较大的骨质增生，则可直接压迫脊髓及其血管，而引起以运动感觉障碍为主的一系列症状。脊髓血管及其供血量像脑部血管一样，具有十分惊人的调节能力，以维持脊髓在各种复杂活动中的血供，如果某组血管遭受压迫或刺激时，则可出现痉挛、狭窄甚至血栓形成，以致减少或中断血液供应。由于缺血的部位不同，在其相应的支配区表现出脊髓的各种缺血症状，严重者可能出现因缺血而坏死等不可逆转的后果。一般来讲，只有那些长期从事脊椎慢性劳损工作的中老年人，才会发生此病，年轻人如果椎管发育正常，即使有些压迫因素也不产生症状，原因是脊髓有规避空间，但如果椎管先天性发育狭窄，很小的刺激就有可能出现严重的症状。

脊髓型颈椎病在早期，常会因临床症状轻微而被忽视或误诊。脊髓型颈椎病的症状和查体差异很大，这主要取决于压迫平面和压迫程度、病程长短、脊髓受压节段的范围等因素。临床一般根据颈髓受损的部位及程度分为中央型、椎体束型、横贯型三种类型。

①中央型：又称“上肢型”。为脊髓的前角和后角细胞受损而引起的一系列症状，以手部小肌肉常受累为多见。表现为手部动作迟钝，如持筷子、系扣、写字等动作感到困难，尤其以手指的精细运动障碍表现得更明显。患者自觉无名指及小指麻木，或整个上肢麻胀、无力。可以看到骨间肌、鱼际肌出现萎缩，受累肌肉的肌张力及腱反射可减弱或消失。

②锥体束型：又称“周围型”。中央型病变发展后，常可使椎体束受累，表现为走路像踩在棉花上，飘然无准，步态不稳。发病初期，常呈间歇性症状，每天走路过多或劳累后出现。随着病程的发展，病症可逐渐加重并转为持续性。初期患者自觉下肢

麻木、发冷，后期感觉下肢发紧，疼痛、无力，行走困难，易摔倒。

③横贯型病变：在锥体束型病变的基础上，病变如向周围扩展，位于脊椎颈段前，侧索部的脊髓丘脑束受损。患者表现为胸部以下感觉麻木，严重者可出现大小便功能障碍。临床表现除具有椎体束损害所引起的症状外，前胸部第 2 ~ 7 对胸神经平面以下的痛感、温度感觉减弱或消失。

只要仔细观察，判断是否患有脊髓型颈椎病并不困难，如果你发现自己手部持物易坠落，精细动作难完成，或下肢无力，腿发紧，走路无准，步态笨拙等，就应怀疑患脊髓型颈椎病的可能，应及时去医院进行相应的检查。必要时可以做核磁共振检查，核磁共振可清楚显示椎间盘突出、骨赘、增厚的黄韧带及后纵韧带骨化对硬膜囊和脊髓的压迫程度，以及脊髓的水肿、软化、囊性变等。

脊髓型颈椎病，如果在早期或症状较轻时就被发现，可以采用手法治疗。因为此时的颈椎病症，几乎百分之百都存在颈部软组织粘连、痉挛等。手法治疗的目的，就是有针对性地对这些病变的颈部软组织进行剥离，促进其血液循环，恢复原有的弹性，从而消除局部的高应力点，以便控制疾病的发展，甚至可使已有的症状消失。但治疗时手法应相对轻柔，手法不可过重，尤其禁止使用推、搬及旋转复位等手法。同时可配合理疗等方法治疗。通过以上治疗，绝大多数症状较轻的患者，都可得到有效的控制或缓解。虽然核磁共振显示仍有压迫，但只要没有临床症状就不必过于担心。据统计，有很大一部分患者，虽然影像学检查存在脊髓压迫，但一生都可以不出现症状。

对于那些症状较重，甚至有可能导致高位截瘫的患者，应积极采取手术治疗，不要延误，以防止出现不可逆转的严重后果。

2. **肩周炎**

肩周炎是因肩关节周围肌肉、肌腱、韧带、滑囊及关节囊的慢性损伤性炎症所导致的肩关节周围软组织广泛的粘连。以活动时疼痛、功能受限为其临床特点。肩周炎好发于50岁左右人群，女性多于男性。

肩周炎的全称是肩关节周围炎，肩周炎的某些病因目前还不完全清楚，这也给此病的预防带来困难，因为只有知道了疾病发生的原因，我们才能进行早期干预，阻断其发病的途径。比如：当50岁左右时发生上肢骨折，由于长期制动可导致肩周炎，知道了这个原因，我们就可以在骨折固定后，早期在不影响骨折断端稳定的前提下，由家属慢慢活动患者的肩关节，便可以有效预防肩周炎的发生。但并不是所有导致肩周炎的病因都这样清晰，比如糖尿病，我们只知道糖尿病患者发生肩周炎的概率较高，但其具体的发病机制目前并不明了，所以只能提示糖尿病患者多关注自己的肩部。五十岁左右是肩周炎的高发期，所以建议这个年龄段的人，尤其是女性，适当加强肩部锻炼，便可流水不腐，户枢不蠹。

肩周炎的发病率比较高，我们将从生活和临床中得来的经验介绍给大家，以帮助大家了解并减少由该病带来的痛苦。目前已知最明确的致病因素是：各种原因导致的肩部活动减少及营养不良，都有可能诱发肩周炎，包括创伤及手术后制动、积累性劳损及神经系统疾病所致的神经对肌肉的支配和营养降低等。临床最常见的有肱骨外科颈骨折等。上肢骨的这些薄弱环节，多是中老年人在跌倒用手或肘撑地时，骨折好发的部位。骨折后需要长期固定，因为只有这样固定才能确保骨折部位及早愈合，但这同时造成了肩关节活动的减少甚至不能活动。

当限制活动时，肩部肌肉不能活动，静脉和淋巴的循环就会缓慢、瘀滞，导致组织水肿，渗出的浆液纤维蛋白在肩关节囊皱襞、滑膜返折处及肌肉间隙中形成粘连。再者，制动使得微细血管总是关闭着，肌肉得不到充足的营养，就会慢慢消瘦，然后发生变性、粘连、疤痕等病理改变，这就是患者常从医生那里听到的“废用性萎缩”的发病机理。与此相反，经常锻炼肌肉，可使这些微细血管的反应灵敏，活动时，这些微细血管就会开放，使血液大量流入细胞间，从而保证了肩部肌肉的血液供应。

但这就与骨折治疗产生了矛盾。我们既要保证骨折在一个相对静止的环境里愈合，又要防止发生“肌肉废用性萎缩”所诱发的肩周炎，怎么解决这个矛盾呢？就是要保证在骨折坚强固定的前提下尽早地进行功能活动，根据骨折部位的具体情况，现已开发出各种各样的骨折外固定件和支架，所以建议患者一定要到正规的骨伤科医院治疗。

此外，一些手术，如心脏手术、胸外科手术、女性乳腺癌切除术等，也可引起同侧肩关节的肩周炎。这同样是因为术后疼痛，肩部活动减少所致。

积累性劳损也是肩周炎的一大诱因。方端宽大的肩部是优美体型不可或缺的重要因素，但正是这一近似直角形的结构，使得肩部软组织在活动时受到的摩擦远远大于其他部位，所以人到中年以后肩部的软组织易发生萎缩和变性。在肩部肌肉、肌腱等摩擦较多部位的下面有许多大小不等滑液囊，相当于给这些部位垫了很多扁扁的小水袋来减轻摩擦，但如果是超常范围的急剧转动或反复过度外展，则可造成滑液囊损伤。滑液囊损伤的急性期，表现为滑液囊积血或积液，随着急性期炎症的消退或长期慢性劳损，引发慢性炎症，如囊壁增厚，出现玻璃样改变，在滑膜的表面有点状缺损，绒毛膜增生或有纤维素沉着等，从而导致肩关节活动障碍，并且在活动的时候伴有响声。肌腱的血运较差，可因慢性损伤而变性，变性后的肌腱变黄失去光泽，强度明显下降，如果此时再次遭到损伤则很难恢复到正常状态，其结果是瘢痕修复，形成粘连，瘢痕与挛缩则不可避免。正是由于对肩部的滑液囊、肌腱等急性软组织损伤的误诊、误治、失治等，使得患者因疼痛导致肩关节活动减少，病变由局部逐渐波及到整个关节，形成肩周炎。

在肩部有慢性劳损的基础上，感受风、寒、湿邪则成为诱发本病的又一重要因素。患者常因夏季开着冷气裸露肩背睡着，醒后即感到肩部疼痛而发病。这是因为寒凉刺激使得肩部毛细血管收缩，血液充盈淤滞导致其通透性增加，组织液渗出，浸润局部而发生急性无菌性炎症。后期渗出物部分机化，导致肌腱及肩关节周围软组织粘连。

另外，如颈椎病压迫神经、偏瘫、神经麻痹等疾病，可因神经对肌肉的支配和营养作用降低，使得肩部活动减少而诱发本病。总之，各种原因导致肩关节运动减少而诱发肩周炎的病因是比较明确的。但仍有很多疾病可诱发肩周炎，其机理目前仍然不是很清楚，如糖尿病、高血压、心脏病、甲状腺功能亢进或甲状腺功能减退等，内分泌系统疾病，以及一些免疫功能方面的改变、情绪不稳定、精神创伤、心情抑郁等都可以成为肩周炎的诱发因素。

肩周炎的发生与发展大致要经历三个时期，即急性期、慢性期和恢复期，各期时间的长短不定。也有些患者没有经过明显的急性期而缓慢发展成肩周炎，所以只能根据临床症状做出判断。分期的意义在于指导治疗，每个时期需采取不同的治疗措施，不可混淆。

①急性期：即肩周炎发病的初期，患者只是感觉肩部不舒适及束缚感。疼痛多局限于肩关节的前外侧，穿上衣时或肩外展、外旋时疼痛加重，不能梳头洗脸，患侧手不能摸背。以后肩痛迅速加重，尤以夜间为重，病人不敢患侧卧位，这主要是关节囊、滑液囊或肌肉组织由于急性期水肿、压力骤然增高所致。由于肌肉痉挛和疼痛，逐渐出现肩关节活动范围减少，特别是外展和外旋受限最为显著。此时疼痛的原因多为急性无菌性炎症所致。

治疗的目的在于缓解疼痛和防止日后发生粘连，所以肩部不应做范围过大和过多的活动，也不可做推拿按摩等，因这些动作和治疗，有可能加重炎性反应。对疼痛明显者，可以采用中药外敷治疗，或口服消炎痛、芬必得等消炎止痛类药物来缓解疼痛。对于疼痛较重，无可忍受者，可在痛点做封闭注射来治疗。中医的火针疗法亦有不错的疗效。待疼痛缓解，无菌性炎症消退后，需及时增加肩关节的活动量，并采取推拿按摩疗法进一步治疗，以达到预防软组织粘连及临床治愈的目的。

②慢性期：多由于急性期没有得到及时治疗逐渐发展而来，此时肩关节疼痛退居次要地位，肩部软组织广泛粘连、肩关节各个方向活动受限成为主要矛盾。因此尽快解除粘连，恢复肩关节应有的活动范围，成为当务之急。患者此时应加大肩关节的主动

运动，不要因疼痛而拒绝锻炼，肩关节周围广泛的软组织粘连不通过持续有效的锻炼是松解不开的。就像一台生锈转不动的机器，你不去加润滑油，活动它，靠它自己是转动不起来的。

手法治疗为这一时期肩周炎最行之有效的方法，通过不同手法操作可使软组织粘连得到解除，关节功能得到恢复，但仍然建议患者到正规的医院找有经验的医师来治疗。因为这时的治疗需要医者有坚实的解剖学基础，需要知道肩部每一块肌肉的走行方向及其起点、止点位置，还要知道每一个滑液囊的具体解剖位置，只有这样才能分清主次，对主要粘连点进行有顺序的手法松解。

在做肩关节的被动活动、牵拉、扳等操作时须格外小心，因为老年患者常常合并有骨质疏松，粗暴的手法极易导致骨折等严重的并发症。这就是我们主张由有经验的医师来治疗肩周炎的原因所在。之所以总强调这一点，是因为经常看到在公园锻炼的老年患者，多是朋友之间互相帮忙搬弄胳膊，其危险性是显而易见的。

肩周炎慢性期治疗要求患者和医生要密切配合，当医生完成一次治疗后，肩关节的活动范围肯定有所增加，但这需要患者回去以后坚持做肩关节的功能锻炼方能维持。所以说，对于肩周炎应是三分治疗，七分锻炼。

③恢复期：肩周炎的恢复期是漫长的，很少见到一蹴而就者，所以需要医患双方有足够的耐心。“宁可治十个骨折，不治一个肩周炎”，深刻揭示了本病的缠绵难愈和治疗的费时费力。在肩周炎的恢复期中，除了坚持做肩关节的功能锻炼外，还需要保持精神、情绪的稳定。有一些患者，在治疗一段时间明显好转

后，突然某日来门诊，自述疼痛加重。经细心询问方知，前几天生气了。难道生气会造成肩周炎吗？应该说不会，但生气可以使正在发作的肩周炎加重。这一现象在临床中可以经常看到，说明精神因素对本病起着重要的作用。因此，肩周炎患者保持精神愉悦从某种意义上讲也是一个促进恢复的因素。

除此之外，一些内科疾患所致的肩周炎及肩部疼痛，还应对原发病进行有效的控制和治疗。肩周炎虽给中老年人带来许多痛苦，但属于一种自愈性疾病，也就是不经治疗也可自行痊愈。但是自愈至少须六个月至三年的时间，患者须长期忍受痛苦，还有少数人肩关节的功能不能完全恢复。因此对肩周炎主张积极治疗。

3. 肘痛

（1）网球肘

因感到肘部外侧疼痛去医院诊治，医生检查后告知，“你患了网球肘”。

“网球肘?”听之好似与网球运动有关，实际并非如此，虽然本病常见于打网球、羽毛球、乒乓球的运动员及爱好者，但它并不是网球运动员的“专利”。凡是从事前臂经常用力的职业以及反复伸屈腕关节的劳动，都是本病的高发人群。如：一些长期操作电脑者、修理机械者、理发师、厨师、钳工、搬运工、木工、电工、砖瓦工、插秧者，等等，都容易患网球肘，尤其是家庭主妇，常因购物过多、反复提拉货物、拖地、洗衣服、编织毛衣等而使肘部长期反复用力，所以极易患网球肘病症。此外，有些肘关节活动并不多的人，由于局部受到损伤或受凉等，也可发病。中老年人由于肌腱纤维退变、老化，损伤后往往不能很快恢复，发病率较高。因此，临床所见此病多发生于50岁左右的人群中。

所谓“网球肘”，只是人们对此病的习惯称呼，医学上称之为“肱骨外上髁炎”。实际是前臂伸肌在肱骨外上髁的附着点及周围肌肉、韧带、滑膜囊等软组织的局部炎症反应，所以应该说是肱骨外上髁周围组织炎。

我们的上肢由与肩相连的“上臂”和与手相连的“前臂”组成，上臂中的长骨只有一根，名叫“肱骨”；前臂中的长骨有两根，分别叫作“尺骨”和“桡骨”。尺骨上粗下细，桡骨上细下粗；尺骨上端的粗头，有个鹰嘴样的弯沟，将肱骨扣在里面，形成肘关节的主要部分，桡骨的细头紧靠在尺骨与肱骨勾合的关节之下，贴附在尺骨上，形成肘关节的次要部分，即肱骨、尺骨、桡骨三者聚集在一起，同处于一个关节囊内，构成肘关节。当我们将胳膊曲折起来时，出现的肘尖就是尺骨的鹰嘴。当我们站立，双上肢自然下垂，手心向前时，肱骨的肘关节头远离身体的一侧叫“肱骨外上髁”，是前臂伸肌肉群的附着部位；相反，靠近身体的一侧叫“肱骨内上髁”，肱骨内上髁上有一沟槽，是尺神经行走的部位。

人体的前臂看着不是很粗壮，但却有19块肌肉，而且每块肌肉的作用都不尽相同，正是这些肌肉在神经的协调支配下，才使我们拥有了一双灵巧的、创造了世界各种奇迹的手。前臂的这些肌肉根据其功能不同分为前、后两群，它们的肌腹大部分在前臂的上半部，向下则延续成细长的肌腱，因而使前臂上半部分较粗而下半部分逐渐变细。前臂肌肉的前群共有9块，主要作用是屈腕、屈指和使前臂旋前，所以前群又称屈肌群。后群有10块肌肉，主要作用是伸腕、伸指和使前臂旋后，所以后群又称伸肌群。伸肌群与屈肌群根据这些肌肉所处的位置分为深层和浅层，浅层肌肉位置表浅，就在皮肤下面，活动腕关节时可看到肌肉的收缩隆起，深层肌肉一般位于浅层下面紧贴于骨面。

肱骨外上髁炎就是伸肌群的浅层肌肉在肱骨外上髁的附着点出现的病变，伸肌群的浅层肌肉有6块，它们从外向内依次为桡侧腕长伸肌、桡侧腕短伸肌、指总伸肌、小指固有伸肌、尺侧腕伸肌和肘肌，这些肌肉的起点全部在肱骨外上髁，为了减轻摩擦，在每个肌腱下面都有滑液囊，滑液囊的顺从性大大缓解了来自不同方向的挤压力和摩擦力。

网球肘的致病因素很多，如因创伤或摩擦引起骨膜炎、损伤或受凉引起筋膜炎等。但一般认为是因前臂伸肌群的长期反复强烈的收缩、牵拉，使这些肌腱的附着处发生不同程度的急性或慢性累积性损伤造成的。实际上，凡是在运动或劳动中，前臂及腕部使用机会过多、强度过大时均易发生此病。由于长期的劳损，可使附着在肘关节部位的一些肌腱和软组织，出现局部肌纤维撕裂、出血、组织水肿等，从而形成无菌性炎症反应。然后这些产物开始机化，并逐渐形成粘连等，从而进入病理性修复。如此反复损伤、修复，以及重复的病理改变，使得粘连日益加重，周围组织间隙的容积进一步变小，使通过该处的神经血管束受压而产生疼痛、憋闷、酸困、乏力，出现胳膊肘疼痛并向下放射等肱骨外上髁炎的典型症状。

患病后，自觉肘关节外上方，即肱骨外上髁处酸胀不适以至疼痛，有局限性压痛点，按压此点时，疼痛可向上或向下放射，有时甚至在前臂外侧的伸肌上也有轻度压痛及活动痛。局部肿胀，但一般不红热。肘关节伸屈不受影响，但前臂旋转、伸腕时疼痛加重。患者不愿活动手臂，在拧螺丝、拧毛巾、打毛衣、提壶及用力握物时，疼痛明显加重，端茶杯、提背包都疼痛难忍，甚至不能手执筷子。疼痛可由间歇性逐渐变为持续性，甚至夜间睡觉时被痛醒。你可以伸出双手让患者用力握自己的手指，这时你可以感觉到病人患肢的握力明显不如健侧，并同时出现肘外侧疼痛。

网球肘的早期可以通过按摩、理疗、中药熏洗、外敷等治疗；疼痛严重难忍时可做一两次局部封闭治疗，以减轻水肿，缓解疼痛，但不可反复进行封闭。可考虑采取小针刀疗法直接松解粘连，一般一两次即可解除痛苦。后期由于软组织粘连、结疤，可采用有针对性的按摩治疗。按摩疗效好不好与按摩是否到位很有关系，正确的按摩应精确到每一块肌肉。患病后应注意肘关节的防寒保暖，不可再用患肢提拉重物。只要适当休息、积极治疗，肱骨外上髁炎是可以痊愈的。

（2）肘关节强直

肘关节强直是挫伤、骨折、脱位、手术等疾病的后遗症，表现为肘关节功能丧失并固定于某一位置，称为肘关节强直。多由于伤后治疗过程中固定时间过长，没有注意动静结合，或患者配合不够等原因造成的肘关节既不能完全伸直，也不能完全屈曲。肘关节强直有两种情况，一种是骨性强直，是指关节骨与骨之间已有骨桥相通，关节内的骨端已有骨性融合，肘关节被完全固定于某一位置；另一种纤维性强直，尚有很小的关节间隙，只有很小的活动范围，绝大多数固定于屈曲位置。

肘关节是由三个关节构成，即肱尺关节、肱桡关节和桡尺近侧关节，这样的结构使得我们的前臂可以自由地屈伸和旋转，这三个关节被包裹在一个关节囊里。在关节囊外有韧带、滑膜囊和肌肉等组织，对关节起着支持、保护和运动的作用。由于肘关节结构复杂，关节腔狭小，所以当肘关节发生骨折，尤其是波及到关节面的骨折，因出血多致使关节腔压力较大，肿胀明显，疼痛剧烈。如果日后淤血不能完全吸收，则可形成机化、粘连、瘢痕、挛缩、关节软骨面损伤等病理改变，致使关节腔更加狭小。久之则有骨性融合的可能，造成肘关节骨性强直。如果是肘关节脱位或肘关节挫伤，由于关节囊受损出血，同样可导致关节腔内积血，其导致肘关节强直的发病机理与肘关节骨折所致的强直一样。

这是导致肘关节强直的原因之一，并不是说肘关节骨折就一定引起肘关节强直。由于肘关节骨折后长期固定，待骨折愈合，拆除石膏或解除夹板固定后，肘关节会有不同程度的功能受限，此时应循序渐进地做主动功能锻炼，也就是自己在可承受的范围内慢慢屈伸及旋转肘关节，可同时配合中药熏洗，经过一段时间的恢复，一般可以痊愈。

不过，此时也不可操之过急，有些患者在 X 线证实骨折已经愈合，解除固定后，一见肘关节不能活动了，就起急上火，往往急于求成，找到按摩师做用力牵拉、屈曲等暴力操作，往往导致骨化性肌炎而形成肘关节强直。所谓肘关节骨化性肌炎，多发生在肘关节骨折合并脱位者，其中以桡骨小头骨折合并肘关节脱位发病率最高。肘关节骨化性肌炎病因有二，一是因肘关节受到损伤后，骨膜被剥离，形成局部血肿，当血肿在被陆续吸收和逐渐纤维化的过程中，刺激骨膜发挥骨化作用所致；二是因关节囊或韧带组织撕裂受伤后，经多次反复的暴力复位，或受损伤的肘关节在固定后，关节功能受限的条件下进行强力的被动按摩、牵拉，使局部组织受损，反复出现血肿，同时产生酶的激化，刺激周围的间叶细胞和已经纤维化的组织转化为骨性物质。虽然具体详细的发病机制目前并不十分清楚，但不可操之过急地反复刺激受伤的关节，是被临床认可的。

此外，导致骨化性肌炎的另一个原因是：在肘关节骨折、脱位、挫伤的同时，肘关节的屈肌、伸肌、滑膜囊、肌腱、韧带等周围软组织也同时受损，长期固定使得这些软组织发生粘连、瘢痕、挛缩等病理改变，使得肘关节强直。但这类肘关节强直一般属于纤维性强直，肘关节尚有一定的活动度。

骨化性肌炎的早期 X 线无特殊变化，3～4 周时可见肘关节周围出现云雾状骨化团，之后的 2～3 周可见范围有增大的趋势，大约 8 周后包块停止生长。晚期骨化范围缩小，密度增高，边界变清晰。

肘关节骨化性肌炎的早期，患者可有局部肿胀、压痛及发热等症状，此时应注意，不要过分进行锻炼活动，可在症状不明显时及疼痛能忍受的情况下主动地缓慢地活动关节，待到 X 线检查骨化成熟，一般需要一年左右。病人疼痛消失，关节活动明显受限者可以手术切除，以改善肘关节功能。但注意术后复发率较高。经检查如果是纤维性强直，肘关节本身结构良好，只是出现周围软组织的粘连、挛缩等病理变化，在后期可采取小针刀疗法，将粘连松解，也可切断部分挛缩的肌腱组织以使肌肉得到延长，从而改善肘关节的活动范围。

后期骨化组织已成熟，X 线片显示骨化组织范围缩小并局限在某一部位，保守治疗基本无效，此时如果想恢复关节的活动度，只有采取手术治疗，将骨化组织切除以改善肘关节的功能。术后还需进行放射治疗以预防复发。如果骨折后关节复位不佳并出现肘关节骨性强直，可采取人工关节置换术，根据病情不同而选择关节表面置换、半关节置换或全关节置换等方式。

总之，肘关节强直应根据不同病情采取不同的治疗措施，但采取按摩疗法时一定不能暴力牵拉，因为暴力按摩导致骨化性肌炎而形成肘关节强直在临床上经常见到，所以主张在肘关节骨折解除固定后的初期慎用按摩疗法。此外应该注意：如果不慎损伤肘关节，应即时去找专业医生，经专业医生正确处理后，可以使肘部出血尽量减少，即从源头防止肘关节的强直形成。在恢复期患者不要着急，切不可急于求成，强力被动扳压肘关节，只要在耐受的情况下循序渐进地进行主动的功能锻炼，同时配合中药熏洗肘关节，经过一段时间的治疗，肘功能均可完全恢复。

4. 腕部腱鞘囊肿

腕部腱鞘囊肿是指发生于腕部关节囊或腱鞘附近的一种内含液体的突起鼓包。是滑液从关节囊或腱鞘由内向外渗出而形成的疝状物，或是结缔组织内局部变性等因素所致。俗称“筋疙瘩”，是临床常见病。

本病与腕部过度劳伤，如洗衣服、绘图、编织、刺绣等频繁活动腕部者均容易患此病症。因与慢性劳损有关，所以多见于操劳一生的人。不过现在的情况与以往有所不同，长期和电脑打交道的人群，尤其是手握鼠标时间过长或是姿势不正确的人群，也加入了本病症的大军。

本病也有因急性损伤造成者，如跌倒时用手撑地，造成腕关节急性挫伤，如果没有得到有效的治疗，日后有可能出现腱鞘囊肿。又如在搬运重物时，可因急性扭伤腕关节或造成滑膜损伤而诱发本病。

腕部腱鞘囊肿的典型症状是在手腕的背部出现一个半球形包块凸起，高出皮面，状如手表。这个包块发展缓慢，渐渐长大。初起质软，能触有轻微波动感，日久则可变硬。这个包块就是个囊肿，用手触摸、按压囊肿，会感觉到囊肿与皮肤无粘连，表面光滑，周围境界清楚，但根基固定，几乎没有活动。早期质软有轻度波动感，后期基底固定，显得小而坚硬，触摸时感觉像骨头一样，用力按压时会产生酸胀感，或有疼痛感向囊肿周围放散。如果将凸起的包块打开，可以看到内含无色透明或微白色、淡黄色的，类似果冻样胶冻状黏液。

无论是急性损伤、慢性劳损或其他原因，凡是导致腕部关节囊或腱鞘某一环节薄弱后，均可诱发腕部腱鞘囊肿。腕关节的慢性滑膜炎，是滑膜过量地分泌滑液过程，这时如果滑膜的局部已经变薄，当腕关节活动时由于压力的作用，滑液可将薄弱的滑膜顶起而出现一个小包，形成本病。其形成机制就像吹泡泡糖一样。因为开始患病时，被固定在囊内的是液体，所以触摸时有波动感，随着时间的推移，清澈的液体逐渐变成胶冻状黏液，这时再触摸时便会感觉坚硬如骨，当然这需要较长时间的演变。同样的情况也经常发生在其他腱鞘部位，如我们前面讲过的桡骨茎突狭窄性腱鞘炎等。

腕部腱鞘囊肿的患者，常感觉囊肿局部轻度酸胀、疼痛，手腕部无力，当腕部用力时疼痛加重。但也有部分病例，无任何不适感，仅觉是一种累赘，不美观，只有在腕部活动过度时才出现酸胀无力感。如果腕部腱鞘囊肿没有疼痛等症状，又自觉无碍观瞻者，可以完全不予理会，静观其变。但如果有明显的酸胀、疼痛，就要积极地治疗了。治疗的最终目的是要使这个突出的囊肿瘪下去，并且使松弛、薄弱的囊壁粘连在一起，只有这样，液体才不会再有聚集的空间，才有可能彻底治愈，但这是比较困难的。

比如，初期可将囊内液体抽出，然后注入醋酸强的松龙并加压包扎固定一段时间，或直接用手法将此囊挤破后加压包扎，但由于此囊的客观存在，液体仍会慢慢聚集，常常是治疗后鼓包已经消失，但不久又会出现，反复发作，像个气球一样，一吹又会变大。当囊肿较大，突起的鼓包机化、钙化变硬而影响腕关节的功能活动时，就只有采取手术治疗了。但即使是手术切除了整个囊肿，仍然有复发的可能。因为在其关节囊或腱鞘的薄弱环节依然存在，就像在平整的水泥地上有一个小坑，一旦有水就会聚集于此。

所以不管是保守治疗还是手术治疗，在临床治愈后相当长的一段时间内，应避免腕部用力，要静养以防复发。

5. 腰疼

中老年人的腰疼多与局部的骨质营养不良、骨结构异常改变、局部肌腱和筋膜等的慢性劳损等有关。认识它们可以使中老年朋友们提高正视自己的能力，有的放矢地进行锻炼和护理。以下内容对年轻的朋友来讲，也很有警示作用，阅读后会更加明白骨骼生、长、壮、老的自然过程和“冰冻三尺非一日之寒”的道理，增强劳逸结合的意识和正确掌握运动姿势的意识，不要因为年轻时的错误，到老了的时候“赔款”。

（1）腰椎骶化

腰椎骶化是指腰骶部在发育过程中受到某些因素的影响，导致第5腰椎一侧或两侧横突异常肥大，与一侧或两侧的髂骨或其下位的骶骨融合，有时形成假关节，简单地说就是本来应该分离的两块椎骨长到一起去了。

成年人的脊柱是由7块颈椎、12块胸椎、5块腰椎、1块骶骨和1块尾骨组成，腰椎骶化是胚胎在发育过程中因某种缺陷所致的先天性畸形，使第5腰椎全部或部分转化为骶椎形态，使得腰椎只剩下4块，如果第五腰椎横突两侧分别与两侧的髂骨对称融合，或横突肥大呈翼状，同时与骶骨融合，就像是用电焊把两块铁板牢牢地焊在一起，很稳定，不会出现任何症状。但有些人不是这样对称的融合，而是一侧融合或形成假关节，而另一侧仍处于分离状态，这种两侧不对称，使得腰椎两侧在负重时受力也不对称，导致肌肉、韧带、小关节损伤，周围组织发生充血、水肿、劳损、退变，刺激或牵拉神经末梢逐渐产生症状。

这种先天性脊柱畸形虽在儿童时就存在，但因青少年时期脊柱相对比较柔软，具有自然弹性，适应性比较强，同时腰部肌肉逐渐发育，坚强有力，可补偿先天解剖畸形导致的骨关节不平衡，所以腰椎骶化患者很少在20岁以前出现症状。但随着年龄增长，体质逐渐衰退，腰部肌肉力量减弱，脊柱弹性减少，加之不断劳损，使得病变处逐渐失去代偿能力，不能维持腰部的内外平衡，因此多在成年后才逐渐出现症状。

腰椎骶化和骶椎腰化最常见的症状是下腰痛，这种慢性劳损的疼痛可在活动后加重，休息后减轻，主要原因为假关节周围的韧带、肌肉等软组织慢性劳损，出现充血、水肿、渗出、增厚而压迫或刺激神经。理疗、按摩、针灸等保守疗法均有不错的疗效。如果因腰椎横突过于肥厚，与髂骨形成假关节，长期严重磨损而导致顽固性腰痛，有时牵涉到腿痛，经保守治疗无效时可考虑手术治疗。

（2）第三腰椎横突综合征

第三腰椎横突综合征是指第三腰椎横突与其周围相邻的软组织因在外伤后的修复过程中发生粘连、机化等病理改变，致使从第三腰椎横突尖部附近经过的股外侧皮神经、闭孔神经及血管受到压迫而产生的一系列腰腿痛等症状。

第三腰椎横突综合征是造成顽固性腰痛的常见原因，其导致的腿痛不像神经根受压那么严重。之所以第三腰椎横突这么容易出问题，与第三腰椎所处的解剖位置及其横突较长关系密切。我们正常人体的脊柱从侧面看有四个生理弯曲，即颈椎曲度与腰曲向前，胸曲与骶曲向后，这样的结构像弹簧一样，在我们行走、奔跑、跳跃时起到缓冲作用，可使椎间盘、后关节及内脏等组织器官得到有效保护。

在由五块腰椎构成的腰椎前曲里，第三腰椎正好处于向前凸的顶点，其横突也最长，是腰椎在弯腰、后伸、左右旋转及左右侧弯时的枢纽。第三腰椎横突像飞机的机翼一样起到重要的平衡和稳定作用，在其周围有很多大小不一、肌力方向不同的肌肉和筋膜、腱膜、韧带以及腹部肌肉等来共同保护腰椎并加强稳定性。

正是因为腰部活动范围广、承受的重量大、保护腰部的软组织多、第三腰椎处于支点位置、横突最长等诸多因素叠加在一起，使得腰部在剧烈运动、重体力劳动、久坐或久立工作时，可因巨大的牵张应力导致腰部软组织受损。当腰部运动不协调或用力不当造成急性腰扭伤时，附着于腰椎横突上的软组织，可因强烈收缩而造成肌纤维、筋膜、韧带等撕伤。此外，长期超负荷运动，可使第三腰椎横突尖部与腰背深筋膜和骶棘肌过度摩擦，使毛细血管出血、肌纤维断裂。

人体在自我修复过程中会造成肌肉结疤，也就是在肌肉内部出现一块灰色、质地坚硬、纤维化组织，进而可出现整块肌肉的挛缩。在修复第三腰椎横突上和尖部的软组织断裂时也是如此。同时在第三腰椎横突尖部发生的粘连，限制了腰部的屈伸活动。当继续用力做弯腰活动或体力劳动时，可使腰部深筋膜和肌肉受到牵拉而进一步损伤，从而使粘连更加严重，形成恶性循环。这就是本病常年不愈的原因。正是因为这些病理改变，使得穿过腰部深筋膜的臀上皮神经、通过第三腰椎横突尖部的股外侧皮神经，以及闭孔神经，不断地甚至是长期地受到刺激和压迫，产生顽固性腰腿痛。

根据神经分布区域不同，疼痛部位也不一样：

①臀上皮神经受压，可出现臀部酸胀不适，伴有下坠感。

②股外侧皮神经受压，可造成大腿外侧麻木。

③闭孔神经受刺激，可出现腹痛或大腿内侧疼痛。

④股神经受刺激，可出现大腿前面疼痛。

由于粘连、挛缩、瘢痕等病理改变主要集中在第三腰椎横突尖部周围，因此痛点固定，常在第三腰椎横突尖部摸到硬性结节。用力按压此点时，可有疼痛向大腿放射，这就是第三腰椎横突综合征的形成机制及主要体征。

需要我们注意的是，位于深部的第三腰椎横突周围损伤到如此程度，那么其外围的软组织必然受到损伤，有些甚至是先于第三腰椎横突部而损伤，如：棘上韧带损伤、棘间韧带损伤、髂骨翼附近的脂肪疝、臀大肌及臀中肌损伤，等等，也是导致慢性腰痛久治不愈的重要原因，所以才有“病人腰痛，大夫头痛”一说。

运动员和经常弯腰工作的劳动者常患此病，患病后不能久坐久立，局部疼痛，有时可放射到大腿，严重时行走困难，甚至生活不能自理。在第三腰椎横突尖部的一侧或两侧有敏感的压痛点，病程越长，病情越重，则横突尖端越粗大，并可以很清楚地触摸到，这是本病的一个显著特点。根据这些表现再结合明显的体征和病史，我们自己也可以得出判断。

对于本病的治疗，多选用小针刀治疗。用小针刀在第三腰椎横突尖部进行剥离和松解，使得此处骨肉粘连被拨开，肌肉得到松解。疤痕组织被切开后，可逐渐建立新的血液循环并代偿坏死组织而使其痊愈，因此往往能取得立竿见影之效。在明确诊断的基础上，患病时间越久、硬结越大、症状越重，治疗后的效果越明显。此外，还可采用手法按摩治疗，尤其是针刀手术做完后，还应做腰部的牵拉、旋转等手法，以使粘连得到彻底松解。

（3）腰椎后关节紊乱综合征

腰椎后关节紊乱综合征，是指某种因素打破了腰椎后关节正常的解剖关系，而导致的以腰痛为主要临床表现的一组症状。

脊椎后关节紊乱不仅发生在腰椎，颈椎、胸椎同样可以发生，导致的病理改变也基本一样。但因腰椎负重大、活动范围广，因此受损的概率较大，所以这里以腰椎后关节紊乱为代表，详细向大家介绍该病的发病机制及病理改变。

腰椎后关节的主要作用不是承重，而是维持腰椎的稳定，腰椎的主要承重部位在椎体。相邻的两块椎骨，在前面，椎体部由椎间盘相连；在后面，由上位椎骨的两个下关节突和下位椎体的两个上关节突，互相咬合构成关节突关节，使得相邻两块椎骨的连接呈“三足鼎立”之势。这种最经济且稳定的结构，在韧带和肌肉的保护下，构成了我们人类坚强的脊梁。

腰椎的这种平衡，在腰部活动不协调时可能被打破。被打破的关键点，常常与腰椎后关节有关。腰椎后关节的结构改变概括起来主要有三种：

①腰椎后关节滑膜嵌顿：腰椎后关节滑膜嵌顿是指在幅度较大的弯腰后突然直立，将关节囊滑膜卡压在关节之间。因关节囊滑膜有丰富的神经末梢，其内层的滑膜有丰富血管，所以被卡压后会产生腰部剧烈疼痛和功能障碍。我们前面介绍过，滑膜关节是由关节囊、关节软骨及关节腔构成，关节腔是关节囊包围关节软骨所形成的腔隙，呈负压状态，当关节充分打开时可使滑膜被吸入到关节之间。突然伸直腰部使得滑膜回位不及而被夹在关节之间，则形成本病。

但如果要是完全这样的话，我们岂不是经常会发生剧烈的腰痛？其实不然，人类的长期进化不允许它的关节犯这种低级错误，因为在关节囊上有多束肌纤维附着，它们可将关节囊拉紧，当直立肌肉收缩的同时将关节囊从关节间隙拉出，所以本病只有在动作过猛、不协调时才会发生。就像我们不小心咬到自己的舌头一样，只要进餐时细嚼慢咽、注意力集中就完全可以避免。腰部也是一样。

因此建议每天早起 5 分钟，起床后先活动一下，尤其是中老年人。因一夜的睡眠使得腰部软组织僵硬，在刷牙、洗脸时就易发生本病。运动之前先热热身，弯腰直起时不要过急，腰椎后关节滑膜嵌顿同样是可以避免的。

本病发生后因剧痛导致腰部肌肉保护性痉挛，使得腰部向各方向运动都受限，这时可口服止痛的药物，卧床休息，不必采取其他治疗措施，手法按摩治疗虽然效果很好，但在腰部剧痛、腰肌痉挛的情况下，贸然采用斜扳法、旋转复位法等，有可能加重患者的痛苦，甚至造成医源性损伤。但可在伤后休息1～2天，待疼痛缓解后再采取手法治疗。如果伤后疼痛相对较轻、肌肉痉挛不重，在患者还能配合的前提下，也可即刻采取手法治疗，往往一次而愈。有时甚至只要屈膝屈髋，也就是躺在床上的抱膝姿势，就可治愈。治疗的宗旨是采取各种措施把腰椎后关节张开，使被夹在后关节间的滑膜弹出即可痊愈。

需要说明的是，虽然腰椎后关节的正常解剖结构得到恢复，疼痛大减，但不能马上消除，这是因为滑膜被卡压后造成的局部水肿所致，仍需要休息几日，待水肿吸收、腰痛消失后再进行工作或锻炼。

②腰椎后关节错位：腰椎后关节错位是指腰部遭受外力使得腰椎后关节不能完全对合而出现的急性腰痛。

腰椎后关节是微动关节，周围包以薄而紧的关节囊，在关节囊的外层还有韧带加以保护，但此处的韧带比较松弛，其目的就是便于关节的活动。腰椎后关节的主要功能是稳定脊柱，脊柱运动的基础是椎间盘和后关节，动力是腰背部诸肌肉。相邻两个椎体在椎间盘和韧带支持结构允许的范围内活动，弯腰时位于腰椎前部的椎间盘被挤压变得前窄后宽，腰椎后部的两侧后关节则紧密贴合。随年龄的增长，椎间盘、韧带、脊椎等组织都逐渐发生不同程度退变，使内外平衡稳定性降低，这时如果下楼梯时失足踏空，或走路时踩滑等，使腰部突然受到“闪”“扭”等外力，即可发生腰椎后关节错位。

有时很轻微的外力，如刷牙、洗脸、弯腰拾物、起立，甚至说笑等都有可能扭伤腰部。但腰椎后关节错位不同于“创伤性脊椎脱位”，它是一种微细的解剖位置变化，只引起后关节错缝和椎间软组织损伤。椎间韧带和后关节囊、硬脊膜等，均为极敏感组织，有脊神经后支的神经末梢分布。受到刺激和损伤后，可引起急性腰背痛，疼痛很剧烈，表现为腰肌痉挛、腰椎生理弯曲消失，不能久坐、久立等功能障碍。

本病常常与腰椎后关节滑膜嵌顿同时发生，在解除滑膜嵌顿的同时可纠正小关节错位，在纠正后关节错位的同时同样也可以解除滑膜嵌顿。两种疾病的主要区别在于，一种是把滑膜夹在小关节之间，一种是小关节之间的位置不能完全对合。从临床表现的症状来看，很难将两者加以区分，所以在治疗方法和注意事项上两者基本一致。

③腰椎后关节炎：腰椎后关节炎是因退行性改变波及腰椎后方小关节，而出现的无菌性炎症反应。也是导致下腰痛的常见病因。

造成腰椎后关节炎的原因众多，如类风湿性关节炎、强直性脊柱炎等病变，可直接侵犯小关节而造成炎性反应。而椎间盘退变，或突出，或脱出，椎间隙变窄，椎体高度降低等病变，可间接损伤小关节而造成炎性反应。我们常见的腰椎后关节炎，多是由于后者的间接损伤造成的。这些病变可以使后关节重叠，使所受剪力增大，导致后关节加速磨损，久之可出现代偿性骨质增生而导致椎间孔狭窄。狭窄的椎间孔，刺激由此通行的神经，自然引起腰腿痛。

可见导致病变的主要原因是腰椎后面小关节的关节软骨过度磨损。有些老年人，因长期磨损甚至可使关节软骨消失，进而有可能导致后关节的骨性融合。如果对此进行X线检查会发现，其相邻的两个椎体周围韧带钙化，使得两节椎骨长在一起，脊柱达到了一种新的平衡，虽然损失了腰部的活动范围，但却解除了疼痛。存在这种情况的老年人对此深有感触，他们会高兴地告诉你："年轻的时候长期腰痛，老了以后却反倒不痛了"。这时你细心观察一下老人的动作就会发现：他弯腰时不是腰在动，而是在撅屁股，是靠髋关节的活动来代偿的。不过，不痛总比痛好，这仍不失为长期腰痛患者的一种完美的结局。但并不是所有人到老年后都出现这种情况，直到老年腰仍痛的还是大有人在。

以上所述都是对该病传统上的认识，就是随着年龄增长在50岁左右才会出现或因其他病变继发本病。但现在却不同了，门诊中经常见到二十几岁甚至十几岁的孩子就出现顽固性腰背疼痛，X线显示后关节没有任何异常。究其原因，都是由久坐造成的，如：白领一族白天工作时一整天都坐在电脑前，下班回家后继续上网游戏直至睡觉，使得像手指甲盖那么大的脊椎后关节的关节面长期承受着不均衡的压力，因腰椎小关节面的前1/3主要承受轴向压缩负荷力，而后2/3主要承受剪切力，长期固定的姿势必然导致受压部分过早的退变。

打一个极端点的比喻：如果你是四十岁，那么没有经常受到压力的关节面可能相当于20岁时状况，而长期受压关节面的状况可能已经到六十岁了。"有这么严重吗"？回答是"有"。看看使用了几年汽车的方向盘，金属与手相磨几年后都会面目全非；

如果是手动挡的还可以看看档把，在手经常接触的部位已经被磨得发亮，这就是在不经意间长期磨损的结果。当然人体的机械磨损并不像机械那样简单，我们人体有着强大的自我修复能力和对刺激的代偿能力，只有所受的外力刺激超过自身的代偿能力时才会发病。再比如炒菜时为什么要不断翻炒，目的就是要使它们均匀受热，我们才能享受到美味佳肴，如果把菜放在热锅里不管，结果一定是上面的还没熟，下面的菜已经糊了，我们当然不会做这种傻事，因为它就发生在我们眼皮底下，我们是看得见的，但我们看不见的脊柱却每天都在重复做着这种傻事。

所以我们建议，无论工作多忙也要经常变换体位，抽时间也得适当锻炼，使脊椎后关节的关节面受力均匀，使肌肉、韧带等软组织不致发生积累性劳损。建议有腰背疼痛的患者每天睡觉前做腰背肌的锻炼，以加强对后关节的保护，只要持之以恒，便可受益无穷。对于腰椎后关节炎的治疗仍然是以手法治疗为主。

造成腰椎后关节紊乱综合征的三种情况，既可单独成病，也可互为因果相继成病。不过只要我们在工作和生活中时时注意，尽可能地不去过分劳损它，就可以避免该病的发生。

（4）腰椎间盘突出症

相信很多人都听说过椎间盘突出这个病名，因为这个病太常见了，以至“主治颈椎病、肩周炎、椎间盘突出”常见于各种医疗广告，都快成了骨伤科的代名词了，但在临床中发现很多患者对此病存在误解，以为是两个椎骨之间的椎间盘整个往外移动了、突出来了，实际情况不是这样的。为了更清楚地说明本病的病理基础，首先我们了解一下椎间盘的结构。

椎间盘是由三部分组成的，一部分是与上、下椎体紧密相连的上、下两块“软骨板”，一部分是在上、下两块软骨板之间、呈同心圆排列的“纤维环”，中心部分是被纤维环包绕的胶黏状液体“髓核”。

椎间盘突出症就是这个纤维环遭到破坏，出现裂隙，就像过去使用的木制水桶，外面要有几道桶箍，如果一道箍断裂了，这道箍的连续性就丧失了，同时它的作用也就没了，水就会从此处渗出来。当包绕“髓核”的纤维环出现裂隙，加之身体重量的下压，胶黏状的“髓核”就从这个裂隙中被挤出来了。腰椎间盘是人体负重和劳损的重点部位，所以腰椎间盘相对其他部位的椎间盘极易出现突出症。处于腰部的神经是主管腰以下范围，尤其是腿部和盆腔。当被挤出来的“髓核”压迫了这些与之相邻的神经根，自然会出现与之相应部位的症状，出现了以腿痛为主的症状，尤其是以小腿痛为主的腰腿痛。严重者可压迫马尾神经，出现大腿根内侧及会阴部感觉障碍、大小便障碍，甚至截瘫。

由此可见，纤维环破裂是造成本病的病理基础，那么好好的纤维环为什么会破裂呢?

这是由很多原因导致的，其中主要原因是纤维环的生理退变，随着年龄的增长和异常的体位劳作，纤维环会因营养不良而逐渐衰弱而产生变性、增厚、玻璃样改变等，同时正常的生理退变也使纤维环逐渐失去原有的弹性、韧性，产生轻微的向心性裂痕。由于纤维环变性以后弹性减少，受肌肉的上下牵拉、重力的压迫和慢性劳损的影响而向周围膨出，使两个椎体之间的间隙变窄。这就类似于汽车的轮胎在长时间使用后产生的磨损一样。在纤维环发生退变的同时，其包裹的髓核也在发生改变，这个含水量很高的髓核随着年龄的增长逐渐脱水，细胞数量逐渐减少，使得髓核的体积减小，椎间盘的高度降低，这又加快了位于髓核周围的退变。如果我们把纤维环比作汽车的轮胎，把髓核比作轮胎内的气体，就比较容易理解了：当轮胎内的气体减少，气压不足时，轮胎的内胎就松垮下来，相对较硬的外胎也因没有了气而松弛下来，在行驶时，整个轮胎被车自身的重量压得又扁又向外膨胀，所以高度也降低了，轮胎与地的接触面明显加大，摩擦力也增大了，车辆在这种状态下行驶时，就会加快轮胎的磨损速度，以至于轮胎破裂、气体溢出，发生爆胎。椎间盘突出症也是这个道理。

需要明确的是，髓核随着年龄的增长逐渐进行性脱水，并逐渐固化，髓核出生时含水量为90%，18岁时为80%，70岁时为70%。临床上经常见到不堪忍受腰椎间盘突出所致的腰腿痛而寻求手术治疗的患者，这个椎间盘突出症是年轻时发病，反复发作未曾治愈的结果，并不是老年后才出现的。

以上我们讨论的是正常的生理性退变，就像老年人都会长白发一样，是任何人都绕不过去的。但并不是每个人都会患上腰椎间盘突出症，这是因为这种生理退变只是发生椎间盘突出的内因，即人人都有患这种病的趋势，但并不是人人必定要患腰椎间盘突出症，它的形成还有许多外在因素，没有这些外因的作用和诱发，很少患本病。

外伤和积累性劳损是导致椎间盘突出症的非常重要的外因，在已有椎间盘退变的基础上，如果负重过大，或突然过度的腰部扭转，甚至有时打个喷嚏、使劲咳嗽等，即凡是肌肉骤然收缩、腹压突然增加等多个方向的力同时作用到椎间盘的某个薄弱环节时，都可导致纤维环破裂，髓核突出，而形成腰椎间盘突出症。

腰椎间盘突出症有一定比例的遗传倾向，临床经常见到一个家族里出现多个患者，这可能与遗传因素导致椎间盘的某个环节薄弱有关。有些职业因素也是本病的诱因，如司机。人体在坐位时，已经使椎间盘处于高应力状态，加之持续的颠簸震动，加快了椎间盘的退变进程而诱发本病。另外遭受寒凉侵袭、妇女妊娠等都可成为椎间盘突出症的诱因。

现在我们可以明确地说：腰椎间盘突出症，是由于椎间盘的纤维环破裂、髓核突出而导致压迫神经根，所出现的一组以腰腿痛为主要临床表现的疾病。

当患者因腰腿痛去医院诊疗时，医生经常会要求患者去做CT或核磁共振等影像学检查，而报告单上出现最多的诊断结果是“腰椎间盘膨出”或“腰椎间盘突出”，这到底是怎么回事呢？它们之间有区别吗？

“腰椎间盘膨出”“腰椎间盘突出”和“腰椎间盘脱出”是临床上根据突出物的方向、部位、与神经根之间的关系和突出程度而做出的不同分型，也就是医生们常说的“病理诊断类型”，是腰椎间盘突出症常见的三个不同发展阶段的病理分型，这主要是便于医生对病变程度明确，为疾病的治疗提供指导。当然，对于我们来讲，也应该有所了解，所以在这里就简单介绍一下。

①腰椎间盘膨出就是在有椎间盘退变的基础上，出现纤维环内层部分断裂，形成裂隙，退变使椎间盘的高度降低，纤维环出现局限性膨隆，但此时纤维环的外形仍保持完整。腰椎间盘膨出一般不引起症状。

②腰椎间盘突出是指纤维环内层的绝大部已经断裂，髓核沿此裂隙发生严重的向后移位，并突出于椎体边缘之外，但仍然被

严重损害仅剩很薄的纤维环所包裹。就像内层已经发生了严重破裂的轮胎，它的外面经常会出现一个大小不等的鼓包。这时就会引起严重的腰腿痛。

③腰椎间盘脱出是指纤维环完全破裂，髓核穿过破裂的纤维环，到达后纵韧带之下，严重者可穿破后纵韧带而游离于椎管内，此型病变可导致更严重的症状。

青年人初患此病时，由于髓核从破裂的纤维环裂隙被挤出后会产生一系列病理改变，突出的髓核可吸收周围的水分而膨大，髓核作为异物可导致无菌性炎症，神经根在这种机械性压迫和化学性因素的作用下，可产生形态改变和神经根型水肿，导致严重的腰腿痛。但这种情况不会持续存在，随着时间的推移，水肿会被慢慢吸收，炎性化学物质的刺激也会逐渐减弱，所以，初患此病的年轻人，只要严格卧床休息 2～3 周，绝大部分都会缓解或症状消失，但此病容易反复发作。

腰椎间盘突出症发病后，观察患者腰部会发现正常腰椎向前的生理曲度消失，腰部变平，腰椎侧弯，这是由于腰部因神经根受压产生腰腿疼痛，人体天生的趋利避害会使腰部的脊柱向一侧倾斜以减轻压迫、缓解疼痛。此时上位的胸椎则会向对侧倾斜来维持脊柱的轴线，形成脊柱“S”形侧弯。本病患者在发病以前绝大多数就已存在程度不同的腰部软组织损伤，有反复发作的急性、慢性腰痛腰病史，椎间盘突出症发病后由于自身保护机制使腰部肌肉处于长期痉挛状态，使得腰痛更加严重。由于椎间盘病变使神经根受到无菌性炎性刺激或被突出物机械性压迫，常出现逐渐加重的坐骨神经痛，疼痛沿坐骨神经走行，自臀部开始向大腿后部、小腿前外侧、足背部及小腿后侧、足跟、足底放射。坐骨神经痛可因咳嗽、打喷嚏、用力排便等腹压增加而引起剧烈疼痛，因而病人极力避免此类事情发生。有的病人不仅白天活动时疼痛，夜晚疼痛更重，几乎不能卧床，需下地走动来缓解疼痛。患者经常侧卧在床上抱着患腿以缓解疼痛，面容痛苦，只要见到这种姿势就可大致判断是神经根性疼痛。腰痛和腿疼是腰椎间盘突出症的最典型症状，如果椎间盘病变发生在腰椎高位会出现腹股沟及大腿前面疼痛。

此外还有可能出现间歇性跛行、麻木、肌力障碍、马尾神经综合症等症状。根据临床检查，X 线、CT 扫描、核磁共振等影像学检查，本病的明确诊断并不困难。不过随着社会的发展、人们生活水平及医疗保健水平的提高，因椎间盘突出而导致截瘫的可能性几乎为零，这是因为本病不是今天得了明天就会把马尾神经压得严严实实，使其丧失功能，期间有一个逐渐加重、缓慢发展过程，病人不会到那么严重时才想起看医生，医生也绝不会看着自己的患者都快截瘫了而袖手旁观，不采取措施，因为这只需要一个不是很复杂的手术就能解决的问题。

腰椎间盘突出症的患者休息及睡眠时应选用木板床，可在床上铺一个较厚的棕垫，绝对不可以睡弹簧床。坐着时也应该让腰部一会处于相对松弛状态，一会挺直处于紧张状态，不要一个姿势久坐。最好不要长时间坐在沙发上，要选择带长靠背的椅子坐。总之，要避免长时间用一种坐姿，更要避免长时间侧、歪、扭和过曲的坐姿。坐半个小时就起身舒展躯干和四肢，或者来回走几步，有条件时平卧五分钟都是有益的。

腰椎间盘突出的患者平时要穿厚底轻便的布鞋，不要长时间行走，起床后可佩戴有支撑条的护腰，走累了要及时坐下或躺下休息一会，不可勉强继续行走。

腰椎间盘突出的患者从地面提起较重的东西时，应采取正确的动作，这不仅是对患者的要求，即使是没有腰痛的正常者为了防止损伤腰部也应采取这样的动作。正确的动作应当像举重运动员提起杠铃时一样，直腰下蹲，避免弯腰，双臂握住物体后起立，移动双腿搬运到指定地点，再直腰下蹲放下物品。尤其要避免弯腰提物后再身体旋转和身体侧屈。此外，养成良好的作息习惯，劳逸结合，戒除不良嗜好，均衡营养，均有利于腰椎间盘突出症的早日康复。

随着科学技术的发展，治疗腰椎间盘突出症的手段越来越多，但在患病的初期仍然建议首选保守治疗，通过正规的保守治疗，约90%左右的患者可以达到临床痊愈。严格的卧床休息是治疗本病的第一步，急性水肿期不易做按摩等任何可能加重病情的治疗，只要卧床给病变部位一个良好修复环境就可以了，因为本病从某种意义上说属自限性。

如果疼痛较重，可服用一些活血消肿、改善血循环及止痛的药物。待度过急性水肿期、疼痛缓解后，可采用按摩疗法，以解除软组织粘连，调整腰椎后关节的紊乱，进一步减轻症状。

如果有肢体麻木等感觉障碍，还可同时选用针灸治疗。在治疗的过程中还可采取腰部牵引的方法来缓解椎间盘的压力，但因突出的椎间盘与神经根位置的关系不同，所以有时牵引后症状反而加重，此时应停止牵引。

保守治疗的时间一般为3～6个月。只有在保守治疗无效时，才可选择手术治疗。目前的手术技术越来越先进，对脊柱结构的破坏越来越小，微创手术将先进的科技和临床完美结合，革新了传统手术方式，推动了脊柱外科技术的发展，是侵入性脊柱外科手术最安全、最有效的技术革新，为患者提供了一种损伤小、疗程短、安全可靠的治疗方法。

对于症状严重，多个椎间盘同时病变或有严重并发症者，必须选择手术治疗。对于需要手术的患者，要始终贯穿微创的理念，使患者用最小的创伤取得最佳的效果。

总之，患病后应采取积极的治疗措施，经保守治疗无效时应首选微创治疗，不可犹豫不决，经久不愈的椎间盘突出症不仅给患者造成长时间痛苦，还可因突出物对神经根的长期压迫和炎性化学刺激而使其变性，即便以后手术解除压迫后也会留下肢体麻木、无力等后遗症。况且久拖不决还会导致椎间盘与周围组织产生广泛粘连，增加以后手术的难度。

6. 髌骨软化症

髌骨软化症的全称应该是髌骨软骨软化症，因为发生病变的主要部位在髌骨的软骨，而不是髌骨的骨质部分。

髌骨就是我们常说的膝盖骨，它位于大腿骨（股骨）和小腿骨（胫骨）组成的膝关节前面，髌骨后面是完整的关节面，其内外侧分别与股骨内外髁前面形成平整的关节面，也是膝关节的重要组成部分。它在下肢活动中起的作用很大，可以使我们的活动有较大的灵活性，而且还能使膝关节在半蹲位时处于稳定，并具有保护膝关节、防止膝关节异常活动等作用。主管大腿活动的股四头肌的肌腱，就是借助髌骨的韧带固定于膝前方，与股骨髁形成髌股关节。它实际起到杠杆支点的作用，即可拉动大腿，又可保证小腿的活动灵活而有力。髌骨在伸膝与屈膝过程中也承受着巨大的压力，所以，关节软骨面容易损伤。

髌骨软化症就是膝关节髌骨软骨面，因慢性积累性劳损引起的退行性变，导致软骨的肿胀、变性、失去光泽、粗糙不平，严重时出现龟裂甚至软骨从骨面上脱落下来，软骨糜烂等一系列症状。最后股骨与髌骨相对应的关节面也发生同样的变化，并且逐渐形成髌股关节的反应性增生，后期将形成骨性关节炎。

正常关节软骨呈淡蓝白色，半透明，光滑而有光泽，具有耐磨、传导关节负荷、吸收震荡和润滑关节等功能。软骨基本组成成分是软骨基质和软骨细胞。软骨基质的半数成分为II型胶原纤维，这些胶原纤维排列规整地搭建了无数的“网状拱形结构”，而软骨细胞就位于其间，可以说，胶原纤维为软骨细胞撑起了强大的保护伞。比如我们在走路时，软骨可因受到压力而变薄，这时它的网状拱形结构被压挤而变扁，但位于其中的软骨细胞却始终在网格内受到保护，当卧床休息时，这个网状结构又恢复到原来的形状。软骨自身没有血液供应，它的营养主要来自关节腔内的滑液，当软骨因受到压力变薄时，滑液从软骨中被挤出，当卧床休息，软骨恢复到原来的形态时，滑液又会回流到软骨中，软骨就是在滑液如此循环中得到营养并完成代谢的。滑液在软骨中的这种循环类似于水中的海绵，当我们挤压海绵时，水从海绵中被挤出，把它放入水中后，又会重新吸收水分。软骨的这种特性为我们一再强调的适当锻炼、劳逸结合提供了依据，即我们既不能过度运动、过度劳累，使软骨因长时间受压变形而得不到滑液的滋养，也不能长期安逸，不做锻炼，使滑液不能在软骨中得到正常的循环而影响到软骨的代谢。人类绝大多数关节疾患实际都是发生在关节软骨，当关节软骨损伤后软骨细胞会很快凋亡，根据损伤的程度不同，软骨有时很难自我修复，尤其是骨质已进入退化期的老年人，面对软骨的这种病变，往往是束手无策。

目前有报道介绍某些药物可促进软骨再生，也有报道自体软骨组织细胞体外培养并植入受损的部位，但其远期疗效仍有待确认。因为软骨的体外培养不像皮肤那样，如对于大面积烧伤的患者，我们可以取下其小部分没有受到损伤的皮肤进行体外培养，经过12～21天后，可以获得原始面积30倍以上的人工皮肤。这就为其修复提供了足够的原材料，在进行多次切痂植皮手术后，患者的皮肤缺损可得到完全的覆盖。软骨则不同，软骨细胞较少，增值能力很低，代谢缓慢，而体外培养需要高密度的软骨细胞，即便提取到足够多的软骨细胞进行体外培养，它的增值能力仍然有限，数代后就会出现老化现象，使培养无法继续进行。而培养出的软骨胶原纤维也难以维持其正常的网状拱形结构，所有这些都成为体外培养软骨的瓶颈。简单地说，目前体外还不能直接培养出受损部位所需要软骨的形态及结构，世界各国已经投入了大量的人力、财力来研究体外软骨的培养工程，相信在不远的将来会获得成功，到那时我们彻底治愈因软骨损伤导致的关节疾患将成为可能，人类将不会再被关节疼痛所折磨。

所有这些都提示我们，软骨一旦损伤到一定程度，自身很难完全修复，体外培养还不成熟。因此，目前对于软骨损伤的病变来讲，可以说是不可逆的。也就是说，软骨损伤病变，是损坏了就不能恢复到原来的形态的病变。为了我们有个幸福的晚年，在年轻时就应该注意保护好软骨。膝关节是人体最大的关节，结构复杂，负重很大，髌骨的前面没有肌肉的保护，皮下的髌骨清晰可见，所以平时工作时应该经常变换体位，不要以一个姿势工作时间太长，比如售货员，长时间站立时要适当坐一会儿；司机长时间开车后要下车活动一下膝关节；电脑操作者，也不可下肢不动地呆坐几个小时。平时应该每天加强膝关节的锻炼，如蹲起、快走、慢跑等，使膝关节得到充分的伸屈、旋转，同时也锻炼了腿部肌肉的力量，改善了局部的血液循环。

但在此也强调一点，就是很多中老年朋友常把登山或爬楼梯当作一种锻炼身体的方法，这实际上是不可取的，因为在登山时，一条腿要承担身体的全部重量，并且髌骨的关节面和股骨的关节面紧密贴合，在这种状态下关节滑动会使膝关节软骨所受到的摩擦大大增加，此时肌肉也要剧烈收缩，因此长期的登山或爬楼锻炼必然会使膝关节的软骨面和周围支持韧带的附着点同时受损。所以很多人在登山或爬楼梯锻炼一段时间后，出现膝关节疼痛而不得不放弃此种锻炼方式。可以这么说，从类人猿进化到人类后，我们的活动范围已经从山上转移到了平原，我们身体的结构已经不允许像猴子一样可以经常地在山上闪转腾挪，当然，偶尔的登山踏青不会对膝关节造成伤害，没有电梯的楼房在上下楼时只要频率不要太快，也不要一下跨两三个台阶，也是没关系的，只要不是长时间的、反复的、以登山为主要锻炼方式的活动都不会对膝关节构成损害。

另外，膝关节的保暖也很重要，由于膝关节缺少肌肉、脂肪的保护，得不到足够的热量供应，所以膝关节的温度要比其他部位低。我们经常见到年轻人在冬季严寒时，为了腿部不显得臃肿穿得很少而不注意保暖，甚至为了“美丽冻人”而穿裙子，殊不知这将为日后膝关节的病变埋下祸根。

导致髌骨软化的原因还有很多，如先天性髌骨发育障碍，常见的小髌骨及高位髌骨等，以及膝关节的内、外翻畸形，都可以导致髌骨不稳定。髌骨不稳定者，在运动时受力不能均匀分布到软骨面，而是有的部位受力很大，有的部位受力很小，受力大的部位容易发生磨损，受力小的部位因影响到滑液循环，使软骨得不到营养而发生退变。还有，膝关节波及到软骨面的骨折由于没有解剖复位，可在软骨面形成阶梯状。这种阶梯状的软骨面，在运动过程中所受到的磨损是不言而喻的。另外，自行车运动员、滑冰运动员在训练时，膝关节长期用力，快速屈伸，均增加髌股关节的磨损，也是本病的常见原因。

由于关节软骨的营养来自于关节腔内的滑液，因此，凡是导致膝关节滑液减少或滑液成分的改变均可引起关节软骨的营养障碍，从而产生退行性变。出现退行性变的关节软骨，因修复力下降，轻微的创伤都将成为长时间甚至不可修复的损伤，所以显得特别容易受到伤害。髌骨周围慢性软组织损伤也是导致本病的常见原因，因为髌骨周围的韧带粘连、变性、瘢痕、挛缩等病理变化使得髌骨被相对固定，髌骨的活动范围明显缩小，这就增加了髌骨软骨面与股骨软骨面之间的摩擦，摩擦所致的疼痛又会使软组织保护性痉挛，如此便形成了恶性循环。

髌骨软化症的起病缓慢，基本都有慢性劳损的病史，在髌骨软骨面损伤较轻时，患者可以感觉膝关节发凉，怕冷，怕吹空调。有人每到阴雨天，就感觉膝关节酸胀不适，稍微活动后疼痛减轻，活动过久后又加重。

当髌骨软骨面变得粗糙不平、磨损较严重时，患者则感觉膝关节的深处疼痛，膝关节屈伸时可以发出“咯咯”的声响，不能维持半蹲位。这是因为，在半蹲位这个姿势，髌骨的软骨面与股骨的软骨面紧紧相贴，并且承受较大的压力。软骨受损后这个姿势会导致剧烈疼痛而不能维持。

当软骨面出现龟裂时，会导致膝关节严重的疼痛，患者不能蹲起，当由蹲位站起时，常常需要用手撑地或用手拉住其他固定物体，借力方能站起。当龟裂的软骨脱落后，可刺激滑膜而产生急性滑膜炎的症状，这时膝关节出现肿胀、剧痛等症状。

当然，膝关节症状并不是完全由髌骨软骨面的受损程度决定的，膝关节周围软组织的损伤也可导致膝关节的疼痛及功能障碍，只有把髌骨软骨面的损伤与膝关节周围的韧带、肌肉、肌腱以及肌肉的起止点等损伤进行综合分析，才能得出较为明确的诊断。

髌骨软化症的治疗应根据不同的病情采取不同的治疗方法，但无论采取什么方法治疗，加强股四头肌的锻炼是治疗本病永恒的主题。

股四头肌就是我们大腿前面的肌肉，锻炼的方法应该在膝关节不负重、不活动的情况下进行。可自制一个布袋，中间缝数道以形成多个小袋，根据患者的肌力大小向每个小袋内充填适量的沙子，缝合后捆绑于小腿，坐在椅子上，膝关节伸直，然后慢慢抬腿并维持几秒钟后再慢慢放下，随着肌肉力量的增加，可继续向布袋内充填沙子后再锻炼，以增加对股四头肌的应力刺激而使其生长、强壮，强大的股四头肌可为膝关节提供有力的保护。比如有些杂技团表演蹬技的演员，由于长期的训练和表演，膝关节出现严重的增生甚至关节间隙狭窄，如果仅看 X 光片，这些人已经到了卧床不起、丧失工作能力的程度，但他们不仅没有丝毫的不适，且照样蹬耍几十公斤重的物体，究其原因，就是他们具有常人所没有的强壮的股四头肌。

当膝关节出现疼痛、功能障碍等症状时，只要没有明显的肿胀、积液，均首选按摩疗法，有针对性地对髌骨周围的支持韧带，内、外侧副韧带，髌下脂肪垫，膝关节后面肌肉的起止点以及腘绳肌等进行分筋理筋等手法操作，以松解粘连，增加膝关节活动度，缓解症状，控制髌骨软骨面的继续恶化。实践证明此种疗法行之有效，有时效果还很好。如果是关节内滑液减少或变性，则可向关节腔内直接注入高分子量、高浓度的透明质酸钠，因为透明质酸钠是关节滑液的主要成分，注入后可增强滑液的黏稠性和润滑功能，就像往机器里注入润滑油一样，可以起到保护关节软骨，促进关节软骨的修复，缓解疼痛等作用。

当患者出现关节肿胀、膝关节积液时，应立即制动，可配合中药外敷、理疗等，以休息静养为主。如果软骨面受损较重，经过正规的保守治疗均不见效，可考虑手术治疗。

人生的冬季——老年人

一、冬季及老年人骨代谢的特点

冬季大地冰封，万物收藏，草木凋零，昆虫蛰伏，大自然的动、植物都处在休眠状态以便养精蓄锐，待来年春天更显生机勃发。人也是如此，由于阳光照射的强度下降，骨骼的生长发育处于相对缓慢的状态，所以要注意保持骨骼的健康，不可过于劳损。所以中医有冬季“补肾敛阴”之说。

老年人的骨质也与冬季的骨代谢相仿，生长不足，消耗有余，因此如何促其生长、减少消耗是老年人保健的关键。这个道理几乎人人都知道，但是实际能做到的不多见，主要是人们掌握不好促其生长、减少消耗的分寸。这两者之中，尤其以如何促其生长更为难于掌握。

促进骨质生长的最好办法是运动，这是毫无疑问的，大家都认可。可是对老年人就不能如此笼统而言了，因为运动本身存在对骨质的磨损问题。所以，一个从小到大都不需要顾及的简单的有利于健康的问题，到老了的时候竟然还要考虑它非健康作用的一面，很多人有些很不习惯。不过有些与此类似的事我们就很习惯，如从小到大使用了一辈子的牙齿，到老了的时候，每当进食一些不常吃的食物时，都要看看能咬得动吗？如果咬不动，人们自会想办法将它打碎、研末、煮软、炖烂然后再吃，决不会有人不顾牙齿的承受能力而楞用牙咬。有老人的家庭就更有体会了，做菜或炖肉时，常常都是在适当的时候出锅后，留一部分在锅里多炖会儿，使其更烂些给老人吃。这是很自然的事，因为大家都可以看到老人的牙齿不比年轻人了。即使老年人的牙齿在年轻的时候可能比在座的儿孙们的牙齿都好，现在也不行了，他不能与年轻人比着干了，俗话说“好汉不提当年勇”嘛。运动与骨质的关系也是如此，但是由于骨骼位于体内，不像牙齿那样容易被人看到，所以人们难以直观地认识到骨骼承受能力。另外，运动嘛，自然会有累的感觉或骨头痛的感觉，我们年轻时就是在这种锻炼的感觉中逐渐强壮起来的，难道老了就不同了吗?

是的，年轻时的累和疼痛，会在短时间休息后很快消失，在劳累的同时你会感到愉悦，你会睡得更香；老年人的累和疼痛，一般不会在短时间休息后消失，需要数天的休息来逐渐缓解，而且还会因“累得睡不着”而烦恼。就像吃肌腱肉一样，年轻人觉得有嚼头而爱吃，恨不得天天吃，不怕多；老年人因嚼不烂而不爱吃，可是如果老年人非要吃，也未尝不可，但吃后不仅牙齿，连牙床骨都酸了，一周之内都不想再吃了，运动锻炼也是如此。那么说是不是老年人就不要运动了？

也不是，人体任何组织器官都会因不运动而废弃。仍以牙齿为例，老人牙掉了要配装假牙，其目的不仅是为了吃饭，还有延缓牙床骨萎缩的目的，假牙也可以达到一定的咬合力，牙床骨在不断地接受这种力的刺激时就不会萎缩。我们的躯干骨、四肢骨也是这样，必须不断地接受外界刺激力才能不衰退，所以运动是必要的，只是运动要适度。由于老年人与老年人的体质不一样，个体差异非常大，所以很难以一言概之。但一般来讲，以运动后身心愉悦、休息一会儿就可以恢复过来为度，以打太极拳、做五禽戏操、散步、游泳、打门球为好。当然身体好的老人仍可以进行打网球、登山等力度较强的运动，不过在做力度较强的运动之前，一定要进行一下热身活动，除非是天天如此运动者。

现在有些老年人喜欢打麻将、跳舞、爬楼梯。打麻将可以活跃老年人的头脑，有利于智力健康，可以适当进行。但如果连续两三个小时不断地坐着打麻将是不可取的，就是年轻人如此长时间低着头坐着都会对骨骼产生不良影响，更不要说老年人了。跳舞是活动筋骨的好项目，但应注意时间和力度，最好跳一支曲后就休息下，最多连跳不超过半小时，那种一跳就一两个小时的做法不可取。爬楼梯是对膝关节极大的锻炼，“老人先老腿”这话没错，老年人的膝关节常常处于营养不良的状态，多有髌骨软化症的存在，不过膝关节的这些状态并不都出现能让我们感知的症状，所以在做此运动之前，需要对自己的膝关节有所了解。如果已经出现疼痛、肿胀等症状时，就要尽量避免爬楼梯，以防损伤加重。如果膝关节还不错，可以配合跳绳、踢毽等运动，因为跳绳、踢毽不仅用到膝关节，还需要肌肉的运动，与爬楼梯相比，对膝关节的抻拉力要小些，这样配合着，循序渐进地运动比较好。

老年人的个体差异很大，很难一言概之如何锻炼。因为人的骨质与整体的健康情况密切联系，人体锻炼的承受能力也与健康情况密切联系，所以要做到有利有益的锻炼，需要根据自己的具体情况和以往的运动状况具体制定。现在人们还特别关注饮食，总是希望通过吃东西来彻底改善衰老，这是不现实的，因为人体不是简单的机械，给什么就长什么，人体是有自组能力的有机体，它要根据自我发展的趋势来选择吸收。实际上以我国人民现在的生活水平来讲，骨病问题因饮食造成的远没有因运动不良造成的多，一个缺乏运动的机体，不会主动吸收那些与运动有关的物质，运动在锻炼肌肉、骨骼的同时，促进了机体的良性吸收，“生命在于运动”确实不假。

二、适宜老年人的保健运动

冬季为四季之末，气候严寒，木枯草衰，恰与人生的老年相似。随着年龄的增加，骨骼和其他器官一样，也在发生退变，成年以后，人体就慢慢进入了负钙平衡期，即钙质的吸收减少，排泄加大。骨钙和其他矿物质以及骨基质总量以每年 1% 的速率递减。老年人大多是因为钙和胶原蛋白的大量流失而造成缺钙现象，因而骨骼质地渐渐疏松，强度和韧性下降，出现全身无力、腰酸背痛等症状。可以说，老年性骨质疏松是一个必然的趋势，一个不可扭转的变化过程。严重者，脊柱椎骨支持不住体重，慢慢塌陷变扁，导致弓腰驼背，身高降低，影响心肺功能。同时，骨密度降低也容易发生髋关节、脊椎和手腕等部位的骨折。

对于老龄人群来说，打太极拳、游泳、打高尔夫球、散步、慢跑、跳交谊舞都是非常可取的运动方式。不仅能有效加强全身各部位的肌肉与弹性，强化双腿，帮助预防骨质疏松与关节紧张，而且能达到稳定心脏功能的效果。特别是打高尔夫球和跳交谊舞具有社交作用，是让老年人保持年轻心态的一个好方法。

太极拳是我国传统的健身运动项目，具有健身和延年益寿的功效，对防治慢性疾病有较好的效果，是非常适合老年人的一种锻炼项目。首先，打太极拳时全神贯注，眼随手转，步随身换，动作圆滑、连贯、稳健、协调，动中取静，有利于大脑的休息；

其次，有助于延缓肌力衰退，保持和改善关节运动的灵活性；再次，太极拳动作缓慢柔和，柔中有刚，肌肉有节奏的舒缩，对调节大脑皮质和自主神经系统功能具有独特的作用。

散步也是一项非常适合老年人的简单易行的运动。在空气新鲜、环境幽雅的场地上慢步行走，使人神清气爽，心旷神怡。人常说“饭后百步走，能活九十九”，“百练不如一走”，足以说明散步在保健中的地位。散步的正确姿势应当是：抬头挺胸，两眼平视前方，腹部稍内收，臀部肌稍保持紧张，双腿自然放松交替前进，两臂随之摆动、并配合有节奏的呼吸。散步是一种需要承受体重的锻炼，行走时两足交替移动，能锻炼肌肉，活动筋骨，强健腿足，有助于延缓和防止骨质疏松症；又因为运动能延缓退行性关节的变化，所以还能够预防和消除关节炎的某些症状。

人到老年，难免会有些疾病，所以有些锻炼并非适用于每个老年人，有下列情况者则不应进行慢跑之类的运动，以免发生危险：①冠心病不稳定型心绞痛者；半年内发生过心肌梗死者；心肌梗死虽已超过半年，但仍伴有严重心律失常或心功能不全者。②严重高血压，经药物治疗后血压仍在 180/130mmHg 以上者。③心脏病伴心功能不全者。④慢性支气管炎伴明显肺气肿、肺心病者。⑤急性传染病、高热、体质严重衰弱者。⑥有严重癫痫、精神病者。

另外，老年人在运动中一定要注意预防跌倒，因为跌倒是老年人髋部骨折的常见原因，髋部骨折后的死亡危险在骨折后半年内最高。

三、老年人颈肩腰腿痛就医时的注意事项

在冬季，老年人最容易出现的问题就是骨折。老年人比较容

易发生骨折的部位有手腕部、脊柱、髋部等。骨折后老年人的自主生活能力受到严重影响，因此骨折的老人，不仅承受着身体的疼痛之苦，还要承受着精神之苦。此时，尤其是一些80岁左右的老年人，常常拒绝治疗，他们认为“人生七十古来稀，我这么大岁数已经够长的了，不会再有多少年了，凑合凑合就完了”。实际上那些骨折的老人，基本上都是能自我活动的老人，也就是说身体还不错的老人，这样一个不错的身体就因骨折而放弃实属“浪费”。何况人的寿命本身就是个谜，谁能说90岁的人就一定比80岁的人早死呢？放弃治疗无异于放弃生命，一个不能自理的老人，不仅自己痛苦，也会给家庭带来一定的负担，生活中也可以看到许多老人经过手术后都能得到满意的效果，所以希望老人在发生骨折后不要放弃，积极治疗是最好的选择。

老年人骨折常与骨质疏松有关，如果早期处理不当可造成二次损伤，给后期治疗带来困难，导致老人疼痛加剧，因此早期的处理是非常重要的。

人在摔倒时会下意识地用手去撑地，这是造成腕部骨折最常见的原因。当发生腕部骨折或受伤时，会感到疼痛及活动受限，这时可以找一本厚的杂志或略硬的纸板将腕部包住，用一根绳子吊在胸前，即将腕部固定在手与小臂同一个平面上，这样处理后再送往医院，可以防止途中的意外损伤。老人因为腿的肌肉力量下降而站立不稳，所以常常是滑倒后臀部着地，这是造成髋部骨折最常见的现象。当发生髋部骨折或受伤时，患者难以站立，这时就需要将骨折的老人放在硬板床上，然后抬送到医院。如果老人摔倒后腰部有明显的疼痛感，这时一定要小心，要注意是否有椎骨的骨折，对这样骨折的老人绝对不能将其扶起，不能让其坐着，一定要保持脊柱部位处于伸直状态。因为坐起或不适当的搬动，容易造成脊椎移位，移位的脊椎一旦压迫椎管内的脊髓就会出现下肢瘫痪等症状，所以要保持平卧位置，然后送往医院。

对于骨折患者的处理，首先就是做X光片检查。X光片检查后，医生将结合临床具体情况给予处理。可以采用手法复位，并用石膏或小夹板外固定。骨折错位严重，手法复位不能解决的，就要考虑进行手术治疗。但对兼有其他严重病症的老人，医生就要考虑其对手术的承受力，如是否能接受有效的麻醉？对骨质疏松严重者还要考虑其骨头是否能固住骨钉？对于伴有老年性痴呆的患者还要考虑其是否能配合治疗等问题。医生的考虑是必要的，此时的家属一般都很心急，尤其当病情复杂时，医生非常需要明确家属的态度，如果此时的家属没有主意，同时对医生提出的问题又不理解，往往会产生误会。所以此时，如果在环境条件允许的状态下，最好是找个相对安静的地方，家属们冷静地思考一下，拿出一个大家认可的方案，然后与医生商量如何配合治疗。如果家属确实不懂又没有主意，希望能听医生的，任何人都是想尽善尽美地将自己的作品展示于众，骨科医生也不例外，他们自然会为此目的而努力。信任本身就是对医生的最大鼓励，医生们自然会认真对待的。

此外，冬季人们穿的衣服比较厚重，骨折后活动受限，脱衣服时要注意不可过猛，对于比较紧身的内衣，如果难脱可以用剪子将其剪开，配合医生的要求，尽快暴露受伤的部位以利于治疗。

还有，老人摔倒后出现局部明显疼痛时，最好是到正规的医院去检查一下，不可在问题还没搞清楚之前就盲目服用“止痛片”，进行推拿按摩，反复给予热敷等。因为“止痛片”只能减轻患者的疼痛，并不能减轻患者的病情发展，不适当地服用“止痛片”容易使人忽略病痛，耽误治疗；老人受伤后在没有确定损伤状态时就进行推拿按摩，这无疑是一种盲目行为，极易使本来没有错位的骨折反而错位了，造成二次损伤；在损伤的初期，局部的血管必定同时受损，体液渗出增多，这时热敷，会加速血液、体液的渗出，使后期治疗的难度增加。一般热敷在损伤24小时以后方可考虑。

老人骨折后容易伴发高血压、心脏病等。因为骨折后剧烈疼痛会引起交感神经兴奋，导致血压增高、心率增快。原本就患有心脑血管疾病的老人一旦发生骨折，容易在此基础上发生其他意外事件，即使当时没有发生，也要在一段时间内密切观测血压、心律的变化，以及注意防止血栓的形成。因为这些事件的发生，一般都相对突然而且严重，所以老人骨折后，应该住院治疗并观察一段时间，待一切平稳后再回家。

四、老年人容易出现的颈肩腰腿痛

1. 骨质疏松症

骨质疏松症是以骨的重量减少、骨组织的显微结构退化为特征，以致骨的脆性增高而骨折危险性增加的一种全身性疾病。

骨骼是人体的支架，它赋予人健美的形体，保护重要的脏器，是人进行一切活动的重要物质基础。要认识骨质疏松症，首先就要知道骨这个器官的构造，然后了解是什么原因导致了骨的哪一部分出现了问题，最后才能提出解决问题的办法。本章节就按照这个顺序一环扣一环地论述，那我们就从先骨的结构开始吧。

骨是由骨质、骨膜、骨髓和神经、血管等构成的。骨质是骨的主要成分，它由骨组织构成。骨组织根据其结构不同，分为密质骨和松质骨两种，密质骨是由层层紧密排列的骨板构成，质地致密，抗压、抗扭曲力强，配布于骨的表面，亦称皮质骨；松质骨是由许多不规则的骨小梁构成，骨小梁普遍顺着最大应力线和张力线排列，相互连接呈疏松的海绵状，位于骨骼的里层。

密质骨与松质骨构成最有效承担力的力学系统。如果把密质骨看成是金碧辉煌的宫殿上面的琉璃瓦屋顶，把骨小梁看成是由许多纵横交错、排列有序的木材支撑起这个屋顶的结构，就比较容易理解皮质骨与松质骨的关系了。琉璃瓦屋顶之所以能抵抗狂风暴雨，除本身的结构特殊外，还有赖于其下面强有力的支撑结构。如果这个支撑出现问题，那么再好的屋顶不是变形就是垮塌。这是我们在临床中经常见到的现象，如：构成我们人体支柱的椎骨，其里面就是骨小梁，由于各种原因所导致的椎骨骨质疏松，可见骨小梁变稀、变细，部分骨小梁消失、断裂，那么在外伤、弯腰、劳动时，椎骨就承受不了这些压力，椎体被压缩变形，继而出现驼背。

骨膜由纤维结缔组织构成，就像透明的塑料薄膜一样，覆盖着除关节面以外的所有骨的表面。骨膜中有一些细胞能分化为成骨细胞和破骨细胞，这两种细胞分别具有产生新骨和破坏骨质的功能，骨膜在骨的生长以及损伤后的修复等过程中有重要作用。所以在骨折手术过程中，要尽量保存骨膜。因在手术安装钢板过程中破坏了骨膜而导致骨不连节的病例屡见不鲜。

骨髓是存在于长骨骨髓腔内和松质骨腔隙中的物质，主要由多种类型的细胞和网状结缔组织构成，并有丰富的血管分布，且有红骨髓、黄骨髓之分。红骨髓是制造血细胞的“工厂”，其中含有大量发育阶段的红细胞和白细胞。黄骨髓则不同，它含大量脂肪组织，没有造血功能，但在某些特殊情况下，如严重贫血时，黄骨髓能“见风使舵、摇身一变”，成为具有造血功能的红骨髓。胎儿及幼儿的骨内全是红骨髓，6 岁以后，长骨内的红骨髓逐渐转化为黄骨髓，成为脂肪的储存库。

此外，骨尚有血管、淋巴管及神经分布。动脉血管输送营养物质给骨，静脉血管则带走代谢产物。神经多分布在骨膜，所以骨膜对张力或撕扯的刺激非常敏感。发生骨脓肿和骨折时，由于骨膜被撕扯或肿胀而常有剧痛。

骨骼成熟后，并不是一成不变地供我们使用一生，而是在不断地进行更新与改造。大致的过程是：骨吸收→骨形成→骨静止→骨吸收，如此周而复始地循环着。骨吸收就是破骨细胞不断移除、破坏旧骨的过程，骨形成是指成骨细胞不断生成新骨和新骨逐渐成熟的过程。在激素的调节下，破坏旧骨与生成新骨同时进行着，整个周期大约需要 3 ~ 4 个月的时间，正常人每年约有 4% ~ 10% 的骨质以这种方式更新。人过了 35 岁以后，激素水平下降，骨吸收大于骨形成，骨密度也降低，骨质疏松即开始，所以我们说衰老是从骨骼开始的。俗话说“人老先老腿”，这是有一定道理的。打个比喻，人体骨骼中的钙就像水库中的水一样，35 岁以后跑、冒、滴漏现象严重，同时蓄水不足，水库中的水就越来越少。所以任何能打破骨骼更新、改造的平衡，使其破坏大于新生的因素，都可能成为导致骨质疏松的原因。由于导致骨质疏松的原因众多，临床一般按性质的不同将骨质疏松症分为原发性骨质疏松症、继发性骨质疏松症和特发性骨质疏松症三种。

所谓继发性骨质疏松症，是指因患有其他疾病所引起的骨质疏松症。如：糖尿病导致的钙、磷代谢紊乱和内分泌紊乱所引起的骨质疏松；胃病吸收不良综合症导致的钙、维生素D及蛋白质等营养物质无法正常摄取所致的骨质疏松；某些恶性肿瘤侵犯骨骼后影响到骨骼的正常血供，使骨营养不良所致的骨质疏松；骨折及其他疾病因长期卧床导致废用性骨质疏松，等等。对于此类骨质疏松症的治疗，重点在于找出起因，明确原发疾病的病因、病理、病机，以彻底治疗原发病，或在治疗原发病为主的基础上，来解决继发性骨质疏松症的问题。

所谓特发性骨质疏松症，是指没有明显的骨代谢异常就出现骨量减少，可能与遗传因素有关。特发性骨质疏松症有少年、成年两种明显不同的群体，它们的病因、发病机理、临床症状都有很大不同。特发性青少年骨质疏松症患者，一般是在8~14岁发育期间发病，以背部下端、髋部和脚的隐痛开始，渐渐出现行走困难，常发生膝关节和踝关节痛以及下肢骨折。特发性成年骨质疏松症，是一种发生在成年女性的闭经前、男性60岁前，并且没有明确的发病原因，而出现的全身性骨代谢疾病，包括女性妊娠期骨质疏松症。特发性成年骨质疏松症是以骨体积下降，骨小梁厚度下降，骨表面活性降低，骨矿化降低和骨形成率降低的组织形态学为特点的病变。

所谓原发性骨质疏松症，是指女性正常生理性绝经后和男性60岁以后正常生理性性激素水平明显低落后出现的骨质疏松症，也就是我们常说的“老年性骨质疏松症”。原发性的老年性骨质疏松症是骨质疏松症类疾病中所占比例最大的一类，而且也是我们每个人都将面临的问题，所以一般所谓的“骨质疏松症”都是指“原发性骨质疏松症”，如果是指“继发性”或“特发性”时会明确指出来。当然也可以这样理解：“骨质疏松症”有广义和狭义之分，广义是泛指所有的骨质疏松症，狭义的是指“原发性骨质疏松症”。本章节向大家重点介绍的骨质疏松症，主要是指狭义的原发性骨质疏松症。

无论男女，性激素的出现和撤退都明显影响着机体的生理状态，生理状态的水平是机体健康的基础，由于每个人的生理状态水平不同，所以健康水平也不同，因此我们可以看到：一些人虽然没有罹患实质性的疾病，可是一天到晚疲乏无力、萎靡不振。相反，一些人虽然患有心脏病或肿瘤，可是从外表却看不到病恹恹的表现。再仔细观察一下：青少年随着性激素的出现，一天天地在壮大，他们的肌肉和骨骼变得粗大而有力；老年人随着性激素的撤退，一天天地在衰老，他们的肌肉在变松，骨骼在变脆。可见性激素对人何等重要。

可是，这样讲的话大家是不是会有疑问：性激素的出现、撤退和衰老一样，都是机体的正常生理过程，也就是个自然过程，既然是自然过程，我们人力可为吗？

能有此想法非常好，说明你是一个尊重自然的人。但是我们也应该知道，人的自然生命周期应该在120岁左右，可是现在的人们大多只能存活80岁左右，与自然之间有40年的差距，这可不是个小数字。从现有的事实我们也可以看到，有人确实能活到120岁以上，而且在中医古籍《黄帝内经》中就有关于此问题的专题讨论。

黄帝问岐伯：“余闻上古之人，春秋皆度百岁，而动作不衰。

今时之人，年半百而动作皆衰者，时世异耶？人将失之耶？”岐伯对曰：“上古之人，其知道者，法于阴阳，和于术数，食饮有节，起居有常，不妄作劳，故能形与神俱，而尽终其天年，度百岁乃去。今时之人不然也，以酒为浆，以妄为常，醉以入房，以欲竭其精，以耗散其真，不知持满，不时御神，务快其心，逆于生乐，起居无节，故半百而衰也。”翻译成白话是：黄帝问岐伯：“我听说古时候的人，一般活到百岁腿脚还都挺利落。可是现在的人，才半百就已经动作不灵活了，这是为什么？是环境不同了？还是人变了？”岐伯回答说：“古时候的人，懂得自然规律，一切行动都遵从自然的阴阳规律（如日出而作、日落而息），做任何事情都顺从万物兴衰的时态有度地去干（如中庸从事），食饮有节制，起居有常规，不狂乱、毫无约束地去劳作，所以能保持精力与体力的一致，到达自然的生命年限。可是今天的人却不理睬这些自然问题，以酒为饮料，以妄行为常规，只求痛快，不思健康，所以才半百就衰老了。”而且紧接着，他们就讨论到：人能有子，女子不过七七，男子不过八八。也就是说性激素的衰退，在女子一般是49岁，在男子一般是64岁。

从上面的内容可见三点：一是古人性激素撤退的年龄与我们今人的年龄基本一致；二是不尊重自然的生活习惯会缩短人的寿命，加速人的衰老；三是性激素与人的行动能力关系密切，换言之，性激素与骨的健康状态密切相关。事实也确实如此，也就是说：一、我们今天的人与古人没有什么本质的区别，寿命及骨质健康状况的不同是与自身生活规律、劳作习惯不同有密切关系，所以是可以纠正的。二、我们现在的平均寿命并不是真正的自然寿命，我们离真正的自然寿命相差三分之一，也就是说我们只活了六七分，还有三四分被我们的无知或妄行给浪费掉了，因此可以通过减少浪费而找回来。所以这是我们人力可为的事情，也是我们应该做的事情。既然性激素如此重要，就让我们从性激素开始找回我们浪费的生命，找回我们的骨质健康吧。

性激素属于人体内分泌系统所管理的范围。所谓内分泌系统是指体内一些能分泌微量化学物质，这些物质通过血液循环到达靶细胞，与相应的受体相结合，影响代谢过程而发挥其广泛的全身性作用的组织器官。特点是它们分泌的物质不经过管道直接进入血循环，不像胆汁那样，需要通过胆道管后才进入身体内，而且微小的变量就会造成机体极大的反应。它们在血液中的含量极少，仅相当于在游泳池中滴入一滴墨水的浓度，但作用巨大，如果没有激素的参与和控制，人体的生长、发育、代谢就会处于“无政府”状态，机体的生命就会受到威胁。正如水能载舟也能覆舟一样，它们微小的变动可以使骨质明显地强壮起来，也可以使骨质明显地衰退下去。它们主宰着整个人体的代谢秩序，包括骨代谢。骨质疏松症的发生，直观上看是骨的生成减少、钙的流失增加，实际这些现象背后的根本原因，绝大多数是由于这些激素分泌失调，导致了骨骼代谢紊乱而造成的。

人体主要的内分泌器官有垂体、甲状腺、甲状旁腺、肾上腺、女性的卵巢、男性的睾丸等。医学界将这些量微小而作用极大的、由无导管的内分泌腺分泌的物质统称为“激素”，由垂体分泌的叫“垂体激素”，由甲状腺分泌的叫“甲状腺激素”，由肾上腺分泌的叫“肾上腺激素”，由卵巢或睾丸分泌的叫“性腺激素”。而我们平时常常说的“激素药”，多是指人工仿照“肾上腺激素”合成的肾上腺糖皮质激素药物，它们的商品名有许多，如可的松、泼尼松、地塞米松，等等。人工仿照“性腺激素”合成的性腺激素药物，多用于避孕，如炔雌醇、炔雌醚、已烯雌酚等。而无论是垂体激素、甲状腺激素、肾上腺激素、性腺激素等，都与骨骼的生长、发育密切相关。也有人将“激素”称为“荷尔蒙”。因为激素的英文是Hormone，所以音译为“荷尔蒙”，这个词的希腊原文的本意是“兴奋活动”或“奋起活动”。人体能分泌75种以上的激素，它们在人体中相互配合、相互依存、相互制约、相互影响、相互协调，以各自不同的角色，共同维护着人体的正常生理过程。

性激素特别是雌激素的不足可使骨质丢失速度加快。临床和生活中我们可以明显地看到，女性在绝经后骨质会明显地丢失，而男性则没有那么明显。而且女性骨质疏松症的发生，是在即将要绝经时就开始了，每年以2%～3%甚至5%的速度在丢失，这种丢失率大约可持续5～10年，特别是在绝经后的3年内，骨质重量丢失速度最快，主要原因是绝经后雌激素水平的快速降低。雌激素的减少，导致骨吸收加快，骨吸收大于骨形成，因而出现骨量快速丢失。而男性则没有如此明显，男性的骨质疏松症一般发生在60～70岁左右，发生的主要原因为衰老，所以一般称男性的骨质疏松为“老年性骨质疏松症”。

大量研究证明，雌激素水平的下降可以造成明显的骨质疏松症，雌激素与骨质的关系已经不是局限于研究水平了，已经被临床医生和药物研究人员用于解决实际问题了。相对雌激素而言，研究雄激素与骨质的问题似乎不太多，这与雄激素与骨质之间的关系比较复杂有关。研究人员将一群大鼠的睾丸去掉后分成三组，一组在什么药也不给的条件下观察大鼠的骨代谢，一组在给雌激素药的条件下观察大鼠的骨代谢，一组在给雄激素的条件下观察大鼠的骨代谢，结果表明，雌激素和雄激素均能抑制去睾丸大鼠的骨质疏松，雌激素对维持骨量有重要的作用，雄激素可能对维持骨结构有较好的作用。还有研究认为，雄激素是通过刺激成骨细胞的增殖和发育来促进骨骼生长，在维持骨质的重量和提高骨质的密度方面起到重要作用；而雌激素对骨的作用，并不是直接促进骨形成，可能是由于降低了骨吸收达到的，是通过与成骨细胞上的受体结合而间接地调控成骨细胞功能而达到的。

甲状旁腺激素可促使骨骼中的钙进入血液，加速维生素 D 的活化，维持骨吸收与骨形成的动态平衡，过高或过低都可导致骨质疏松症。降钙素能维持骨代谢稳定并预防骨过度吸收，还可明显抑制由甲状旁腺激素诱发的骨吸收。

钙、磷、镁是构成骨骼的重要成分，它们在骨矿物质中所占的比例高达 80% ~90%，我们平时讲的骨代谢，主要是通过检查活动量较大的钙代谢及血磷含量，通过分析人体钙磷代谢比值，同时参考其他检查指标，来推断骨代谢状态。钙和磷的关系就好像是砌墙用的砖和水泥，对于一堵墙来说，需要工匠把砖和水泥按层次一点一点砌好，仅有砖是造不出结实的墙的，仅有水泥更不成，二者缺一不可。所以医生在给病人补钙的时候，必定要考虑磷的含量，二者必须协调一致。如果只是钙的摄入量正常，而磷的摄入量不足，钙在骨的沉积不会有明显的增加，这与不用水泥而只是砖摞砖地砌墙一样，这样的墙很难砌高。提倡母乳喂养的一个重要原因就是母乳中的钙、磷比例，比牛奶更适合人的吸收和利用。当然对于老年人来讲，喝牛奶总是比不喝牛奶好，至少可以补充一些钙。

骨代谢的一个容易被人忽略的问题是日照，日照是促进人体内源性维生素D合成转化的非常重要的环节。老年人活动不方便，室外活动自然减少，从而日照少，维生素D合成不足就在所难免。维生素D像是水泥中的胶水，它可以增加水泥的黏性，使墙砌得很牢固。否则水泥与沙土没什么两样，一摊散沙自己尚没有形，就更谈不上去帮助砖头与砖头的相互粘合了。

此外，我们要知道，人体的任何器官都是用进废退。航天医学研究的结果证明，很多生理系统，如血液系统、中枢神经系统、水盐代谢系统等，经过一段时间飞行后都会适应失重的环境，平衡在一定水平上，不再继续变化。可是，骨骼系统不然，随着飞行时间的延长，人体中的骨钙含量在不断减少。这是因为重力的消失使压在人体骨骼上的力减少了，骨骼系统中的感受器误认为骨骼不再需要那么多的钙了，它将这个错误的信息传到中枢神经系统，中枢神经系统就会命令人体的调节系统，将错误地认为成“多余的钙”排出了体外。老年人运动减少，站立的时间减少，负重的时间更减少，所以骨骼在应力减少的状态下，会很自然地重新组合，减少那些不干活的钙，从而使骨质疏松症状更加明显。当肌肉缺乏锻炼时，肌肉内血液循环变慢，代谢功能降低，使原来沉积在骨骼中的钙又从骨头里跑到血液当中，再经肾脏排出体外，骨量的逐渐丢失是造成原发性骨质疏松的重要因素。运动不仅可以使肌肉发达，骨骼也在力的刺激下变得越来越适应运动的需要，也就是对运动所加的力有很好的应答，这样一来，骨骼随着肌肉的训练越来越致密而坚强了。

由此可以联想到那些从小受苦的人们，尤其是那些从小参军入伍的人们，如参加过“二万五千里长征”的红小鬼，参加过

“中国远征军”的军人们，他们中大多是一群老而不衰的人。回想他们这一生的吃喝，他们在幼儿时代的吃喝，不要说与我们当今的小孩比，就是与当今世界上贫困的非洲小孩比也不为过；他们的青年时代，炮火连天，整天拼杀在生死线上，饥寒交迫是常规，精神紧张是自然，与我们当今青年的生活不可相提并论；可他们到老了的时候，身体却比当今我们养尊处优的壮年人还好。如果这只是一两个个例也罢了，可是事实告诉我们，“年轻时受苦是资本”这句话确实不错。看看那些年轻时金戈铁马的草原人、劈山开渠的山里人、风餐露宿的开拓者，只要他们不是因为受伤或意外死亡，在老年都能得到一个相对平静的生活，他们基本是一群健康长寿的人群。所以建议老年人，尤其是冬天，在充分保暖、有人陪伴、安全的前提下，量力而行地多到室外活动活动，哪怕是在温暖的阳光下散散步，对自己也是有百利而无一害的。

虽然说性激素对人的衰老影响很大，但也是相对而言，我们可以翻阅史料看一下，中国自古有众多“宦官”，也叫“太监”，他们是一群被除去了睾丸的人，可这些人群与我们正常人的寿命没有特别明显的差异。当然这与他们从小就失去了睾丸，机体在发育过程中逐渐适应了有关，但也不能不承认，性激素并不是造成衰老和骨质疏松的绝对因素。也没人听说，那些活到一百多岁人的绝经时间比一般人后延了多少年。相反，临床上倒是常常看到现代人的绝经时间比以往有所后延，可是这些人也没有比常人更健康的表现。

不吃母乳喝牛奶，怕晒太阳少运动，夜间精神抖擞白天迷迷糊糊，以酒代饮料，以人工合成品代自然食物，等等，这已经是现代人的自然生活方式。骨骼的发育是有年限的，年轻时注意进行锻炼，就好比我们趁着年轻体壮时多赚些钱存起来一样，到老了就会很富裕。以上的生活习惯，已使我们很难有钱存，所以还没到真正老，就已经没钱了，还没到真正老，骨质就松脆了。

原发性骨质疏松症的主要表现是疼痛、骨骼变形、骨折三大症状，也是骨质疏松症发展的三个不同阶段。

疼痛是骨质疏松的早期表现。人们通常在50岁以后骨质开始出现丢失现象，这时的人会感到莫名其妙的乏力，以往劳累后休息一下就没事了，可现在不行了，短暂的休息不能解决疲劳；以往疲劳后会睡得很香，现在累了也睡不着；以往从无不适反应的肩膀，现在也莫名其妙的时时发酸发痛。如此数年过去，到了60岁以后，如果骨质丢失的现象仍在发展，当骨质重量丢失达12%以上时，则会出现全身骨痛、无力，特别是腰部、背部、骨盆出现持续性疼痛，这是骨质疏松的重要信号。换言之，出现了这些症状，就要高度警惕是否患有骨质疏松症，可以通过骨密度检查来确诊。从上面的论述也可以体会到，骨质疏松症是一般老年人的普遍症状。

如果病情不断发展，丢失的骨质越来越多，使椎体再也承受不了躯干的重量，发生压缩变形，可以出现压缩部位急性疼痛。此时，检查者将手握空拳，轻轻叩击患者的背部痛处，可导致疼痛加重。因压缩而引起的骨疼痛，卧床休息半个月左右可自然缓解。疼痛是因为站立或坐位时，上部的压力作用在薄弱的脊椎体上造成的。卧床时，随着这个压力的作用力向的改变，原来被压的脊椎也就解脱，不再受压了，疼痛自然缓解。同时原来被压的脊椎开始进行自我修复，变小、变硬，为了稳定变得没有柔软性。随着一个脊椎骨的压缩、稳定，另一个脊椎骨的再压缩、再稳定，如此多次反复进行，人体的身高变矮了，驼背也逐渐形成了。当胸椎变形明显时，可压迫心脏，妨碍胸廓的扩张，出现呼吸困难和心悸等症状。

骨质疏松的晚期，骨皮质已经变得很薄，骨小梁变细、稀疏甚至部分缺失，就像萝卜变糠、木头变朽一样。有时日常的活动都能造成骨折，如坐汽车时，一个小小的颠簸就可能导致脊椎压缩性骨折；不小心滑坐在地上，就能导致髋部骨折（股骨颈骨折、股骨粗隆骨折）；滑倒的同时用手按了一下地，就能导致手腕部骨折，等等。甚至一声咳嗽、一个翻身就会发生骨折。更有甚者，没有任何明显的诱因，就发生了骨折。这种由于骨质极度疏松造成的骨折，愈合期会很长甚至不愈合，这也可以说是骨质疏松最严重的并发症。

老年人骨折后多需要长期卧床以待恢复，这期间，尤其是那些不能自主翻身的老年人，由于原本血液循环不好，再加上长时间压迫一侧身体或某一不能动的局部，所以很容易引起被压部位因缺血而坏死，我们可看到身体局部一块皮肤红肿、溃疡，这就是“褥疮”。由于长期卧床，肺循环及呼吸系统的自洁力下降，尿道、肠道的排泄力下降，很容易出现肺部感染、泌尿系感染、大便干燥等并发症，尤其是肺部感染，常常成为老年人致命的最后因素。

虽然从理论上讲，骨质疏松的晚期应该是这样，可临床上所见发展到如此地步的老年人，多伴有糖尿病、动脉硬化、高血压、自身免疫性疾病等病，而且一般年龄都在 80 岁以上了。所以老年人大可不必为此而烦恼，生活中 80 岁还可进行体育锻炼、打球、游泳、爬山的人很多很多。因为我们本书的目的是为了让大家了解“骨病”、预防“骨病”，所以就要讲一切可能发生的事情，尽可能地向大家介绍清楚，就像我们开始向大家介绍的“佝偻病”一样，不是小孩都必得此病，但是所有的小孩都容易得此病。老年人只要注意保持适当的运动，做到生活有规律，饮食有节制，心情舒畅，就会大大减少、减轻发病的机率和症状。

老年人可以选用中药，中医可以结合老年人的个体情况对症下药，因为老年人的骨质疏松多伴有其他原因或夹杂其他病症，中医整体调节比单纯使用补钙剂好，传统中医虽然没有“骨质疏松症”这一名词，但自古以来就有“补肾强骨”的治疗方法。如中医的补肾药：淫羊藿、骨碎补、龟板、鹿茸等都有防治骨质疏松症的作用，“六味地黄丸”之类的中成药也有防治骨质疏松症的作用，但不可自行随意使用。现在喜好中医的人很多，但会中医诊断的人不多，任何事情的处理都需要有凭据，中医诊断的凭据不只是听患者述说，要经过医生诊脉来确定，一个不会诊脉的人，很难找出病症的根本原因。中医是一复杂的系统医学，它比西医复杂得多，单凭听几天讲座就给自己开方下药，无异于拿自己做实验，望大家能以科学的态度对待自己。

对于绝经期的女士，一般只需服用维生素 D 与钙的合剂即可，如钙尔奇 D、凯思立、骨化三醇等。如果因雌激素的低落而造成明显的骨质疏松症时，可以选择服用雌激素来缓解症状，但需要注意的是，接受激素替代疗法的患者，其罹患乳腺癌的风险也随之增加，这是一个不容忽视的问题。目前随着人们对预防骨质疏松症的要求越来越高，国际各大医药研究机构也越来越多地投入了研究，不过至今产品不多。安全性比较高的是大豆异黄酮和利维爱，大豆异黄酮在活体内起雌激素和抗雌激素的双重调节作用，对女性绝经期出现的心血管疾病和骨质疏松症有较好的保健作用；利维爱是荷兰生产的一种人工合成的仿性腺激素，是目前国际上公认的预防治疗骨质疏松的药物之一。此外欧美女士们喜欢用口服的雌激素倍美力，我们多用雌二醇类。倍美力是从妊娠母马尿液中提取的，主要用于更年期综合征。而雌二醇是体内主要由卵巢成熟滤泡分泌的一种天然雌激素，但雌二醇药是从猪卵巢、孕妇尿和胎盘中提取的，也可以通过人工合成得到，临床用于卵巢机能不全或卵巢激素不足引起的各种症状，包括更年期综合征。后两种药物虽然也用于预治骨质疏松症，但有引起乳腺癌的风险，应经医生检查后，认为确实是因雌激素缺乏导致的骨质疏松，方可使用。服用时需注意要早开始、小剂量。早开始是指停经后就开始补充，因为如果绝经 3～4 年再服用雌激素药，治疗效果就明显降低。小剂量则是指从规定的最小剂量开始，服用过程中如果出现阴道出血，应将剂量再调小。服药后，每隔 3～6 个月要进行一次检查，出现不明原因阴道出血、子宫内膜增生或乳腺增生等要停用，以防产生不必要的副作用。此外，雷洛昔芬类雌激素药和降钙素类药等，都需要在医生的密切指导下谨慎使用。

随着人口老龄化，预防本病发生的重要性越来越被人们所重视。然而，骨作为人体一个如此重要的组织却常常被忽视，人们大多在老了的时候、骨质已经疏松了的时候才想起了骨，这时候我们已经错过骨质的生长期，单靠吃钙片、喝牛奶是很难维持的。所以应该提倡“骨质健康从娃娃抓起”，要趁着青少年发育期骨质构建活跃之时，沐浴阳光，加强锻炼，合理膳食，使储存的骨质达到极大的丰富；此后，不要无故地以饮酒、熬夜等来消耗它；老了的时候，要通过运动来保持它。老年人虽然不适合进行快跑和登山等剧烈运动，但可以通过散步、打太极拳等有效的运动来预防骨质疏松症的发生。

2. 骨质退变与增生

所谓退变就是医生们经常对患者说的“退行性改变”，什么是“退行性改变”呢？

我们一生中的身体变化就像翻越一座高山，有上坡，有下坡，当然也有山顶风光无限好的时光。我们身体中的骨组织也是如此，当在上坡时，骨头即使有病也会很快好转，即使不好转，也不会因此造成生命危险。可是下坡时就不同了，可能一个骨折就会成为危及生命的导火索，这是因为在下坡时，不仅骨质不如以前了，我们身体的各个组织、器官的功能也逐渐不如以前了，这一变化过程称之为“退行性改变”。

在退行性改变过程中，我们可以看到，终年循环不息的血液，原本是在光滑的、富有弹性的脉管中流淌，但现在的血管已经凹凸不平，管壁变硬，管腔变狭窄。这就像老化了的水管一样，老化的水管壁，因为沉积了许多水垢及杂质而变窄，因为氧化而变得单薄易破。老化了的血管，因为沉积了许多脂肪及杂质而变窄，因为营养不良而变得脆弱易破，这时的血管被称之为“动脉硬化”。

此时从外观看血管是增厚了，但血管自身是单薄而缺乏弹性的。心脏向这样的血管中输送血液是相当费力的，就如同我们用打气筒给轮胎打气一样，用新打气筒给新轮胎打气的结果是越来越省力，用旧打气筒给旧轮胎打气的结果是越来越费力，费力就要使劲，使劲就是加大压力。这加大的压力表现在机体中就是“血压高”。

如哪一天，由于拼命用力将打气筒中的活塞使坏了、漏气了，不能将气完全挤压进轮胎中，这时就不用费力了，因为不用使劲活塞就可以活动了，只是轮胎中打进不多少气，所以要不停地快速打。这表现在机体中就是“心衰”。

所以动脉硬化、血压高、心衰是连贯的病理变化，只是人体不同于机械，人体有自己修复能力，而机械没有，所以人体的病变可时重时轻或同时出现几个病症，使你难辨别真假。

从上述所讲的内容我们可以得知，无论是“动脉硬化”还是“血压高”，都会伴有微循环供血不足或欠缺的隐患，当有这个隐患的患者因为气候的变化、一时的着凉、一事的愤怒、一轻微的感染等，就会使隐患明显地暴露出来，并造成意想不到的后果。骨折、骨关节损伤、骨刺的刺激自然也是促使隐患作乱的重要诱因。

当微循环出现明显供血不足时，体内组织包括骨质和骨周围的软组织，都将处于营养不良的环境中，这将加速骨的老化，机体进入恶性循环。这样讲，大家应该很明白机体老化的过程，不过我还想进一步说明一下：人不是机械，人体比机械复杂多了，人体的复杂性源于不定因素的众多。因此，大家不要以为只要患了“动脉硬化”“血压高”就万病缠身了，实际并非如此，只要找出问题的关键所在，认真配合医生进行治疗仍可达到制止发展和修复的目的。反之，没有患“动脉硬化”“血压高”的人，并不能说其微循环没问题，事实上许多血压高并不是起于“脉硬化”，而是起于“微循环障碍”，如糖尿病患者的“血压高”多数是因为“微循环障碍”引起的。这些与我们日常生活和生活习惯密切相关的因素应该知道，只有“知己知彼”才能“有的放矢”地保证健康。下面重点介绍骨骼退变的原因和可能导致的症状。

骨骼的退行性改变主要表现为骨质疏松和骨质增生，骨质疏松见本章的第1篇，此处不再赘述。骨质增生习惯上又被称为骨刺，人们往往认为既然是“刺”就是多余的，必欲除之而后快，其实这种认识是错误的，人体对外界刺激有着强大的修复与再生机能，之所以老年人都有不同程度的骨质增生，自然有它合理的一面。

自然赋予骨组织自身的修复机能是：在需要的地方生长，在不需要的地方被吸收。也就是说，骨质增生的目的是为了维护机体适应环境而生存。但在这过程中及形成的结果，存在适当、不足与太过，适当对人体有利，不足既对人体有利不足但也无害，太过既对人体有利但也有害。骨刺就是骨的修复太过了，其中对人体有利的一面，即能增加脊柱和关节的稳定性，限制某些方向的活动，使局部的应力得到平衡，有利于防止进一步的损伤；对人体不利的一面，这要看骨刺生长的部位而定，如果骨质增生压迫了脊髓和神经或者造成椎管的狭窄，即可产生一系列症状，如疼痛、麻木、跛行，以致严重的还可以引起瘫痪。骨质增生症和其他情况一样，都是变化的，在人体是一个病理过程，也可以是一个生理过程，不是永恒不变的，而是时常受各种因素所左右的。

那么骨质增生到底是怎么产生的呢？

目前被广泛接受的理论是，骨质增生的病因是退行性变。所谓退行性变，就是人上了年纪后，椎骨及关节的骨组织不堪重负，为了维持其功能，代偿性地出现骨质增生，靠增加脊椎及关节的接触面积来维持稳定，而人的衰老是不可逆转的自然规律，那么老化也是不可逆转的，老化不可逆转，退行性变也就不可逆转。这个理论在某些方面是正确的，比如有些人虽年事已高，X线显示其脊椎及关节布满骨质增生，但没有任何不适，依然身板硬朗，身轻体健，这得益于年轻时没有受过外伤及持之以恒、合理的锻炼，使得其退变过程均匀、稳定。这是人们老年后所梦寐以求的结果，就像身体的其他器官一样，逐渐衰老到最后停止工作，这就是寿终正寝。所以说“要老死，不要病死”才是完美的结局。

但这种退行性变的理论不能解释全部的临床现象，如许多年轻人颈椎出现骨质增生现象，这肯定不是老化退变，又如许多患风湿和类风湿关节炎的病人，他们的关节也经常出现骨质增生，这也和老化退变联系不起来。如此看来导致骨质增生必有其他原因。人的一生在运动、工作及生活中软组织没有受过损伤的人是少数的，多数人都曾受过不同程度的急性软组织损伤或慢性劳损，这就促使学者对软组织损伤导致的应力变化与骨质增生之间的关系进行研究，提出了“人体内的力平衡失调”理论，认为慢性软组织损伤的四大病理变化为：粘连、瘢痕、挛缩、阻塞，使得肌肉拉力不均匀，导致了人体的“平衡失调”，当持续的、超常的拉力作用于骨骼时，这些软组织的纤维就要有一部分被拉断，人体要阻止这种破坏的继续损伤，唯一的办法就是增加这一部位软组织的强度，首先是增殖出大量的强度大但弹性小的新的肌纤维，这就是我们临床上常说的条索状物，也是中医所说的大筋变短，小筋变粗；另一种情况就是人体运用本身纤维增生的办法。如果纤维增生后还是不能阻止这种持续的、超过正常的拉力对该组织继续损伤，人体将进一步采取对抗调节的办法，将大量的钙质、磷质输送到软组织的被损部位，也就是应力集中部位，并调动一切有关因素，使软组织钙化或骨化，这就最大限度地加强了软组织的强度，使这种异常拉力不能对软组织继续损伤，这就是软组织在持续的拉力作用下产生钙化和骨化的原因。简单地说就是“骨质增生与软组织长期内在失衡牵拉关系密切”。

关于骨质增生的产生原因目前还存在不同的观点，但一个新理论的提出必然会出现一个新的治疗方法，针刀医学也是随之而产生的治疗方法之一，虽然它还存在一些不足及尚需要争论的问题，但也不失为有效解决骨质增生的办法。实践告诉我们，只要消除附着于骨骼上软组织的高应力点，此部位的骨质增生就可以被控制，这已被大量的临床实践所证实。有医院也观察到，在颈椎病植骨融合手术后，由于消除了融合部位的应力刺激，原有的骨质增生在一年左右逐渐缩小。

因此建议中老年人要适当地、持之以恒地坚持锻炼，如游泳、快走、慢跑等，同时也要提示年轻人不要超负荷的运动，也不要一个姿势太久，要经常变换体位，只有这样才不会造成机体软组织的损伤，使得老年出现骨质增生时变得更加均匀、稳定，而不致出现严重的临床症状。当有症状时要积极治疗，许多老年人认为人到了一定的年龄出现腰酸腿痛是正常的，这是一种错误的观点。因放弃治疗，使得病变逐渐加重而严重影响老年人生活质量的大有人在。虽然我们说这类病变应以预防为主，但当出现症状后，一定要改变态度，以治疗为主，才能使老年人有一个健康舒适的身体安享晚年。

3. **腰椎滑脱**

构成人体脊柱的各个椎骨在正常的情况下排列整齐、规律，如果由于先天发育或后天损伤、退变等原因，使其中一个腰椎的椎体相对于其下位的腰椎向前滑移，就造成了腰椎滑脱。

人体的腰部由 5 块椎骨组成，每块椎骨都由椎体、椎弓及从椎弓发出的 7 个突起构成，这 7 个突起分别是：一对上关节突、一对下关节突、一对横突和一个棘突。其中上关节突和下关节突对脊柱的稳定起着关键作用。我们都见过杂技演员做两个人手打手的托举动作吧？你回想一下，他们是不是这样做的：下面的演员将两臂高举，手掌面朝前上方的姿势；上面的演员将两臂下垂，手掌面向后下方的姿势。只有这样，下面的演员才能将上面的演员稳稳地托起，反过来说，上面的演员才能牢牢地支撑在下面演员的手上。不信你自己比画一下，要想把东西托举起来，是不是需要手臂的屈侧面顺着手掌面朝前，而伸侧面朝向背侧？要想把自己的身体从座位支撑起来，是不是需要手臂的屈侧面顺着手掌面朝后，也就是朝向背侧？所谓的上关节突和下关节突也是这个道理，即上关节突的伸面向背侧，下关节突的屈面向背侧。明白这个道理，我们可以进一步地说，上关节突就是我们高举的双手，下关节突就是我们下垂的双脚。

仍用杂技演员作例子：上面演员的脚在下面演员的肩上，下面演员手臂的屈侧面紧贴着上面演员腿脚的屈侧面向上举起，下面演员的手臂对上面演员来讲，既有托举作用，又有依靠作用。如此这般，几个演员相托地叠摞起来，演员的身体就好似椎体，举起的手臂就好似上关节突，下垂的双脚就好似下关节突，双耳就好似横突，一条马尾巴形发辫就好似棘突，马尾巴形发辫上绑着保险绳，就好似棘突上的纵韧带。中间的演员，双手托着上面演员的腿脚，自己的腿脚又依靠在下面演员的手臂上，这就是腰椎的连接姿态。

腰椎就是这样被上、下关节突卡在中间，其稳定性全依赖于关节突的这种交锁状关节结构的牢固性，此处关节的微小变化都将引起整个脊椎的不稳定或一个脊椎向前滑动。但人在生活、劳动中，外伤和劳损是经常发生的，任何过度的外伤和劳损都将削弱关节的牢固性，从而使腰椎的稳定性下降。

任何事件的发生，都有其一定的内在因素，腰椎稳定性被破坏的薄弱环节在椎弓根和腰椎峡部。椎弓根是椎体与椎弓相连接的起点部位，以手提书包为例，书包的兜兜相当于椎体，书包带相当于椎弓，书包带与书包兜兜相连的根部就相当于椎弓根。从椎弓根开始依此往后数，最前面是横突，然后是上下关节突，最后是棘突，上面说的那些关节都长在书包带上。腰椎峡部就是指在长上下关节突部位的书包带。按理说，这些部位的书包带应该很结实，因为这是受力点，可事实正相反，这是两个薄弱环节。椎弓根的薄弱问题一般容易理解，因为椎体与椎弓天生就由两个不同的骨化中心发育后结合的，所以自然存在结合到位与否的问题，就像我们将书包带缝在书包上一样，自然没有整体一块布做得结实。腰椎峡部的薄弱问题比较难以理解，不过已有研究人员指出：每侧椎弓各有两个骨化中心，一个形成椎弓根、横突及上关节突，另一个发展为下关节突、椎板及棘突的一半，如二者不相融合，即可形成峡部不连。也就是说，这个书包带是由两块“┏”型和一块“┻”型的结构组成的，两侧与书包兜兜相连的是“┏”形状，中间是“┻”型桩，这样咬合在一起，因此上下咬合面就存在非一体的现象。这为适应后天的环境留下了发展空间，同时也留下了不牢固的基础。

无论是椎弓根还是腰椎峡部，都存在发育不良的隐患，而当此部位出现问题，就会破坏腰椎的稳定性，从而出现腰椎滑脱。椎弓根是最容易发生骨折的位置，腰椎峡部是最容易发生分裂及断裂的位置。这两个部位的骨折或断裂基本上都逃脱不了发育不良的因素。书包带无论是从根部断了，还是从半截断了，书包的兜兜都将耷拉下来。腰椎也是如此，无论是椎弓根骨折了，还是腰椎峡部断裂了，腰椎都将出现滑脱。

不过需要说明的是，由于腰椎峡部断裂引起的腰椎滑脱，叫“真性腰椎滑脱”。有“真性腰椎滑脱”，当然要有相对的“假性腰椎滑脱”。它们的根本区别是：所谓“真性腰椎滑脱”是指由于腰椎峡部先天发育不良造成的腰椎滑脱；“假性腰椎滑脱”是指老化“退变性腰椎滑脱”。诊断的要点是：以 X 线光片为依据，能直接观察到腰椎峡部是否断裂，如果腰椎滑脱的同时，存在腰椎峡部断裂，就属于“真性”；如果腰椎滑脱的同时，不存在腰椎峡部断裂，就属于“假性”。“真性腰椎滑脱”也会发生于老年人，但一般多存在先天发育不良的基础，多是在先天发育不良的基础上，受到慢性劳损而产生的一种应力性疲劳性骨折。这样一来，腰椎峡部原本就不太连接在一起的骨头，被彻底分成两部分，椎体因失去后关节的稳固作用，自然发生滑脱。

“假性腰椎滑脱”是包括骨周围软组织在内的一种老化退行性病变。原本由椎间盘牢固地连在一起的两块相邻的椎体，到了一定年龄后，因劳损及营养不良，椎间盘逐渐脱水而变薄，同时肌肉、韧带也变得松弛，这样一来，后关节受力增加，磨损增加，久而久之后面的上、下关节就失去了其应有的稳固作用，进而出现腰椎滑脱。但此时椎骨的峡部仍然保持完整，也就是说整块椎骨并没有被分成两部分，医学上把这种滑脱称为“假性腰椎滑脱”。

人在站立位时，第五腰椎与骶骨之间向前成角，呈一倾斜面，自然存在一个向前滑脱的倾向因素。正常人的椎间盘对这种斜滑力的抗力很差，全靠后面上下关节突的叠瓦状交锁来保障，所以当上下关节突的叠瓦状交锁关系一旦破坏，椎体前移是不能避免的，而且容易发生在第 4 腰椎和第 5 腰椎。

患者常被医生告知为几度腰椎滑脱，那是怎么区分的呢？

这是临床上通过腰椎侧位 X 光片确定腰椎滑脱程度的一种通用说法。即将滑移的椎体，与下位正常的椎体对比，当滑移的椎体不超过下面椎体的 1/4 时为 1 度滑脱，不超过下面椎体的 1/2 时为 2 度滑脱，不超过下面椎体的 3/4 时为 3 度滑脱，超过下面椎体的 3/4 时为 4 度滑脱。4 度滑脱时，滑脱的椎体已经到了非常危险的地步，几乎就是要脱离了，这时节就必须通过手术治疗来解决问题了。重度的腰椎滑脱基本均发生在“真性腰椎滑脱”的患者身上，患“假性腰椎滑脱”者，由于其骨性稳定结构尚存，一般滑脱不超过 2 度，也就是滑出去的椎体不会超过其下位正常椎体的一半。

腰椎发生滑脱后，并不一定都有腰部不适，有些患者可以没有任何症状，比如腰椎滑脱的患者在少年时就很少有症状，一般到了成年后才逐渐出现腰痛，站立或行走时加重等症状。腰椎滑脱引起腰腿痛的原因较复杂，由于椎体前移，人体正常承重力遭到破坏，异常应力作用可使腰背肌、韧带组织、椎间盘等处于劳损状态而发生疼痛。下位腰椎不稳、创伤性小关节炎、腰骶关节紊乱也会引起患者难以言表的疼痛和不适。椎体前移时，上位椎体的棘突可与下位椎体棘突相接触，有些患者会有假关节形成，当腰背伸时可引起疼痛。局部骨支持结构丧失后，椎间盘的纤维环被牵拉、磨损和撕裂均可导致慢性腰痛。

“假性腰椎滑脱”患者，轻者症状多不明显，严重者多有腰部、臀部的酸痛、牵拉痛、胀痛等，患者常说感觉腰部似“折断”一样疼痛，尤其当长时间站立后，疼痛更为明显。当滑脱的腰椎病变累及到神经，就会出现相应部位的神经病变，如第 5 腰椎病变时，多出现小腿外侧皮肤感觉减低，膝腱反射、跟腱反射也可减弱。患者出现下肢痛的原因为神经根受刺激，最常见的可能是峡部形成纤维软骨的压迫。由于腰椎所构成的椎管及椎间孔有重要的神经通过，所以当某个腰椎发生滑脱后，必然造成这个节段的椎管及相应椎间孔的形态改变，可导致神经受压而出现类似腰椎间盘突出的腰腿痛症状。特点是：平卧后症状立即消失或减轻。这是因为平卧时，滑脱得以缓解，所以症状随之消失或减轻。

此外，由于椎体不稳，腰部无力，所以患者会有不愿长久站立，或站立时将身体依靠在其他物体上，或用双手扶撑腰部等形体表现。有的患者会有间歇性跛行，行走时疼痛明显，坐位或平卧后疼痛缓解。

X 光片是诊断本病的最终依据。由于本病历程较长，尤其是“假性腰椎滑脱”者，从出现轻微症状到症状严重至不解决不行时，可长达十几年至数十年，所以应有计划地、间隔数月或数年拍摄病变部位的骨片，作为观察、诊断本病的依据，以及判定治疗效果的依据。

对于因软组织出现问题所导致的“假性腰椎滑脱”，程度在2度以内，临床症状主要表现为下腰痛者，仅仅采用保守方法治疗就可获得一定的效果。有人可能对此不理解，因为保守治疗不可能将已经发生滑脱的椎体送回到原来的正常位置上去，怎么会改善症状呢？

要知道疼痛的感觉来源并不是滑脱腰椎的本身，主要是源于周围组织，如肌肉的痉挛、肌腱的抻拉、韧带的损伤、血管的瘀阻、神经的压迫、组织的水肿，等等，都是产生疼痛的因素。有经验的医生，可以通过各种手法，使紧张的肌肉、肌腱放松，从而改善周围的血液循环，缓解血瘀和水肿，进而达到消除腰痛的治疗目的。一般疼痛的临床症状得到缓解后，戴上腰围护带，以保护和限制腰椎过度活动，同时加强腰背肌功能锻炼及采用适当的运动，均可控制病情的发展。不过伴有明显骨质疏松症的老人，在锻炼时要注意循序渐进，不可操之过急，以防造成骨折。对于“真性腰椎滑脱”者，或出现神经受压而腰腿疼痛严重者，或马尾神经受压出现大小便障碍者，腰椎滑脱有逐渐加重趋势者，以及手法治疗不能缓解者等，可以考虑手术治疗。

4. 腰椎管狭窄症

腰椎管狭窄症是导致老年人腰痛或腰腿痛的常见原因之一。这是一种慢性并逐渐加重的疾病。

所谓腰椎管包括椎管和神经根管两个部位。所谓“腰椎管狭窄症”是指这两个部位的管道，其中任何一个或两个一起发生了狭窄，并且因为狭窄使由此通过的神经受到挤压，从而出现了临床症状。

椎管和神经根管在哪？他们为什么会发生狭窄？

我们前面用各种形象的实体来描述过脊椎，说到椎管和椎间孔，我们还是用书包这个实体来讲吧。书包各式各样，我们说的是最简单的，像老式挂锁那样的，一个圆形的兜兜上有一条手提带的书包。这样的一个书包为一个脊椎体，脊椎是多个脊椎体叠摞在一起形成的，那么我们就用几个这样的书包叠摞在一起来说明吧。

先将书包叠摞在一起，为了保障叠摞在一起的书包不会散掉，用胶带将书包兜兜的底部、口部和书包带的顶部，分别粘贴在一起，这时我们首先看到，由叠摞在一起的书包带形成了个筒形的管道，我们可以将胳膊伸进去；然后我们可以看到，在上一个书包带的根部与下一个书包带的根部，即两个书包带的根部之间，会自然地比别处宽松，如果放个 MP3 在兜兜内，MP3 的耳机线很容易从这个比较宽松的缝隙中出来。我们可以自如地将胳膊伸进书包带中背着书包，一边走路一边听从 MP3 耳机线传来的音乐。书包带形成的管道和书包带根部的空隙，很像脊椎的两个重要管道：书包带形成的管道好似椎管；书包带根部的空隙好似神经根管；书包兜兜底部的胶带好似脊椎的前纵韧带，书包兜兜口部的胶带好似脊椎的后纵韧带，书包带顶部的胶带好似脊椎的黄韧带；书包兜兜叫椎体，书包带的顶部叫椎板，书包带的根部叫椎弓；一个书包带围成的空间叫椎孔，几个书包带叠摞在一起围成的空间叫椎管；书包带根部的空隙叫神经根管，神经根管的外口叫椎间孔。一下引入如此多的、相似的名词可能有些乱，别着急，你可以在将两个书包合在一起，或者画个图，标上名，就会一目了然了。这会我们是不是对这复杂的脊椎体有了比较清楚的构形了。好了，我们可以用比较专业的语言解释了。

椎管中穿过的是与大脑相连的脊髓；椎间孔处伸出的是与外周神经相连的，负责传递或接受信息的神经纤维束。椎管是由一个个的椎孔连在一起形成的，前壁是椎体、椎间盘及后纵韧带，侧面是椎弓和腰椎后关节，后壁是椎板和黄韧带。椎间孔是神经根管的外口，神经根管是神经根从出椎管开始到走出椎管的一小段距离，其内侧是呈漏斗形侧隐窝，外口即是椎间孔，参与构成其四壁的有椎体、椎间盘、关节突、椎弓及黄韧带等。这看起来有些复杂，但这是我们后面要弄清本病所必须了解的解剖知识，要像熟悉我们居室的四壁、门窗一样熟悉椎管的四壁结构，才能从根本上了解腰椎管狭窄症。

很多居住在平房的人都这样的生活体验，突然有一天下水道不通了，水下不去了，找来专业人员用疏通机疏通管道时发现，要么是一团头发，要么是个塑料袋或其他东西，是这些异物日积月累导致了管道阻塞，如果经常出现这种情况，生活经验告诉我们可能是管道太细了，换根粗一些的管子这个问题便可迎刃而解。人体内的管道也是输送营养物质、排除代谢废物的通道，所以也必须保持通畅无阻。比如冠状动脉粥样硬化，这是一根向心脏供血的血管发生了老化、狭窄甚至阻塞，使心脏得不到足够的血液来继续正常工作。再比如说胆管，它是将肝脏分泌的胆汁输送到肠管的通道，如果被结石阻塞，会使胆汁不能排除，被浓缩的胆盐会损害胆囊黏膜，从而导致急性胆囊炎。我们知道，这些管道被阻塞绝非是一天两天就形成的，它有一个相对漫长的过程，如果能尽早发现，提前把导致阻塞的原因排除，人体就不会发病，这就是定期体检的重要性。再看看保护我们脊髓的椎管，它同样需要内壁光滑，不能有异物存在。

每个人的腰椎管大小也是有一定尺度的，有些人天生椎管就比较细小，医学上称“发育性腰椎管狭窄”或“原发性腰椎管狭窄”，这种腰椎管狭窄是由先天性发育异常所致。虽然椎管狭窄可以使椎管的力学强度增加，但椎管与神经根管的容积却明显减少。正常的椎管，因为有一定的空间余地，所以即使有一些骨质增生，也不至于使其狭窄到压迫神经的地步，也不容易出现一些不适的症状。但较小的椎管可使脊髓、神经从开始住入的时候就处于临界拥挤的状态，根本就没有多余的空间容纳异常的突出物，所以哪怕有不大的骨质增生都可对神经造成压迫，从而出现程度不同的临床症状。这种椎管狭窄是由很强的遗传倾向的，也就是它具有先天性、终生性和家族性等特点。其实椎管狭窄不可怕，可怕的是椎管狭窄伴椎间盘突出，因为突出的椎间盘一般都是向后凸起，挤占原本就拥挤的椎管空间，挤压神经，从而出现一系列症状。腰椎间盘突出症，也与遗传因素有关，主要是由于椎间盘的某个部位先天性薄弱，所以经不住“使用”，在尚不应该破裂的时间内就破裂了。所以当我们的上一代或上两代亲属患有椎间盘突出时，自己就要有意识地对脊柱加以特殊的关注和保护了。

腰椎管狭窄症的另一个主要原因是对早期的腰椎间盘突出没有认识或没有给予应有的重视。年轻时患有椎间盘突出症后，休息几天症状就消失了，患者自以为是劳累之故，而忽略了此病的特点，就比较容易反复发作，甚至有时一年之内多次复发。突出的髓核可因脱水，血管包绕、侵入而发生纤维化，经过长期修复，突出物可出现钙化。这个钙化的椎间盘组织在光滑的椎管内形成一个骨性的突出物，占据椎管内有限的空间，使此处的椎管变狭窄，这种腰椎管狭窄属于继发性病变，由此而引发的症状叫“继发性腰椎管狭窄症”。

此外，黄韧带肥厚也是导致椎管狭窄的常见原因。老年人因老化、退变，椎间盘变得越来越薄，后关节的稳定性也越来越差，为了维护脊椎整体的稳定性，位于椎管后面贴在椎板上的黄韧带代偿性增厚（按上面的举例说，就是书包带上的胶带加厚了）。虽然增厚的黄韧带使韧带的强度增强了，对维持腰椎的稳定是有意义的，但当增厚到一定程度时，便会过分挤占椎管内的空间，尤其是当腰部挺直或后伸时，肥厚的黄韧带就会出现很多皱褶而使其体积大增，就像被攥成一团的纸突向椎管，导致椎管内压力过大刺激神经而出现腰痛、腿痛等症状。当腰部屈曲时，比如蹲一会儿，这时增厚的黄韧带被拉平，椎管内的压力随即恢复到正常状态，腿痛的症状便会消失。

我们前面讲过构成椎管前后左右的组织，无论哪个方位、哪个组织、哪种原因，只要是它突向椎管内部，占据了它不该占据位置，医学上均称之为“占位性病变”，都可导致“腰椎管狭窄”。还有，脊椎硬膜外的软组织变性以及椎管内的静脉曲张等原因也可导致椎管内压力增加。这些是绝大多数椎管狭窄症的形成机制。此外，腰椎的结构发生变化也是导致本病的一个因素，如腰椎的骨折、脱位、滑脱等，但这些病变导致的椎管狭窄会随着原发病的治愈而恢复到正常状态。其他还有一些医源性所致的狭窄，主要是腰椎手术所致，如术后引流不利，使得大量淤血滞留于椎管内，机化后形成了致病因素，不过这种情况在临床上只是时有发生。

知道了椎管狭窄的形成机制，那么椎管狭窄形成后会出现什么症状呢？这就首先必须了解椎管内到底容纳了什么组织。

椎管内主要是脊髓和脊神经。脑和脊髓被三层膜所包裹，最外层的就是硬膜，中层是蛛网膜，紧包脊髓的称为软膜。硬脊膜与椎管内骨膜之间的狭窄腔隙称硬膜外隙。硬膜外隙内除有脊神经根通过外，还有疏松结缔组织、脂肪、淋巴管和静脉丛等，当椎管内较大的突出物压迫这些静脉时，会导致静脉血回流不畅而曲张膨大，这就进一步增加了椎管内的压力而出现症状。

在胚胎发育的早期，脊髓充满椎管，它们的长度是一致的，到胚胎发育的中期开始，脊柱的生长速度开始加快，而脊髓的生长速度并没有随之加快，使得脊髓的长度短于椎管，因脊髓上端与脑相连，位置固定，结果使脊髓节段的位置自上而下逐渐高出相应的椎骨，就像把脊髓及脊神经向上一同提起，使得脊神经要在椎管内向下斜行一段才能走出椎间孔，这种情况越往下越明显，在腰、骶、尾段的脊神经则先在椎管内垂直下行一段距离后才出椎间孔，这一段就称为马尾神经。

成年人在第一腰椎以下已经没有脊髓了，只有浸泡在脑脊液里的马尾神经和终丝。终丝就是与脊髓相连的一根细丝，向下止于尾骨，起到了固定脊髓的作用，在脊柱不断增长的过程中，终丝也不断变长，以适应位置逐渐“上移”的脊髓。儿童出现的脊髓栓系综合征就是因为这根终丝变硬后不再增长，这就相当于在脊髓逐渐“上移”的过程中，终丝却把脊髓向下拉，可导致脊髓的严重损伤。腰椎的椎管中通行的是马尾神经，腰椎两侧的神经根管处穿出的神经分别是：腰椎 1～2 发出的是生殖神经，腰椎

2～3 发出的是闭孔神经，腰 3～4 发出的是股神经，腰 5～骶 1、2 发出的是坐骨神经及骶丛的马尾神经。生殖神经是主管性器官及生殖功能的；闭孔神经及股神经是支配下肢髋关节、膝关节及大腿肌肉的；坐骨神经是支配下肢后侧肌肉及小腿的；马尾神经支配盆腔、肛门和生殖器。所以，当腰椎间盘突出，压迫到相应的神经，即会出现双下肢步行无力，走不远路就腰痛、腿发软，休息片刻后可以得到缓解，医学上称之为“间歇性跛行”。严重者需坐轮椅，这是老年人容易发生的病症。

无论是哪类腰椎管狭窄症，大多数患者都有长期下腰痛或腰背痛，有臀部及大腿后部的疼痛病史。起初疼痛不很重，有肌肉疲劳感，稍微休息或更换体位后好转。随着病情的发展，疼痛的位置可逐渐下移到小腿的前外侧，常伴有感觉异常或局部麻木感，甚至有的病人会阴部有麻木、胀热感和针刺样感觉。有的病人有持续性坐骨神经痛，少数病人有性功能及大小便障碍等。

有些病人的症状与体征不一致，一般是症状较重而体征较轻，也就是病人自己感觉很痛苦，而在检查时却没有什么明显的异常结果，因此很容易被误诊或漏诊。特别是患者自以为是内科病或妇科病，反复去内科、妇科检查，而没有到骨科检查，就更难以发现症状的原因所在。所以当小腹、生殖及小便出问题时，应注意去骨科检查一下。

腰椎管狭窄症的典型症状是“间歇性跛行”，可以说，如果排除了血管因素所导致这样的症状，基本就可以确定是由椎管狭窄引起的神经性间歇性跛行。椎管狭窄时，神经被挤压，尤其是当神经根管狭窄时，可直接对脊神经造成压迫，导致小腿持续疼痛，这是很好理解的。问题是间歇性跛行，椎管狭窄为什么会导致这么典型的症状呢?

在显微镜下我们可以看到神经的结构：神经一般被三层膜包裹，最外层的是神经外膜，神经外膜的里面有数量不等的神经束，包裹神经束的是神经束膜，每一束神经又有很多根神经纤维组成，包裹神经纤维的就是神经内膜。这是一种最经济的结构，它以最节俭的方式完成了传递信息的任务。这非常类似于通信电缆线，剥开电缆线最外面的绝缘层，会发现里面还有很多股包有绝缘层的线，越是传输主干线，其内部这样的结构层次越多，这就大大节省了原料，所以只有这样的结构才能以最节俭的方式，把信息远距离传输到特定区域，经过几次中继后连接到千家万户。我们的神经就是这样，包裹神经的膜不仅起到了支撑、保护神经的目的，还具有绝缘的作用，可以使冲动沿着神经纤维精确地传到效应器，并把接收到的信息传到中枢，而且互不干扰，神经对冲动的传递还具有不衰减性和不疲劳性。

由于神经在工作时耗氧量增加，所以在其膜内还有两套丰富的毛细血管网，保证了神经血液供给。神经的毛细血管结构与身体其他部位的毛细血管还不完全一样，比如水很容易透过棉布，但如果在棉布上面做一个防水的涂层，它便可以为我们遮风挡雨。神经内部的毛细血管网与神经膜就组成了这样“涂层”。我们比较熟悉的“血脑屏障”一词，就是脑部的毛细血管与神经膜组成的具有“屏障”作用的结构。这样的结构既可以使神经所需要的营养物质自由通过，又使对神经有害的物质不能通过此屏障，这就为神经的正常工作提供了良好的环境。但如果神经受到卡压，比如前面讲的腕管综合征，就是因为腕管狭窄导致了正中神经被卡压，那么就造成了神经内部动脉供血和静脉回流障碍，导致毛细血管扩张，造成神经水肿，产生严重的疼痛。

腰椎管狭窄时，它不是对神经根的直接挤压，而是一种空间内压力的增大。例如黄韧带肥厚引起的腰椎管狭窄，是因为其所导致的椎管内部压力增加后，间接地对神经根造成压迫，这种压迫是“温柔的”，是有神经膜与血管网水肿因素在内的压迫，当活动体位后，椎管内的高压一旦解除，水肿随即消退，疼痛自然缓解。

人体的腰椎在屈曲时椎管容积最大，而在伸直或后伸时容积较小，所以椎管狭窄的患者在直立行走一段距离后，由于椎管压力增加，间接地挤压到神经根，而且神经在传导冲动时耗氧量增加，这就更增加了被压神经根的缺氧程度，导致小腿像灌了铅似的酸胀难耐，不得不停下脚步，蹲一会儿或坐一会儿，这个腰部屈曲的姿态恰恰使椎管的容积扩大，解除了椎管高压力状态，加之休息时神经耗氧量减少，使得症状迅速缓解消失，当起身继续行走一段距离后，又会重复原来的过程。

有的患者甚至稍稍弯腰一下就能缓解症状，然后就能继续站立或行走，但以后出现症状的时间或行走距离可能会越来越短，这就是神经性间歇性疼痛的发病机制。不过单以“间歇性跛行”来诊断腰椎管狭窄症是不可以的，因为下肢血管栓塞也可以出现“间歇性跛行”症状。所以当出现“间歇性跛行”症状时，并且怀疑是因为腰椎管狭窄造成的，可进行 CT 扫描或核磁共振等影像学检查，病变位置及程度便可一目了然，结合临床检查，得出正确的诊断并不困难。

对于没有症状的腰椎管狭窄症不需要手术治疗，确诊为腰椎管狭窄症者也应首选非手术治疗观察 3 ~ 6 个月以上，因为大约

15%～25%的患者虽有临床症状但并不继续恶化，而是可以长期维持在原本并不严重的状态下，原本并不严重的状态是指不构成生活困难的一般状态。这种并不对老年人的生活造成太大影响的病变是没有必要做手术的。非手术治疗主要以休息、理疗、推拿、按摩为主。同时患者自己要坚持做一些腰肌、腹肌的锻炼。

对于非手术治疗无效或症状继续加重者，或大小便功能进行性出现障碍者，可考虑手术治疗。手术治疗主要是根据影像学的检查结果采取不同的手术方法。手术治疗的目的是去除腰椎管狭窄或椎间孔狭窄压迫神经的结构。如将椎板切除，或在椎板上开个洞（开窗术），或将椎间孔扩大，这样的手术称为腰椎减压手术。有些病例可单独进行腰椎减压手术，有些则需要腰椎减压手术结合腰椎融合术。如果压迫神经需要切除的范围大，椎体可能出现不稳定（脊柱不稳定），如椎体之间出现异常运动，就需要在异常运动的椎体之间进行腰椎融合术。也就是说，在减压的同时进行腰椎融合术。

5. 膝关节痛

老年人膝关节痛主要是因骨质退化变性所引起，因病变涉及的重点不同，有“膝关节滑膜炎”和“膝关节骨性关节炎”之分。

（1）退变性膝关节滑膜炎

一些老年人尤其是女性，常常述说两腿沉重不适，憋胀酸困，尤其是小腿肚更为明显。自己主动伸屈膝关节感到困难，可是别人搬动她的膝关节作伸屈活动时并无明显障碍，坐卧时疼痛不明显，可一走路就明显地痛，不过活动一会儿疼痛减轻，可继续活动疼痛又加重。疼痛多发生在膝关节内侧，但局部不红不热。膝关节怕凉，即使夏季有些患者也不敢吹电扇或空调。

用手触摸两侧膝眼处可以感到此处松软、饱满、隆起，甚至有囊性感觉，这是因为膝关节内有积液了。积液来源于膝关节中的滑膜，所以称之为“滑膜炎”。

膝关节滑膜炎在老年人多是继发于软骨退变、骨质增生等产生的刺激而形成的，尤其是当骨质已经发生了退变，在此基础上加上风、寒、湿邪的侵袭以及长期慢性的膝关节劳损等，使滑膜表层轻度增厚，局灶性出血，毛细血管增生，淋巴细胞浸润和纤维化，有时可有淋巴滤泡形成。严重的患者滑膜呈绒毛状水肿、增厚，形成许多大小不等、形状各异的滑膜皱襞，以及滑膜组织老化等，滑膜组织再生与修复能力显著降低。膝关节逐渐出现肿胀和功能障碍者，形成慢性膝关节滑膜炎。

老年人锻炼身体很重要，但一定要适度，过度地登山、爬楼等会对老化的膝关节造成较大的负荷，一定要循序渐进，逐渐加大运动量，否则适得其反，会对膝关节造成损伤，尤其是做反复屈膝、膝绕环等活动，对膝关节的损伤十分大。已经患有膝关节滑膜炎的老者，应避免膝关节屈伸运动，不要再骑自行车，尤其要注意适当减少半蹲式活动，如爬楼、打太极拳等。等到病情得到控制后，可以进行散步等舒缓的运动。也可做坐在椅子上，将腿水平伸直，勾脚尖数分钟，以达到促进下肢血液循环，帮助关节腔内积液吸收的目的。

治疗最好根据具体情况采用舒筋活血、消肿止痛、活血散瘀、祛风散寒等中药外敷。现在已有这类膏药剂型的中药，膏药贴于体表可透入皮肤促进局部血液循环，改善周围组织营养，达到祛风散寒、消肿止痛、活血化瘀等目的。在治疗期间，要活动但不可过量，特别要注意保暖，不仅是注意膝关节保暖，还要注意足部的保暖。积液过多时要进行抽取积液治疗，也可配合内服中药来促进积液吸收。平时可通过按压腿部肌肉来促进积液吸收。

（2）膝关节骨性关节炎

膝关节骨性关节炎又称膝关节退行性病变或老年性膝关节炎。

顾名思义，这是人到老年时才出现的病，是与生命整体的衰老有关，同时伴随关节正常或非正常的，以数十年为周期计算的慢性运动性损伤的一种自然现象，也是一种必然结果。此病症一般在 50 岁以后随着内分泌、血循环及淋巴液循环的变化，影响骨关节的营养以及骨质自身的变化慢慢出现。所以该病随着年龄的增加，发病率逐渐增高，50 岁以后逐渐呈现病态；60 岁以后发病率明显增高；70 岁以后即使不发病，如果检查可以发现绝大多数人的膝关节都罹患不同程度的骨性关节炎病变。

造成骨关节炎的最直接原因是与胶原、粘蛋白等骨的合成成分异常有关，这一年龄阶段的骨质生长已经赶不上消耗的速度，变薄的骨质表面很容易发生破裂；同时变薄的的骨质在回应外界的力量时不得不重点加固其受力点，所以骨关节的边缘开始过度生长，医学上称之为“骨赘”。骨赘发展到一定程度就不只是积极作用了，因为骨赘会引起关节面不平而干扰正常的关节功能，引起疼痛等症状。此时，膝关节骨性关节炎便形成了。

从上述内容我们已经知道这是个慢性病，那么到底慢到什么程度？又会发展到什么程度？此病可以慢到让你毫无感觉，又会发展到让你寸步难行。

发病的初期仅有“清晨起来开始活动时，感觉膝盖发硬”，但活动一会儿，这个症状就自行消失了；或长时间坐后，开始走路时“感觉膝盖发硬”，走一会儿就明显好些，但再多走又觉膝盖不舒服；或上下台阶、屈伸关节时感到膝盖发硬、沉重、迟钝，或时而有点痛；或有人感觉膝关节内的“齿轮”发凝，不像以往那样轻便了。但并不是出现这些症状就必定在一定的期限内发展成该病，发病的快慢、程度的大小是取绝于此后患者的劳作用力点和生活习惯，时间长短因人而异，短者数月就有明显的发展，长者数年也就如此，没有明显的变化。所以大多数患者是说不出具体发病时间的，甚至连“从什么时候开始痛的”都说不清楚。有的患者说“我这病已有四五年了”，可是根据X线光片检查推断，他患病时间最少也在十年以上。可见此病可轻到“微不足道”，因为初期多数人白天无任何不适，不影响正常活动，所以患者本人并不在意。

膝关节骨性关节炎初期阶段的症状时而出现，时而缓解，因为个体差异很大，有的人长期如此，有的人很快出现疼痛难忍，尤其是盘腿正坐、上下楼梯、屈膝运动时疼痛明显加重。疼痛加重的关键是膝关节从一种姿势变成另一种姿势时，所以这种疼痛明显影响膝关节的功能。随着病情的发展疼痛越来越厉害，几乎所有的患者从膝盖前侧到外侧都有痛感。因膝关节不能完全弯曲，致使无法盘腿正坐、下蹲，当老人上厕所坐马桶和站起来时，极为费力，尤其是处于半蹲位时，突然的疼痛加重会使之跌倒在地。此时的扶手就成了老人的有力帮手，所以家里有老人时，应该注意在马桶旁、浴池边安装扶手，每当起坐、下蹲时都借助一下扶手的力量，可以大大减轻膝关节的支撑力，这样就可以缓解膝关节的疼痛。不要等到老人活动不便时才安装扶手，早早安装上既可防止意外滑倒，又可延缓膝关节的磨损。

在上述基础上，膝关节越来越不能弯曲，而且由于膝关节完全伸直时也有痛感，不久便不能完全弯曲。因为不能完全弯曲伸直，所以无法很好地站立，站立时膝盖部稍带弯曲，因此行走时也是弯曲着双腿，跺着小碎步，一点一点地向前移行。因为膝盖不能弯曲，所以腿的抬高受限，双脚很难离开地面，说是走路，实质就是贴着地面移行，这就是造就老人特有步态的原因。不过虽然老人出现了这特有的步态，但不一定都疼痛，所以很少有人因为这特有的步态去治疗，凡是到医院求治者，必有难忍的疼痛伴随。

因为疼痛是与活动量相关的，所以活动量明显减少的老年人来医院就诊的并不太多，多数是 70 岁左右，身体整体状态还很不错的，这些患者多是因过度磨损，或修复赶不上磨损，从而导致关节内发生无菌性炎症，关节内出现积液。具体表现是肿胀，多是一侧腿患病，患病腿与对侧腿相比，关节的肿胀程度一眼便可看出，用手触摸患部有浮肿感，有时还会觉得有点发热。这是由于从血管来的白细胞在清除关节腔内有害物质时产生的热量，所以既是好事也是坏事。好事，是说明机体也具有一定的战斗力，但如果战斗太激烈了，众多白细胞死在关节腔内反倒加重了代谢的负担，这样就不是好事了。

战斗的激烈性，多与关节内部存在一些难以清除的渣滓有关，这些渣滓常常是一些破碎的软骨质物，这些软骨性渣滓既刺激滑膜，引起炎症，促进关节液的分泌，又难以溶解消除，是继膝关节骨性关节炎的基础上引发退变性膝关节滑膜炎的主要原因。炎症持续的结果导致关节囊增厚，失去原有的柔软性，而且关节囊周围的韧带、肌腱等的柔软性也降低了，膝关节的外观变得又粗又圆滑。由于疼痛致使不能正常走路，膝关节内部也发生了变形，这时我们从外观可见患者出现“O”形腿或“X”形腿，走路跛行。上下楼梯、下蹲时膝关节会发出咯噔咯噔的声响。

膝关节骨性关节炎的早期基本上均可治愈，即使到了中期，只要坚持训练，正确用药，平时合理使用膝关节，一般症状均可以改善，可以达到恢复或改善膝关节功能的目的。但到了关节已变僵硬的晚期，解决问题的目的则是以防止疼痛为主了，如果想改善膝关节的功能，一般多要采取手术疗法。

因为这是涉及到每个人的、慢性发展的病变，所以健康教育和自我训练是最好的防御措施。有研究表明，股四头肌肌力的减弱是造成膝关节骨关节炎的危险因素之一，所以加强股四头肌肌力的训练也是预防膝关节骨性关节炎的有利措施。股四头肌是起源于髂前下棘、股骨体前面、股骨粗线外侧唇、股骨粗线内侧唇的股直肌、股中肌、股外侧肌、股内侧肌四大块肌肉的统称，这四块粗大有力的肌肉向下合并成一条肌腱，包绕髌骨，向下形成髌韧带止于胫骨结节。股四头肌的收缩平衡度，决定了膝关节的屈伸幅度以及维持人体直立姿势的力度。股四头肌的肌力训练简单易行，我们平时骑自行车，就是很好的股四头肌的肌力训练。不能骑自行车的老人，可以自制一个具有弹簧装置的踏板放置在床边，通过踩踏此弹簧板也可以达到锻炼股四头肌肌力的目的。有基础的老人也可以坐在床上，将腿伸直、抬高，上翘脚尖，使劲绷大腿，如此重复这四步动作来锻炼股四头肌的肌力。当自觉有力后，自己做个沙袋，将沙袋绑在踝关节处，重复上述动作，定能取得很好的效果。

治疗膝关节骨性关节炎一般所用的药物有：

①透明质酸钠：透明质酸钠是关节滑液的主要成分，也是软骨基质中的成分，它在关节腔内能起到增强关节液的黏稠性和润滑的作用，从而减少组织间的摩擦。患者可以通过向膝关节腔内注射“透明质酸钠”来增强关节的润滑度，促进关节软骨的愈合与再生，达到缓解疼痛、恢复或改善膝关节功能的目的。一般是1次注射25mg，1周1次，连续5周，可以缓解8个月左右。当然，如果自己护理得好，可能两三年之内都不会再出症状，护理得不好，半年后症状又出现了。

②骨胶原：骨胶原是关节中的软骨、直骨两端的骺软骨以及骨小梁的主要成分。我们前面讲过，骨骼是由有机物和无机物两类成分组成的，骨的有机物中有1/3以上是骨胶原，骨胶原的重要作用是促进钙、磷等无机质在骨骼的沉积，对于保持骨骼的韧性帮助很大，从而能起到修复骨组织、改善骨质疏松症状的作用。罹患膝关节骨性关节炎表明患者骨质中的骨胶原不足，所以就有了补充骨胶原之说。现在市场上此类保健食品已经不少，但都是口服使用，从直观的角度讲，口服骨胶原后可以提高体内骨胶原的含量。但是从生物学的角度讲就很难说了，因为吃进胃里的任何东西包括骨胶原，是要通过消化系统分解后才能被机体吸收，所以不可能吃什么就长什么。不过，确实有人服用此类产品后症状有所改善，是否是因其影响了免疫反应？还是像中药那样具有尚未知道的生理作用？现在还不得而知。因其是在低温条件下从雏鸡的鸡胸软骨中提取出来的，也有以鸡骨粉、鸡蛋壳膜、猪皮质骨、牛皮质骨以及多种动物的软骨组织为原料提取出来

的，所以吃后一般不会出现不良反应。

③氨基葡萄糖和硫酸软骨素：氨基葡萄糖是关节软骨中的一种黏多糖的前体，硫酸软骨素是氨基己糖和葡萄糖醛酸为基本结构单元构成的，存在关节软骨中的一种黏多糖，由于氨基葡萄糖与硫酸软骨素有协同作用，共同维护软骨基质的稳定，所以硫酸软骨素和氨基葡萄糖常被用于骨关节炎的辅助治疗。但是目前医学界对其疗效尚无定论，不过因为它们主要通过水解甲壳类动物外骨骼制取或从动物软骨中来提取，认为服用之没有危险性。其研究状况与骨胶原差不多。

④止痛药：一般服用“布洛芬”或“氨糖美锌”，它们可抑制环氧化酶和前列腺素的合成，对抗炎症反应，缓解关节水肿和疼痛。

对存在重度的持续疼痛或已造成残疾的患者就不得不进行手术治疗了。目前常见的手术方案有两种：胫骨高位截骨术和膝关节置换术。膝关节置换术的名称大家一听就明白，就是换一个人工膝关节。许多得了膝关节骨性关节炎的患者都会想到采用“膝关节置换术”来治疗。其实对于膝关节软骨并没有完全磨损，仍可以保留一部分软骨的患者，可以不采用膝关节置换术，而采用胫骨高位截骨术来治疗。因为胫骨高位截骨术相对于膝关节置换术来说，是一种创伤更小、手术更安全的方法。如果用治疗牙齿来比喻，膝关节置换术就像是“换假牙齿”；胫骨高位截骨术就像是“补牙”。胫骨高位截骨术是采用微创技术，在患肢膝关节处切开个小口，在胫骨的上段张开一定的角度，植入楔形的人工骨，使得膝关节的受力改变，使力作用到膝关节外侧没有磨损或磨损较轻的部位，从而明显减轻甚至消除患者的疼痛。胫骨高位截骨术不仅可以获得一定的远期疗效，而且患者在继续使用自己的膝关节时，由于膝关节内有本体感受器，走路感觉比人工的假关节要更为舒适。而置换的人工膝关节是有使用寿命的，一旦超出使用寿命，还需再次更换人工膝关节。当然，如果膝关节已经破损到无法补救的地步，也只能采用膝关节置换术了。对于中度膝关节病变患者，也可采用关节镜治疗。

6. 足跟痛

导致足跟疼痛的原因很多，其中跟骨骨刺、跟骨脂肪垫炎或萎缩、跖腱膜炎、跟骨高压、跟下滑囊炎、跟腱周围炎、跟后滑囊炎等，均为导致足跟痛的常见原因。其他如发生在跟骨的肿瘤、结核等也必然会导致足跟疼痛。不过我们这里讲的足跟疼痛是直接源于骨质及骨周围组织的足跟疼痛，由其他病变引起的足跟疼痛不在我们讨论的范围。所以如果你有足跟疼痛症状，希望先到医院临床检查一下，排除其他病变，以免耽误治疗。

我们常说："千里之行，始于足下"，实际更具体点讲，应该是"始于足跟"。因为正常的行走总是足跟首先着地，所以足跟经受的冲击要远远大于其他部位。又因为足部要承担全身的重量，这就增加了足跟的损伤机率，使得足跟部的软组织容易发生肿胀、无菌性炎症、变性、钙化等病理改变，因此，足跟痛是中老年人常见的疾病。

足骨是由 7 块跗骨（包括距骨、跟骨和舟骨等）、5 块跖骨和 14 块趾骨组成的，相关的跗骨和跖骨构成了足底部内侧、外侧两条足纵弓和足横弓。人是唯一有足弓的脊椎动物，足弓的存在既表示了人的特征，同时也是人类进化过程中的一个标志。与人类相近的猿和猴子，虽然也有着同样的足骨，但形态则不相同。猿和猴子过着树栖生活，其上下肢功能无明确分工，皆以攀缘抓握为主，故手、足相似，没有足弓。它们的足前部发达，趾长而伸屈灵活自如；足后部不以负重为主，所以足跟骨相对人类来讲要小得多。

能直立行走，是人类进化的最重要标志。直立行走使人与其他动物有了本质的区别，首先就是手、足分工。手主要从事劳动生产，足专司负重行走。为此足的结构和形态也发生了相应的改变，除距骨和籽骨外，其他足骨都是上面宽、下面窄。这种结构就像我们见到的古代建筑中的拱形石桥一样，组成拱形结构的巨石都是上宽下窄，不用任何支撑而异常稳固，很多这样的古代石桥沿用到今天，其拱形结构和上宽下窄的形状起到了决定性作用，只是不知古人是否是受到了人的足骨启发，这可是极好的仿生学实例。不过我们现在要倒过来讲，以桥来说脚，因为人人都能看到桥，却看不到与我们与生俱来的“足骨”。

在颐和园、北海公园等皇家园林中或苏杭地区的古城内，到处都可以看到“赵州桥”式的拱形石桥。我们的足骨基本上也是这样组合在一起：跗骨是一些短骨，位于足踝部和足跟部，相当于手的腕骨，它们相叠在一起，就像是桥墩，很结实，但足的桥墩还必须有灵活转动性，所以就要复杂些。其中跟骨驮着距骨，距骨驮着腿骨，上下叠摞，是实实在在的桥墩。跟骨本身有点像三角形，上面和后面是直角边，足跟至近足心是斜边，其他跗骨一头在微微翘起的桥墩上，一头悬在空中，准备与跖骨相接；跖骨位于足骨的中间部，其形状大致与掌骨相当，但比掌骨长而粗壮，它们像桥梁的主体横在空中，一头与翘在空中的跗骨相接，一头与落地的趾骨相连。跖骨与趾骨的接合点和脚趾肚是着地点，也就是说前面有两排着地点。所以我们的脚虽然像桥，但比桥灵活多了。

弓箭的背侧也像桥，所以医学上将桥状的足叫弓形足，将整体足骨构成的形态叫“足弓”。足弓形态的维持有赖于绑附在它周围的韧带和肌肉。在韧带和肌肉等软组织的保护下，足弓在一生中都默默地支撑着我们的躯体。当负重时，足弓的骨性结构便适当降低，使重力传导至韧带，待韧带达到适当紧张时，足的内、外侧肌肉便开始收缩来协助韧带维持足弓的结构。故骨骼构成足弓的第一道防线，韧带是第二道防线，肌肉是最重要的、最后的第三道防线。许多坚强的、复杂的韧带，纵横交错，布于足跖侧。但是不论其如何坚强，均不能无限制地承受过度的负荷，若不注意防止其过度负荷就可导致韧带、腱膜等发生慢性劳损，再加之年高骨疏，病症自然会出现。

在骨伤科门诊中，足跟痛也是中老年人的常见病，其发病原因多样：

①跖腱膜炎：跖腱膜是起于跟骨结节，向前呈扇形分布，止于五个跖骨头及近节趾骨基底的纤维腱性组织，像弓弦一样具有维持足的纵弓、缓冲震荡的作用。人上了年纪后，足跖腱膜开始发生退行性改变，组成跖腱膜的纤维组织逐渐失去了弹性，在患者长时间站立、长途行走，或因体型肥胖使足弓负重增加等情况下，使得跖腱膜牵拉跟骨结节的力量增大。长期、反复牵拉使跖腱膜起点部发生微小撕裂，继发慢性纤维组织炎症，形成跖腱膜炎，这是引起足跟疼痛最常见的原因。

患者多表现为站立或行走时足跟下及足心疼痛，足底可有胀裂感，跖腱膜在跟骨结节附着处可有压痛，特别是在它的内侧。

跖腱膜炎一个典型的表现就是在晨起或久坐以后刚开始下地行走时感到足跟疼痛十分明显，在行走一段距离以后疼痛有所缓解。

②骨刺：老年人容易出现足弓塌陷，多数人只是感觉足底部不适，并没有意识到足弓的变化，但经常述说自己的脚比年轻时大了，买鞋时需比年轻时大一号或更大穿着才合适，这实际上是足弓塌陷的结果。这种因肌力减弱、韧带松弛所致的足弓塌陷使跖筋膜承受了更大的牵拉力，再加上体重的下压，如此众多的因素汇聚在一起，使跖筋膜遭受长期的、持续的拉应力，便会在跖筋膜跟骨的起点处出现应力性改变，导致骨质增生，俗称“骨刺”。所谓“骨刺”实际上是片状增生的骨赘在X线侧位的影像平面叠加而成，并不是真正的“刺”。

因此，治疗跟骨“骨刺”的目的不是将骨刺切掉，也不是把骨刺的前端磨平，而是要消除形成骨刺的原因，当松解了跖腱膜后也就随即消除了引起骨质增生的异常高应力的来源，也就消除了“骨刺”产生的根源。临床外科手术切除“骨刺”后，有时足跟疼痛依然存在，其原因就在于跖腱膜的异常高应力没有得到改善。

③跟骨下滑囊炎：足跟部共有三个滑囊，一个位于皮肤与跟腱之间，叫跟腱后滑囊；一个位于跟腱与跟骨后上角之间，称跟骨后滑囊；另外一个位于跟骨结节下方，在跖腱膜深面的跖长韧带与跟骨之间，叫跟下滑囊。此滑囊可减少跖长韧带与跟骨之间的摩擦，上述病理改变和鞋后帮的过硬、过紧，活动量过多等，常可累及跟骨下滑囊，使其发生无菌性炎症，称为跟骨下滑囊炎。患者感觉局部疼痛，有明确的压痛点，严重时局部明显出现肿胀。

因此，治疗跟骨下滑囊炎首先是限制局部活动；然后想办法减缓局部的挤压和摩擦，如选择软鞋垫或用硅胶类有弹性的柔软物作一个鞋后跟垫，并在跟骨下滑囊相应的部位挖一个孔，使穿鞋时痛点在空洞处，这样可以减轻直接的挤压，会明显缓解痛苦。

④跟骨下脂肪垫炎：在跟骨与跟部皮肤之间，有一致密而发达的充满脂肪组织的多纤维结构组成的跟骨下脂肪垫，它具有吸收应力，缓冲震荡等作用。这种结构在某些动物体上尤为明显，如猫科动物，为了在奔跑时起缓冲作用以及在掠食靠近猎物时匍匐前行而不动声色，在它们的四个爪子上都有厚厚的脂肪垫。人到中老年后，脂肪垫内脂肪发生变性，弹性减退，使脂肪垫变软，变薄，吸收应力的能力减弱，损伤后，发生充血、水肿、增生等病理改变，称为跟骨下脂肪垫炎。患者感觉局部疼痛难忍，局部有明显的压痛，有时疼痛非常剧烈，致使患者坐卧不宁，大多数病人因为足跟不能着地而足尖支撑着跳跃跛行。

解决的办法可以参照治疗跟骨下滑囊炎的办法，做个鞋垫。

⑤跟骨高压：所谓跟骨高压，明确地讲就是跟骨局部的血压增高。这是一个使患者备受痛苦的疾病，因为患者常合并跟骨骨刺，骨刺很容易被检查到而跟骨高压很难被诊断，所以患者也常因跟骨骨刺去找医生治疗，但反复治疗效果不佳。此时如果患者能清楚地描述自己的感受，提醒医生检查骨刺以外的病因，或医生主动考虑到除骨刺以外的其他病因，就有可能想到跟骨高压问题，否则早期很难发现。常常可以看到一些患者，由于按骨刺治疗久久不愈，而丧失信心。那么跟骨局部的血压增高是怎么造成的呢？

这与跟骨本身的特性有关，跟骨主要由海绵状的松质骨构成，血循环丰富，正常情况下，跟骨动、静脉血流平衡，使跟骨内的压力平衡。但由于跟骨位于人体的最低处，受重力影响，动脉血注入流畅，而静脉血回流比较困难。常由于外伤、炎症、压迫、劳损等造成跟骨血管的狭窄、痉挛、瘀塞，致使局部血液循环障碍，引起跟骨内压力增高，由于新的、含氧量高的动脉血不能及时进入跟骨，而含有代谢产物的静脉血不能及时回流，使得跟骨因缺乏营养而出现不同程度的骨质破坏，甚至可出现局部松质骨坏死等病理改变。

患者自觉足跟疼痛，疼痛以每天早晨起来下地负重时最明显，是一种伴有酸胀感的疼痛，但红肿不明显。轻者尚可行走，走路时足跟会疼，但足跟不着地时不疼，站立时疼痛，抬高患肢休息一会，可使疼痛明显减轻或消失。重者步履艰难，足跟不敢着地，坚持行走数步或忍痛跺足跟几下可使疼痛减轻，继续走一段路后则疼痛又重，被迫坐下休息。甚者足跟不着地也疼，坐下、躺下也疼，日夜疼痛，因为休息时血循环减慢而疼痛加重，尤其夜间痛致难眠。长久站立、受伤、冷水浸泡、遭受湿冷等均可诱发本病。

检查时与骨刺的主要区别是，疼痛没有明确的固定点，在跟骨广泛的范围内，均有压痛和叩击痛。X 线光片检查无明显异常，但仍需要进行此项检查，以防漏掉其他病变。

对于跟骨高压治疗的原则是，改善局部的血液循环。因此可以采取理疗、中药泡脚、按摩等疗法。虽然从西医角度讲，这是因血循环不良造成的，但毕竟与骨自身的健康有关。中医讲“肾主骨”，“补肾可以强骨”，临床上一些患者通过中医治疗后，可得到明显改善。上述方法均不解决问题时，可以考虑手术治疗。跟骨高压的手术治疗很简单，而且立竿见影，即在跟骨骨膜的充分麻醉下，对跟骨进行多点位的钻孔穿刺减压，放出一些骨髓液后，疼痛立刻就得到了缓解。所以针刺减压也被作为诊断方法之一。

总之，对于足跟痛的治疗，一定要在明确诊断的基础上，根据不同的病理变化采取不同的治疗措施，如跟骨骨刺、跖腱膜炎、跟下脂肪垫炎以及跟骨下滑囊等均可采用理疗、按摩、中药泡脚等，症状较重者还可考虑用小针刀治疗。跟骨高压则要在观察针孔没有再出血后进行包扎，并做下肢肌肉的静力锻炼，24 小时后更换敷料并下地活动，患者 3 周内应避免剧烈运动。

7. 骨折

人到老年很容易骨折，一是因为骨质已疏松到一碰即碎的地步；二是因为眼力不行，视物昏花，看不清路上的坑凹障碍，很容易被绊倒；三是腿脚已不利落，反应已迟钝，即使想躲开障碍物，可是腿脚既抬不起也绕不开，结果还是摔倒了。失去了柔韧性的身体同时失去了对力的缓冲功能，所以我们看到的是“重重摔倒在地”，骨折自然难免了。老年人骨折中发生率最高的当数腕部骨折和大腿骨折。

（1）腕部骨折（克雷氏骨折）

腕部是前臂和手的连接结构，由桡骨、尺骨下端和 8 块腕骨形成。其中桡骨下端膨大，其横断面略成四方形，具有掌、背、桡、尺四个面。尺骨下端呈圆柱状，末端稍膨大，称尺骨头，尺骨头的桡侧有半环形关节面，与桡骨下端形成下桡尺关节，为前臂旋转活动的枢纽之一。8 块腕骨列成两排，其中舟骨是与桡骨相挨着一排中最长、最大的腕骨，所以腕部骨折也常发生在舟骨的腰部。

腕部骨折有各种形式，如跌倒时手背触地，使腕关节过度向掌侧屈曲所致的骨折；青壮年跌倒时手掌着地，强大的压力造成舟骨腰部骨折等。在众多的腕部骨折中，有一种是向背侧屈曲发生的桡骨骨折，该骨折发生的原因不是因为外界作用力过大，而是因骨质本身疏松脆弱所致，这是老年人最常见的腕部骨折。早在1783年就有人对此种骨折进行过描述，1814年时Abraham Colles对此又进行详细描述，此后医学界约定俗成地将此种骨折称为“克雷氏骨折”（Colles骨折），并沿用至今。也就是说，如果讲腕部骨折，我们可以想到各种不同形式的骨折，但如果讲“克雷氏骨折”，我们就知道是一种老年人特有的腕部桡骨骨折。

每到下雪天，医院里的骨科门诊就会接收到比平时多很多的骨折患者，尤其是老年人的腕部桡骨骨折。她（他）们常常一边候诊，一边不断在疑惑“我就轻轻地扶了一下地，怎么就骨折了哪?”。她（他）们的主诉常常是“我在滑倒的时候，用手掌扶了一下地，起来后这手就耷拉下来，不会动了”。是的，这种骨折就是这样，当你走在雪地上摔倒时，在湿滑的大理石上摔倒时，或下楼不注意踏空摔倒时，都会下意识地用手掌去撑扶地面，在年轻的时候，手臂是完全可以承受这自身力量的冲击，除非过于猛烈，所以我们才养成了摔倒时用手掌去撑扶地面的习惯。可是当上了年纪，随着骨质柔韧度的降低，脆性越来越大，随着骨质的密度降低，强度越来越小，所以越来越不能承受力量的冲击了。但是，有些老年人并没有意识到或不认可自己已到了骨质疏松的地步，仍然像年轻时那样去活动，即使知道雪天路滑仍然坚持外出，这样就很容易在不注意时发生骨折。

老年人的腕部桡骨骨折（克雷氏骨折），常波及手背及前臂下1/3，骨折后腕部疼痛并迅速肿胀，局部明显有压痛，腕关节、前臂旋转运动、手指的活动均因疼痛而受限。骨折后可出现移位，移位严重者可出现餐叉状畸形。如果是粉碎性骨折，触诊时可产生骨摩擦感。发生骨折后应立即去医院，通常医生会参照X线光片先予骨折复位；然后再用石膏固定腕部及用木板将手部托起，使手指不要下垂；最后用三角巾将患肢悬挂在颈上，使肘关节呈90度弯曲姿势，如此这般固定4~6周。也有因骨质疏松严重而恢复缓慢者，这时就要酌情延长固定的日子。夜间睡眠时，应该用枕头将患肢抬高，好能让手指处于较心脏高的位置，以利于静脉血液的回流。

在石膏固定期间应该进行适当的康复训练：

①未固定的手指主动进行一些活动训练，根据情况每日十几次或几十次地活动手指，如最大限度地伸直、屈曲手指；用另一只手按摩患肢手指，应注意的是，因为静脉血是流回心脏的，所以按摩时要向心脏方向按摩，不能做来回按摩。

②每天坚持肩关节上举数次，以预防肩关节粘连的发生。

③当拆除石膏后，手指仍有肿胀，或关节活动受限，可以使用微波、短波、音频超声波来消肿、止痛。也可以使用各种运动器械来帮助康复训练。

老年人的腕部桡骨骨折（克雷氏骨折）虽然是常见的简单损伤，但可发生多种合并症，较为常见的有：

①腕部神经损伤：因为正中神经从腕部掌侧中间的腕管内通过，骨折后的畸形常常会引起腕管压迫，当腕管压迫后多会造成

正中神经受压症状，出现感觉障碍。但当畸形纠正后，一般都能逐渐恢复。

②拇长伸肌腱断裂：负责拇指屈伸的肌腱从桡骨茎突沟中通过，桡骨骨折时如果伤及此部位，造成肌腱缺血坏死而断裂；或因骨沟不平滑，拇指在屈伸时肌腱因摩擦而受损断裂。因缺血坏死或摩擦而受损都需要一定的时间，所以此症常发生在伤后四周，有时出现更晚，表现为拇指无法完全伸直造成功能障碍。

③肩手综合征：较典型的表现是肩痛、手浮肿和疼痛、皮温升高。虽然与骨折后交感神经系统功能障碍有关，但常常是骨折后未能积极主动活动所致。

（2）股骨颈骨折或股骨粗隆间骨折

股骨颈骨折或股骨粗隆骨折是六十岁以上的老年人常见的髋部的骨折。

大腿骨整体是直的，只在与躯干相接的上部出现一个向内斜插的短骨，斜插的角度是以与股骨干长轴形成一个夹角来计算，正常在125°～135°之间。这个斜插形的短骨与股骨干相比细多了，其上端顶着的是个圆头圆脑的光滑的骨头，很像是个弯脖顶着个光头，因为大腿骨的医学名叫股骨，所以人们将其相应地称为股骨颈和股骨头。“股骨头”嵌含在髋臼内，“股骨颈”暴露在髋臼外，所以当臀部受到外界力的冲击时，这个细细的短骨很容易发生骨折。

股骨粗隆是与股骨颈直接相连的股骨干，这部位的股骨干上有许多肌腱、韧带等的附着点，因为此点比较高凸，所以被称为股骨粗隆。从股骨粗隆到股骨颈基底部之间的骨质，原本就是疏松的海绵状质骨，人老后这部分的骨质就更容易变得脆弱，所以当臀部或大腿部受到外界力的冲击时，很容易发生股骨粗隆间骨折。

老年人股骨颈骨折或股骨粗隆间骨折的发生，除部分原因是因雨雪天外出不慎滑倒所致外，多数是在洗澡、上厕所、下楼、下床、下蹲时等，因平衡协调力下降而不慎摔倒、滑倒，甚至只是轻轻地歪倒就造成了股骨颈骨折。也就是说，老年人股骨颈骨折发生的主要原因不是外界因素，而是自身骨质脆弱，所以预防的重点除了在老年人生活活动区域尽量做到“无障碍设施”外，更要关注老年人的身体锻炼，适当的身体锻炼不仅可以增强骨骼强度，还能增加老年人的活动平衡能力。

老年人跌倒后，或不小心坐到地上后，说髋部疼痛不敢或不能站立起来，我们就要想到是不是髋部骨折了？如果按压髋部前方时有压痛，同时叩击足底时髋部也出现疼痛，就要高度怀疑是骨折了，一定要及时地将老人送到医院去诊治。

但是，有时骨折比较轻，没有出现错位，这时一些要强的老人常常会自行站起，并尽量以正常的姿态行走，不把疼痛当回事，只有当疼痛久久不愈或出现了其他症状后，到医院去检查时才发现已经骨折了，极易在第一时间出现漏诊。所以，对于老年人来讲，只要外伤后有髋部疼痛时，就要及时去医院作 X 光片拍摄检查，以尽早明确诊断，预防不必要的事件发生。

由于股骨粗隆的局部血液供给丰富，而且一般骨折后骨与骨的接触面积比较大，大多数都可以采取保守治疗，而且一般比较容易愈合。个别骨折较严重，属于不稳定性骨折者，通过相应的手术治疗，然后配合适当的功能训练，基本都可以恢复正常功能。而股骨颈骨折则不同，股骨颈骨折是全身最难愈合的骨折之一，它不仅愈合得很慢，而且并发症多且严重，如：

①创伤性休克：股骨颈骨折时，因可产生剧烈疼痛及血管和神经的损伤，这些对于伴有心脑血管病的老年人来讲都是危险的事，常常会发生休克。当血管和神经的损伤严重时，还可以出现肢体远端感觉、运动障碍等。

②股骨头坏死：患者的表现为骨折处疼痛持续存在，并且逐渐影响到行走。因为供应股骨头的血有3/4是经股骨颈表面行走的血管提供的，当骨折发生时，这些血管可同时受到损伤，从而造成股骨头血供不足，进而引起股骨头缺血性坏死。但是，如果股骨干滋养血管中断，而来自关节囊的血运存在，也不致发生坏死。所以股骨头是否会发生缺血性坏死，主要决定于股骨头血管的破坏程度和侧支循环的代偿能力。股骨头坏死多出现在有移位性骨折者，而没有移位性骨折，发生股骨头坏死的可能性有10%~20%。股骨头坏死出现的时间长短相差很大，最早在伤后2~3个月就出现了，最迟可达5年，一般发生在骨折后一年左右。所以目前认为手术后，继续观察的时间应该不少于两年。股骨头缺血性坏死，目前来讲仍是一个严重且难以解决的问题，所以应给予充分的注意。

③骨折不愈合：股骨颈骨折愈合较慢，平均需5~6个月，而且骨折不愈合率较高。骨折不愈合主要表现为患部疼痛，患肢无力和不敢负重。X光片检查可以明确看到骨折线。一些老年人还会出现骨折线虽没有了，但是在对比前后几个连续的X光片过程中会发现，股骨颈在逐渐被吸收变短或股骨头在逐渐变形，以至于手术时安放的固定用的钉子都退了出来。这些现象多出现在有严重骨质疏松的老年患者身上，或低蛋白、低钙等营养低下的

患者身上，这是股骨颈骨折的严重并发症。发现有不愈合倾向时，患者的家属要及早地加强护理，一般通过适当护理，特别是限制患肢负重，减少患肢活动等，骨折仍有愈合可能。

④患肢短缩或畸形：移位骨折后，因受肌群的牵拉使大腿骨的骨干向上移位，从而造成患肢变短，或在屈膝、下蹲时出现患肢姿态的不正常。由于畸形造成受力点的改变，有部分患者伤后会出现髋关节创伤性关节炎的改变。

⑤功能障碍：虽然有些患者是因为骨折后移位严重或复位不好造成的，但需要注意的是，有许多患者是一些原本很轻的、无移位的线状骨折，在伤后没有得到有效的治疗，仍然行走或骑自行车，使骨折不但得不到恢复，反而越来越加重，最后变为移位的不稳定型骨折，并在移位的基础上生出了骨痂，畸形愈合，造成功能障碍。因此，对这些病人要特别注意，不要因漏诊而造成不该有的遗憾。

明显骨折的诊断比较简单，X 线摄片是最好的诊断依据。不过在选择治疗方法以前，首先要特别注意了解老年伤者的全身情况，如血压，心、肺、肝、肾等主要脏器的功能状态，然后才能结合骨折情况考虑如何处置。无论是什么部位的骨折，都有保守治疗和手术治疗两种选择。保守治疗对病人损伤小、安全，但卧床时间长，容易出现褥疮、肺炎、下肢静脉血栓形成等并发症。手术治疗能使骨折达到良好复位，提前下床。但手术有一定风险，不是每个老年人都能承受的。因此，需要根据老年人的全身情况及骨折特点选择恰当的治疗方法。一般来说，非移位型、稳定型骨折可选择保守治疗，移位型、不稳定型骨折应选择手术治疗。股骨粗隆间骨折可选择保守治疗，股骨颈骨折多选择手术治疗，这主要看骨折后的移位程度，如果粗隆间骨折后外旋畸形较大时，就需要手术治疗了。不过无论是保守治疗还是手术治疗，都应先到医院进行检查，由医生进行处理。就算是保守治疗，也应由正规医院的医生治疗，不可自行盲目处理。因为即使保守治疗也需要牵引、复位、固定等专业手法处理，所以不可等闲视之。

患者及家属应该关注的重点是如何配合医生进行护理。因为老年人的身体状况比较复杂，因种种原因不能手术者较多，而且手术后仍需要较长时间卧床休养，所以需要注意以下几点：

①肺炎：长期卧床的老人，肺活量减小，痰液容易积聚，咳出困难，所以容易引起肺炎。因此对于能坐起的患者应经常让其坐起，拍拍后背，以利于咳嗽和排痰；对于不能坐起的患者，应鼓励其多做上肢扩胸活动和深呼吸，家属要定时对其进行轻叩背，帮助其进行咳嗽和排痰，从减少肺部感染的机会。

②便秘：老人卧床后活动减少，骨折的疼痛使又使之心情焦虑，这一些都将明显影响胃肠的消化和蠕动，从而造成便秘。加上有些老年人不习惯在床上排便，更容易造成便秘。解决的办法，首先是要开导老人，使其“入乡随俗”习惯在床上排便，克服紧张、焦虑情绪，保持乐观态度。饮食以高纤维食物为主，因为高纤维食物容易被排出。然后可进行腹部按摩或热敷，给予蜂蜜、水果、润肠丸等促其排便。

③泌尿系统感染：卧床常可能出现尿潴留，尿潴留容易引起泌尿系统感染，导致膀胱炎、尿路感染等，所以应注意鼓励患者多喝水以增加排泄。“流水不腐”，只要泌尿系统能保持尿液的流动，就可以达到“自洁”的效果，从而消除泌尿系统感染，这比

靠吃抗生素来解决问题好多了。所以一旦发现有尿潴留现象，就应采取腹部按摩等方法使之流通。

④褥疮：老年人血液循环原本就缓慢，如果长时间压迫某个位置，很容易出现局部组织因血流不畅而发生坏死和溃烂。所以家属要及时翻动患者的身体，防止某一部位受压时间过长。也可在局部加棉垫或空气垫圈等，以减少压迫和增加透气性。如果出现褥疮，可以用碘伏涂擦局部并给予适当的局部按摩后，一般会明显好转，注意保持好发部位皮肤的清洁干燥即可。

老年人骨折后的恢复一般都较慢，快则 3 ~ 6 个月，慢则1 ~ 2 年，也有久久不愈者，这主要是由个人整体健康状况决定的，尤其是局部的血流情况影响很大。由于老年人的身体状况一般都比较复杂，医生也很难明确断定愈合时间，所以老年人骨折后最主要的是“少安毋躁”，保持“既来之则安之”的平静心态，积极处理眼前需要解决的问题，至于骨折的愈合问题，配合医生处理就是了。